EXPERT NURSING

眼科エキスパートナーシング

改訂第2版

監修
小出良平
昭和大学 学長

編集
高橋春男
昭和大学医学部眼科学講座 主任教授
大音清香
井上眼科病院 看護部長

編集協力
恩田秀寿
昭和大学医学部眼科学講座 准教授

南江堂

著者一覧

■ 監修

| 小出　良平 | こいで　りょうへい | 昭和大学 |

■ 編集

| 高橋　春男 | たかはし　はるお | 昭和大学医学部眼科学講座 |
| 大音　清香 | おおね　きよか | 井上眼科病院 |

■ 編集協力

| 恩田　秀寿 | おんだ　ひでとし | 昭和大学医学部眼科学講座 |

■ 執筆（執筆順）

関　保	せき　たもつ	たまがわ眼科クリニック
石井　克憲	いしい　かつのり	石井眼科医院
恩田　秀寿	おんだ　ひでとし	昭和大学医学部眼科学講座
泉　幸子	いずみ　さちこ	初台眼科医院
内田　強	うちだ　つよし	昭和大学病院附属東病院眼科
竹中　康子	たけなか　やすこ	昭和大学医学部眼科学講座
福田　紹平	ふくだ　しょうへい	医療法人社団　福田眼科医院
髙橋　範雅	たかはし　のりまさ	昭和大学医学部眼科学講座
藤澤　邦見	ふじさわ　くにみ	昭和大学横浜市北部病院眼科
清水　潔	しみず　きよし	川口あおぞら眼科
高野　馨	たかの　かおる	かおる眼科クリニック
大音　清香	おおね　きよか	井上眼科病院
大田　優子	おおた　ゆうこ	昭和大学病院看護部
髙橋　千草	たかはし　ちぐさ	昭和大学病院附属東病院看護部
田代　亜希子	たしろ　あきこ	昭和大学病院附属東病院看護部
深瀬　拓美	ふかせ　たくみ	昭和大学病院看護部
明石　弥生	あかし　やよい	昭和大学病院看護部
田村　直子	たむら　なおこ	昭和大学病院附属東病院看護部
吉田　真人	よしだ　まさと	昭和大学医学部眼科学講座
齋藤　雄太	さいとう　ゆうた	昭和大学医学部眼科学講座
杉田　達	すぎた　とおる	杉田眼科
青柳　真由美	あおやぎ　まゆみ	杉田眼科
坂戸　直美	さかと　なおみ	昭和大学病院看護部
上條　由美	かみじょう　ゆみ	昭和大学江東豊洲病院眼科
岡和田　英昭	おかわだ　ひであき	昭和大学医学部眼科学講座
田中　乃理子	たなか　のりこ	昭和大学藤が丘リハビリテーション病院看護部
栗原　桂恵子	くりはら　けえこ	昭和大学病院附属東病院看護部
岩渕　成祐	いわぶち　しげひろ	昭和大学医学部眼科学講座
中嶌　理香	なかじま　りか	昭和大学病院附属東病院看護部

桐原　敦子	きりはら　あつこ	昭和大学病院看護部
鈴木　茉莉子	すずき　まりこ	昭和大学病院附属東病院看護部
林　香織	はやし　かおり	昭和大学病院附属東病院看護部
植田　俊彦	うえだ　としひこ	二本松眼科病院
柴山　綾乃	しばやま　あやの	昭和大学病院看護部
小菅　正太郎	こすげ　しょうたろう	昭和大学医学部眼科学講座
明石　美貴子	あかいし　みきこ	昭和大学病院附属東病院看護部
伊藤　勇	いとう　いさむ	保谷伊藤眼科
八坂　真希	やさか　まさき	昭和大学病院附属東病院看護部
和野　有花子	わの　ゆかこ	昭和大学病院附属東病院看護部
須賀　理絵	すが　りえ	昭和大学病院附属東病院看護部
塩原　美紀	しおはら　みき	昭和大学病院看護部
只野　江理子	ただの　えりこ	昭和大学病院看護部
髙橋　広	たかはし　ひろし	北九州市立総合療育センター眼科
名倉　美之	なくら　みゆき	昭和大学病院附属東病院薬局

[撮影協力]

内田　強	うちだ　つよし	昭和大学病院附属東病院眼科

はじめに

　看護師・看護学生向けの眼科テキストとして2012年に刊行した『眼科エキスパートナーシング』が第7刷まで増刷され，その都度部分的に情報更新をしてきたが，2013年秋に本書の改訂計画が持ち上がり，新しい時代に則した，新しい診療内容を取り入れて，改訂を行うことになった．

　この背景には，日進月歩の医療の現場において，医療の専門分化に更なる拍車がかかり，細分化されている現状がある．これに伴って，現場で働く看護師にも高度な医学・医療知識や技術，判断力，倫理感が求められている．眼科領域においても，これらの要請に応じられる眼科看護師の育成と生涯教育，看護学生への眼科教育の必要性が高まり，急務になっていると思われる．またそれは，医師と看護師をはじめとするスタッフによるチーム医療を成功させるためにも必須である．医療におけるチームワークとは，野球での内野ゴロに対して外野手が一塁選手のカバーリングに回るが如くエラーのためのバックアップシステムではない．任せられた自分の守備（役割）はしっかり行い，両隣の守備（役割）も理解し，互いを尊重しあって一人の患者さんに向き合うチーム医療を目指すことにある．

　残念ではあるが，現在の臨床現場の看護教育や看護師の配属形態は，まだまだ社会のニーズに応えたものとは言い難い現状がある．例えば筆者の施設では，内科系の14診療科と眼科を含めた外科系の12診療科があり，看護師は，外来・病棟・手術室に配属される．病棟では2年ごとに診療科をローテーションし，手術室においても3ヵ月ごとに外科系をローテーションする．総合病院では，どこも似たようなシステムであろう．このような環境では，眼科専門の看護師は育ち難い．このことは，初版刊行時からの懸案事項ではあるが，これまで永く続いているシステムだけに，変革するのはなかなか難しいことである．筆者の施設では，眼科専属の手術室を使用するようになったことで，理想的な眼科スタッフ教育へ一歩前進したと言えよう．

　本書は，初版に比べて更にカラー写真を豊富に掲載した．執筆は，解剖や生理，診療についてはドクターに，外来や病棟，手術室の看護については実際に眼科看護に従事している看護師に依頼した．眼科専門の看護師を志す方々の座右の実践的テキストとして，また看護学生の教科書として，幅広く活用していただけると幸甚である．

　末筆ながら，多忙な時間を割いて執筆いただいた外来，病棟や手術室の看護師の皆様，眼科学講座の先生方に心より感謝申し上げる．また，本書の出版にご協力いただいた南江堂の方々に御礼申し上げる．

2015年4月

小出　良平

編集にあたって

　近年，医療技術の進歩は目覚ましいものがあり，先進医療としては，iPS細胞をはじめ，移植医療等大きく発展してきている．眼科学も，この10年で診断・治療が進歩してきている．例えば検査機器では，光断層干渉計の普及，高性能化により，加齢黄斑変性の診断が正確に行えるようになり，その治療においては抗VEGF薬の硝子体注射が行われ，失明例が激減した．その他，白内障・硝子体手術機器の改良や，新しい緑内障治療薬の開発により，手術成績が向上し，失明率が減少してきた．これらを踏まえ本書も改訂の時期になったと考えられ，今回の改訂作業になった．

　今回の改訂に際し，看護師，看護学生のより良いテキストとして，またチーム医療として全医療スタッフも使えるように，よりわかりやすく，理解しやすくすることを目標に改訂した．

　昨今の，看護教育現場での眼科学講義時間は，むしろ減っていると考える．一方では，徐々に教育の内容・項目が多くなり，看護と他職種との連携といった，広範な知識と技術も身に着けるよう，教育面での要求も増大してきた．そのため，眼科専門の看護師の養成より，広範な知識と技術を持つことに時間が割かれるようになってきた．それゆえ臨床各科の専門的な知識・臨床技能については，十分ではないと考えられる．そのため教育現場と臨床現場で使えるテキストが必要となる．この問題点を，本書は解決できると考える．

　初版より，図表やイラスト，写真をさらに多く用いて理解しやすいようにしたことと，各疾患の病態・診断・治療についても，詳細にかつポイントをまとめ解説するようにした．全体のボリュームはあまり増やさずにまとめ，わかりやすさを念頭に置いて編集した．

　これからの医療は，看護のみならずチーム医療で，患者さんの病状に合わせて治療方法をカスタマイズしなくてはならない．本書がその一助になればと考えている．

　末筆ながら，ご多忙中，貴重な時間を割いてご執筆いただいた外来・病棟・手術室の看護師の皆様，医局やその他の医師の方々，その他のスタッフの皆様に感謝したい．特にこの改訂に対し，精力的に動いてくれた南江堂の方々に御礼申し上げる．

　本書が，眼科テキストとして，看護師をはじめすべての医療スタッフのテキストとして，広く役立つことを願っている．

2015年4月

高橋　春男

初版の序

　看護師・看護学生向けの眼科テキストは，これまで数も少なく，また内容も十分と言えるものではなかった．しかしながら，医療の専門分化が進み，看護師にも高度な医学・医療知識が要請され，また医療事故に対する安全対策が強く求められている近年の状況の中で，眼科看護においてもまた，これらの要請に応じられる眼科看護師の育成，看護学生への眼科教育の必要性が日に日に高まっている．それは，医師と看護師，コメディカルによるチーム医療が成立するためにも，必須の条件であろう．

　残念なことに，現在の臨床現場のしくみや看護学校における教育が，こうした要請に応えたものになっているとは言いがたい．たとえば編者の施設では，看護師の勤務体系は，外来・病棟・手術室などに配属されて，病棟では2年ごとに眼科から他科へローテーションされる．中央手術室においても同様で，3ヵ月ごとに外科系の科をローテーションしているのが実状である．このようなシステムでは眼科専門看護師が育ちにくいことは明白である．編者は，従来の「横」のローテーションではなく，専門各科ごとの「縦」のローテーション，すなわち，たとえば手術室で眼科手術に2年間従事した看護師が，その次の2年を眼科病棟で，さらにその次の2年を眼科外来へローテーションするといった，6年間で縦回りするカリキュラムを主張しているが，いまだに緒についていない．

　このような状況を鑑みるとき，せめてテキストだけでも，適切な眼科専門看護師向けのものがほしいと願う次第である．

　本書では，従来のテキストに比べ，検査や疾患の項目を大幅に増やし，図表やイラスト，そしてカラー写真を豊富に掲載した．執筆は，医学・医療面はドクターに，看護面は外来や病棟，手術室で実際に眼科看護に従事している第一線の看護師にお願いした．質と量の両面において，眼科の専門看護師を志す方々の座右の実践的テキストとして，また看護学生の教科書として，幅広く活用していただけるものと確信している．

　末筆ながら，ご多忙な時間をさいてご執筆いただいた外来，病棟や手術室の看護師の皆様，医局の先生方に心より感謝申しあげます．また，ご協力いただいた南江堂の方々に御礼申しあげます．本書がチーム医療の実践書として，看護学生の教科書として，広く役立つことを重ねて祈念するものです．

2002年8月

小出　良平

目 次

1章　眼科看護に必要な医学的知識　　　　　　　　　　　　1

1．眼の構造　　　　　　　　　　　　　　　　　関　保　1
　　Ⅰ　眼球　1　　　　　　　Ⅲ　眼球付属器　4
　　Ⅱ　視路　4

2．眼の機能　　　　　　　　　　　　　　　　　石井　克憲　8
　　Ⅰ　視力　8　　　　　　　Ⅳ　色覚　12
　　Ⅱ　眼圧　10　　　　　　 Ⅴ　眼球運動　13
　　Ⅲ　視野　11　　　　　　 Ⅵ　両眼視機能　14

3．眼の症状　　　　　　　　　　　　　　　　　恩田　秀寿　15
　　Ⅰ　見づらさ　15　　　　 Ⅲ　眼の表面の異常　15
　　Ⅱ　眼や瞼の位置・形態異常　15

4．眼の検査　　　　　　　　　　　　　　　　　17
　1）視力検査　　　　　　　　　　　　　　　　　泉　幸子　17
　　Ⅰ　裸眼視力検査　17　　 Ⅲ　視力検査の注意点　20
　　Ⅱ　矯正視力検査　18　　 Ⅳ　視力検査結果の記載法　20
　2）眼圧検査　　　　　　　　　　　　　　　　　泉　幸子　21
　　Ⅰ　眼圧検査の種類　21　 Ⅲ　眼圧検査の判定　22
　　Ⅱ　眼圧検査の手順　21
　3）視野検査　　　　　　　　　　　　　　　　　泉　幸子　23
　　Ⅰ　動的視野検査　23　　 Ⅲ　中心限界フリッカ値　24
　　Ⅱ　静的視野検査　23　　 Ⅳ　アムスラーチャート　25
　4）色覚検査　　　　　　　　　　　　　　　　　泉　幸子　25
　　Ⅰ　色覚検査表（仮性同色表）　25　Ⅲ　ランタンテスト　26
　　Ⅱ　色相配列検査（パネル D-15）　25　Ⅳ　アノマロスコープ　26
　5）眼位検査，両眼視機能検査，眼球運動検査　　　　泉　幸子　28
　　Ⅰ　プリズムカバーテスト　28　　Ⅳ　バゴリーニ線条ガラス試験　30
　　Ⅱ　大型弱視鏡　28　　　 Ⅴ　ヘス赤緑検査　31
　　Ⅲ　ワース4灯検査　30
　6）細隙灯顕微鏡検査　　　　　　　　　　　　　泉　幸子　32
　7）眼底撮影検査，蛍光眼底造影検査　　　　　　泉　幸子　33
　　Ⅰ　眼底撮影検査　33　　 Ⅱ　蛍光眼底造影検査（FA　FAG）　34
　8）角膜内皮撮影　　　　　　　　　　　　　　　泉　幸子　35
　9）涙液検査　　　　　　　　　　　　　　　　　泉　幸子　36
　10）超音波検査　　　　　　　　　　　　　　　　泉　幸子　37
　11）網膜電図　　　　　　　　　　　　　　　　　泉　幸子　39
　12）光干渉断層計（OCT）　　　　　　　　　　　内田　強　41
　13）眼球突出度（陥凹度）検査　　　　　　　　　泉　幸子　43

5．眼の病態 …… 44

1）眼瞼 …… 竹中 康子 44
- I 麦粒腫　44
- II 霰粒腫　44
- III 眼瞼内反　45
- IV 眼瞼外反　45
- V 睫毛乱生　46
- VI 兎眼　46
- VII 眼瞼下垂　46

2）結膜 …… 竹中 康子 47
- I 流行性角結膜炎（EKC）　47
- II 急性出血性結膜炎（AHC）　48
- III アレルギー性結膜炎　48
- IV 春季カタル　50
- V 翼状片　50
- VI スティーブンス・ジョンソン症候群　51
- VII 結膜下出血　51
- VIII ドライアイ　52

3）角膜 …… 福田 紹平 53
- I 角膜ヘルペス　53
- II びまん性表層角膜炎　54
- III 匐行性角膜潰瘍　54
- IV 周辺部角膜潰瘍（蚕食性）　55
- V 円錐角膜　55
- VI 水疱性角膜症　56

4）ぶどう膜 …… 福田 紹平 56
- I ぶどう膜炎　56
- II ベーチェット病　58
- III サルコイドーシス　59
- IV 交感性眼炎　59

5）眼底（網膜） …… 髙橋 範雅 60
- I 高血圧網膜症　60
- II 腎性網膜症　60
- III 網膜動脈閉塞症　61
- IV 網膜静脈閉塞症　61
- V 糖尿病網膜症　62
- VI 網膜剥離　63
- VII 黄斑円孔　64
- VIII 加齢黄斑変性　64
- IX 中心漿液性脈絡網膜症　65
- X 網膜色素変性症　65
- XI 網膜芽細胞腫　66
- XII 未熟児網膜症　67

6）視神経・視路 …… 藤澤 邦見 67
- I 視神経炎　68
- II 球後視神経炎　69
- III 乳頭炎　69
- IV うっ血乳頭　70
- V 視神経萎縮　70
- VI その他の視神経障害　71
- VII 視路の障害　71

7）水晶体 …… 藤澤 邦見 72
- I 白内障　72
- II 水晶体位置異常　75
- III 水晶体形態異常　75

8）硝子体 …… 清水 潔 76
- I 硝子体混濁　76
- II 硝子体出血　76

9）緑内障 …… 清水 潔 77
- I 原発開放緑内障　77
- II 原発閉塞緑内障　78
- III 発達緑内障　79
- IV 続発緑内障　79

10）眼球・眼窩 …… 高野 馨 80
- I 全眼球炎　80
- II 眼窩蜂窩織炎　80
- III 眼窩吹き抜け骨折　81
- IV 眼窩腫瘍　81

11）涙器 …… 高野 馨 82
- I 先天性鼻涙管閉塞症　82
- II 慢性涙囊炎　82
- III 急性涙囊炎　83
- IV ドライアイ　83

12）全身疾患と眼 ……………………………………………………… 髙橋　範雅　83
　　I　高血圧症　83
　　II　動脈硬化症　84
　　III　糖尿病　84
　　IV　甲状腺機能異常　84
　　V　梅毒　85
　　VI　トキソプラズマ症　85
　　VII　スティーブンス・ジョンソン症候群　85
　　VIII　多発性硬化症　85
　　IX　重症筋無力症　85

13）眼外傷 ………………………………………………… 高野　馨, 恩田　秀寿　86
　　I　強膜破裂・強角膜裂傷　86
　　II　外傷性前房出血　87
　　III　外傷性水晶体脱臼　88
　　IV　網膜振盪症　88
　　V　外傷性網膜剥離裂孔　89
　　VI　硝子体出血　89
　　VII　眼窩吹き抜け骨折　89
　　VIII　外傷性視神経症　89
　　IX　角膜異物　90
　　X　結膜異物　90
　　XI　眼内異物　90
　　XII　化学薬傷（眼薬傷）　91
　　XIII　熱傷　91
　　XIV　光障害　91
　　XV　レーザー眼外傷　92

2章　眼科看護の基礎技術　93

1．眼科看護の特徴と専門性 ……………………………………… 大音　清香　93
2．情報の聴き取り ………………………………………………… 大田　優子　99
3．検査の介助 ……………………………………………………………………… 101
　1）視力検査の介助 ……………………………………………… 髙橋　千草　101
　2）細隙灯顕微鏡検査の介助 …………………………………… 髙橋　千草　102
　3）眼底撮影検査の介助 ………………………………………… 髙橋　千草　103
　4）蛍光眼底造影検査の介助 …………………………………… 恩田　秀寿　105
4．点眼の指導 …………………………………………………… 田代亜希子　108
5．眼軟膏点入の指導 …………………………………………… 田代亜希子　110
6．洗眼の方法 ……………………………………………………… 深瀬　拓美　111
7．持続洗眼の方法 ………………………………………………… 深瀬　拓美　112
8．眼帯の方法 ……………………………………………………… 明石　弥生　114
9．視覚障害者に対する介助 ……………………………………………………… 116
　1）外来における介助 …………………………………………… 髙橋　千草　116
　2）病棟における介助 …………………………………………… 田村　直子　117

3章　眼科看護におけるスタッフ教育　　大音　清香　119

4章　外来における看護　129

1．外来手術と看護 ………………………………………………………………… 129
　1）基本的処置と準備 …………………………………… 関　保, 深瀬　拓美　129
　2）結膜下注射 …………………………………………… 恩田　秀寿, 明石　弥生　130
　3）霰粒腫, 麦粒腫切開 ………………………………… 関　保, 深瀬　拓美　131
　4）翼状片切除術 ………………………………………… 関　保, 深瀬　拓美　133

- 5）涙嚢洗浄・通水テスト，涙管ブジー ………………… 吉田　真人，深瀬　拓美　134
- 6）その他の処置 ……………………………………………… 関　　保，深瀬　拓美　135
- 7）網膜光凝固 ………………………………………………… 髙橋　範雅，深瀬　拓美　136
- 8）緑内障のレーザー治療 …………………………………… 齋藤　雄太，深瀬　拓美　138
- 9）屈折矯正手術 ……………………………………………… 杉田　　達，青柳真由美　140
- 10）日帰り白内障手術 ………………………………………… 齋藤　雄太，坂戸　直美　142
- 11）日帰り手術の麻酔 ……………………………………………………… 上條　由美　143
- 2．外来での患者指導 ……………………………………………………… 大田　優子　144
- 3．外来における感染対策 ………………………………… 坂戸　直美，岡和田英昭　148
- 4．外来における安全対策 ………………………………………………… 坂戸　直美　150
- 5．病棟との連携 …………………………………………………………… 髙橋　千草　151

5章　救急外来における眼の処置　153

- 1）眼科救急疾患に対する看護 …………………………………………… 坂戸　直美　153
- 2）眼科救急疾患の処置 …………………………………………………… 高野　　馨　154

6章　病棟における看護　157

- 1．入院時の看護 …………………………………………………………… 田中乃理子　157
- 2．術前・術後の看護 ……………………………………… 田村　直子，栗原桂惠子　159
- 3．急変時の患者への基本的対応 ………………………………………… 栗原桂惠子　165
- 4．術後感染症（術後眼内炎） …………………………… 岩渕　成祐，栗原桂惠子　166
- 5．病棟における感染対策 ………………………………… 中嶌　理香，岡和田英昭　167
- 6．病棟における安全対策 ………………………………………………… 中嶌　理香　168

7章　手術室における看護　171

- 1．眼科手術看護の特徴 …………………………………………………… 桐原　敦子　171
  - 1）眼科手術の特徴とその看護 ……………………………………………………… 171
  - 2）顕微鏡手術の特徴と看護師の役割 ……………………………………………… 172
- 2．手術の準備 ……………………………………………………………… 桐原　敦子　173
- 3．手術室における感染対策 ……………………………… 鈴木茉莉子，岡和田英昭　175
- 4．手術室における安全対策 ……………………………………………… 桐原　敦子　176
- 5．麻酔と看護 ……………………………………………… 上條　由美，鈴木茉莉子　178
  - 1）局所麻酔 ……………………………………………………………………………… 178
  - 2）全身麻酔 ……………………………………………………………………………… 182
- 6．眼科手術と看護 ………………………………………………………………………… 185
  - 1）白内障手術 ……………………………………………… 齋藤　雄太，林　　香織　185
  - 2）緑内障手術 ……………………………………………… 植田　俊彦，柴山　綾乃　191
  - 3）斜視の手術 ……………………………………………… 植田　俊彦，林　　香織　197
  - 4）網膜剥離の手術 ………………………………………… 小菅正太郎，明石美貴子　200
  - 5）網膜硝子体手術 ………………………… 伊藤　　勇，八坂　真希，和野有花子　203
  - 6）硝子体注射 ……………………………………………… 岩渕　成祐，須賀　理絵　209

7）硝子体タンポナーデ	岩渕　成祐，須賀　理絵	210
8）角膜移植	小菅正太郎，塩原　美紀	211
9）眼窩吹き抜け骨折の手術	恩田　秀寿，塩原　美紀	214
10）眼瞼内反（睫毛内反）症手術	吉田　真人，桐原　敦子	216
11）眼瞼下垂手術	吉田　真人，桐原　敦子	217

8章　眼科看護とクリニカル・パス　219

1）クリニカル・パスの概要	只野江理子	219
2）眼科におけるクリニカル・パス	田村　直子	220

9章　ロービジョンケア　髙橋　広　223

付　録　229
1．眼科用剤一覧　名倉　美之　230
2．身体障害者福祉施策　関　保　240

索　引　243

1章

眼科看護に必要な医学的知識

1 眼の構造

I 眼球

眼球（図1）の大きさは約24mm，重量7g，容積約6.5mLである．前面に透明な角膜があり，眼球後部（球後）から視神経が脳へ向かっている．

A 角膜

眼球の前方を占める無血管の透明な組織であり，横径12mm，縦径11mm，中央部厚0.5～0.6mm，周辺部厚1.0mm，曲率半径約8mm．屈折力は凸レンズで約43D（diopter，ジオプター）（全体の3/4）．角膜実質と内皮は発生学的に中胚葉由来，角膜上皮は表層外胚葉由来である．角膜の知覚は三叉神経第1枝による．

組織学的所見では，以下の5層構造を有する．

- **角膜上皮**：5～6層の扁平上皮．眼内への点眼薬のバリヤーを形成．知覚鋭敏．
- **ボーマン（Bowman）膜**：厚さ10μm．コラーゲン線維よりなる．障害を受けると再生しない．
- **実質（固有層）**：実質細胞（ケラトサイト），コラーゲン線維，プロテオグリカンからなり，整然と配列することにより透明性を保つ．
- **デスメ（Descemet）膜**：角膜内皮細胞の基底膜．
- **角膜内皮**：一層の扁平な細胞．内皮細胞はポンプ作用をもち，この作用により角膜の透明性を維持する．角膜内皮細胞は，細胞分裂はせず（再生しない），加齢性に減少する．

B 強膜

角膜の周囲の白い丈夫な膜をいう．眼球外表の5/6を占める白色不透明な組織であり，眼球の形状の保持，眼球内容の保護をするものである．厚さは約1mm．角膜と強膜の移行するところを**角膜輪部**とよび，この部分の内側に**前房隅角**がある．眼球赤道部の眼筋付着部分は0.3mmと薄く，けがなどをしたとき，この部分が破れやすい．組織学的所見では，膠原線維が不規則に交錯している．

C ぶどう膜

虹彩，毛様体および脈絡膜の3つの組織よりなる．

a. **虹彩**

瞳を形成する茶眼の部分をいう．中央に瞳孔を形成する．2種の平滑筋の働きにより，眼球内に入る光線の量を調節している．

- **瞳孔括約筋**：副交感神経支配で瞳孔を輪状に走行し，収縮すると縮瞳する．
- **瞳孔散大筋**：交感神経支配で虹彩の後面を放射状に走行し，収縮すると散瞳する．

b. **毛様体**

虹彩の後面にある．放射状にひだ様の毛様突起となっている．この毛様突起から毛様体小帯（チン〔Zinn〕小帯）が水晶体を支えている．房水産生を担っており，血液房水柵（後述）を有する．

毛様体小帯により調節作用に重要な役割を果たしている．調節は以下の2種の平滑筋が行っ

1

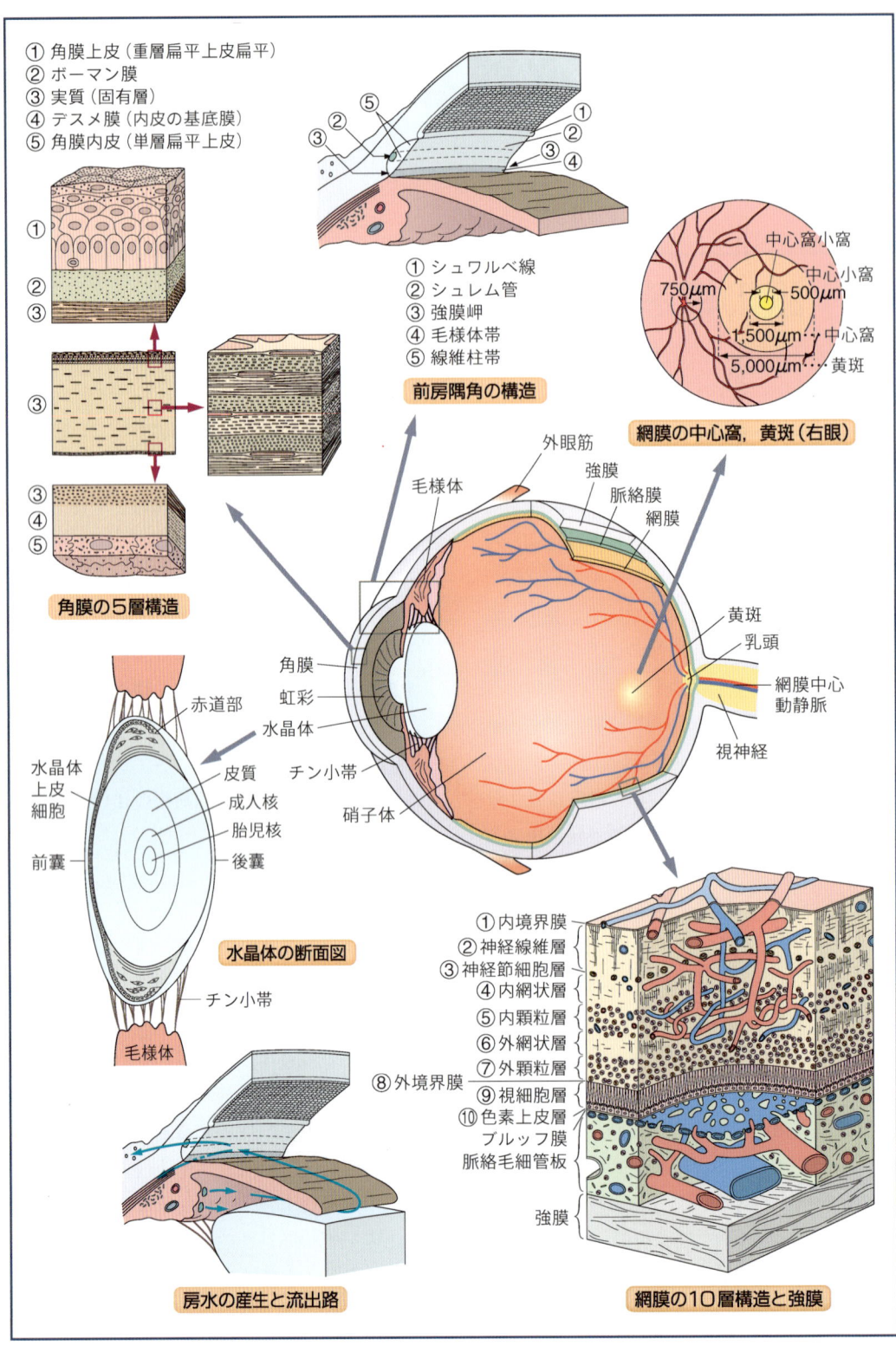

図1　眼球の解剖

ている.
- **ミューラー（Müller）筋**：動眼神経（副交感神経）支配である．輪状に走行している平滑筋である．近くを見るときはミューラー筋の収縮により毛様体小帯が弛緩する．それにより水晶体厚が増し（厚くなり），ピントを合わせる．
- **ブリュッケ（Brücke）筋**：交感神経支配である．放射状に走行する平滑筋である．遠くを見るときはブリュッケ筋の収縮により毛様体小帯が緊張する．それにより水晶体厚が減じ，扁平化（薄くなる）することによりピントを合わせる．

c. 脈絡膜

ぶどう膜の後方部分の膜様組織で，血管層，ブルッフ（Bruch）膜よりなる．ぶどう膜の3/4を占め，厚さ0.3〜0.5mm．多数のメラニン色素を含み，血管が非常に豊富で，血管のない網膜外層へ栄養を供給する．

D 水晶体

直径約9mm，厚さ4〜5mmの透明な組織である．凸レンズで約20Dの屈折力を有する．水晶体囊，水晶体上皮細胞，水晶体線維，皮質および核からなる．虹彩の後方で硝子体の前方に位置し，前眼部と後眼部を隔てる役割を果たす．毛様体および毛様体小帯とともに調節作用を行う．

E 網膜

眼球の内面にあり，ほぼ透明な薄い膜でカメラのフィルムに相当する．厚さ約0.2mm.

以下の10層構造からなる．

①内境界膜，②神経線維層，③神経節細胞層，④内網状層，⑤内顆粒層，⑥外網状層，⑦外顆粒層，⑧外境界膜，⑨視細胞層，⑩色素上皮層．

内境界膜から外網状層までを脳層，外顆粒層から網膜色素上皮層までを神経上皮層という．

視細胞には**桿体細胞**と**錐体細胞**の2種類がある．桿体は暗所で働き，感度は高いが，色の識別はできない．暗い部屋に入って，しばらくすると部屋の中の様子が見えてくる現象を，眼の**暗順応**というが，これは桿体細胞の働きであり，桿体細胞に障害が起こると夜盲症を生じる．

錐体は明所で働き，中心視力と色の識別を担う．物を見る網膜の中心は中心窩といい，視細胞のうち錐体細胞のみ存在する．**中心窩**には血管はなく，網膜厚は中心窩で薄くなっている．色覚異常は錐体細胞系の異常と考えられる．網膜色素上皮細胞は血液網膜柵を有しバリヤーを形成する．網膜剥離を起こすときは色素上皮層と視細胞の外節の部分で起こる．網膜血管の動脈は静脈より細く，その比は静脈：動脈＝3：2である．色調は静脈のほうが赤色に見える．

外顆粒層とは視細胞の核である．外網状層では視細胞の突起と双極細胞が連絡し，水平細胞が横の連絡をする．内顆粒層には双極細胞，水平細胞や，アマクリン細胞の核がある．またグリア組織であるミューラー細胞の核もある．ミューラー細胞は内境界膜と外境界膜の間を縦に走り，網膜の支柱の役割をする．

内網状層は双極細胞の突起と神経節細胞の突起，さらにアマクリン細胞の突起が接合する．網膜のいちばん内側の内境界膜は硝子体との境界である．

血管支配は，内境界膜から外網状層までの脳層は網膜中心動脈で栄養されている．外顆粒層から色素上皮細胞層までの神経上皮層に網膜血管はなく脈絡膜血管で栄養される（図2）．

F 視神経

神経節細胞層には神経節細胞があり，神経線維層には神経節細胞1個から1本の軸索突起を出している．神経線維層は神経細胞の軸索突起であり，視神経乳頭を経て眼外では視神経となり，視交叉へと向かう．視神経乳頭部分の大きさは約1.5mmで網膜は存在しない．この部分を**マリオット（Mariotte）盲点**という．

G 硝子体

眼球内容の大部分を占める透明なゲル状の組織．容量は約4〜6mL．ほぼ水分（99%），その

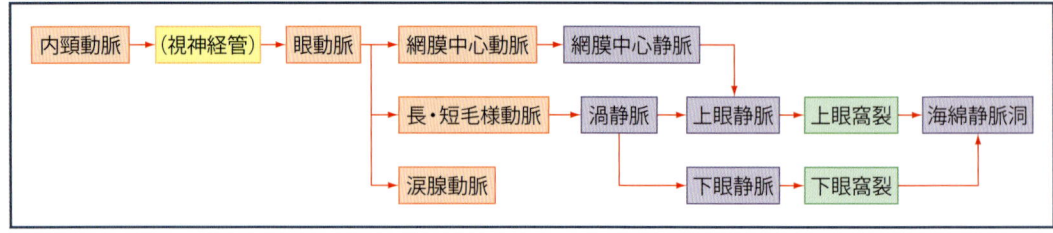

図2 眼の血管支配

他にコラーゲン，ヒアルロン酸などからなり，血管，神経は存在しない．網膜とは弱く接着をしている．視神経乳頭縁と網膜鋸状縁の部分では強く癒着している．加齢により硝子体の液化や線維化が部分的に生じると，後部硝子体剥離が生じる．これを自覚すると，いわゆる飛蚊症として訴える．飛蚊症は網膜剥離やぶどう膜炎，硝子体出血でも生じる．

H 房水

毛様体上皮より産生され前房隅角より排出される．房水は水晶体や角膜の栄養補給および老廃物の運搬を行うが，もっとも重要な作用は，眼圧の恒常性を保持することである．成分は血漿というより血清である．

房水の流れは，毛様体上皮→後房→虹彩後面→(瞳孔)→前房→隅角→線維柱帯→シュレム(Schlemm)管→上強膜静脈である．

血液房水柵

房水の産生に重要な概念である．毛様体毛細血管内から血管外には tight junction という堅固な結合があるため，血球成分はおろか蛋白質など高分子の物質は血管外に漏出することはない．これを血液房水柵という．網膜にも同様に血液網膜柵があり，これらにより，眼内は脳と同じく外的な変化があっても眼組織内への影響は極力少なくなる．しかし逆に眼内に薬物を移行させたいときの障害ともなる．

II 視路

視路とは視覚伝導路のことで，眼球から大脳皮質中枢まで神経が連なり，視覚情報の伝達を行っている．この経路はまず角膜，前房（瞳孔），房水，後房，水晶体，硝子体，網膜（視細胞→双極細胞→神経節細胞），さらに神経節細胞から出た神経線維は，視神経乳頭から眼外へ出て視神経となる．視神経管から頭蓋内へ入り，視交叉で，左右の神経の半分は交叉して，右視野は左脳へ，左視野は右脳へ分かれ視索へ向かう．そして外側膝状体でニューロンをかえて視放線となり，大脳後頭葉皮質の視覚中枢に達する．つまり角膜から入った刺激がこの経路を通って後頭葉皮質に達して視覚を生ずる．この経路のどこかに障害があると視野障害を生じる．

正常では，上下（垂直）130°，左右（水平）150°の視野がある．両眼視では左右（水平）方向は200°の視野となる．

視野障害を図3に示す．
①の部位の障害では右眼の全盲となる．
②の部位の障害では両耳側半盲となる．
③の部位の障害では左同名半盲となる．
④の部位の障害では左上同名四半盲となる．
⑤の部位の障害では黄斑回避を伴う左同名半盲となる．

III 眼球付属器

A 眼瞼 （図4）

眼球を前面で保護するもので，上眼瞼と下眼瞼からなる．上下眼瞼の間を瞼裂という．瞼裂の鼻側端を内眼角，耳側端を外眼角という．眼瞼縁には睫毛が生えている．睫毛根部にあって脂肪を分泌するツァイス(Zeis)腺（脂腺）と睫毛根部に開口し汗を分泌するモル(Moll)腺

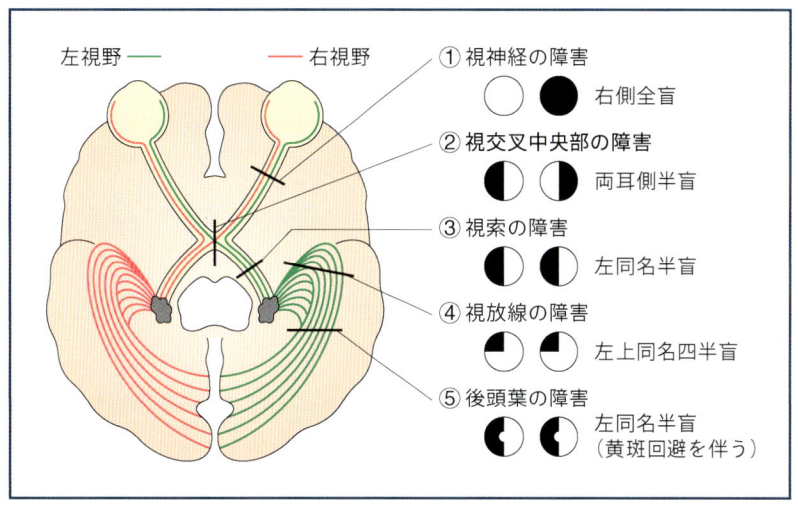

図3　視路と視野障害

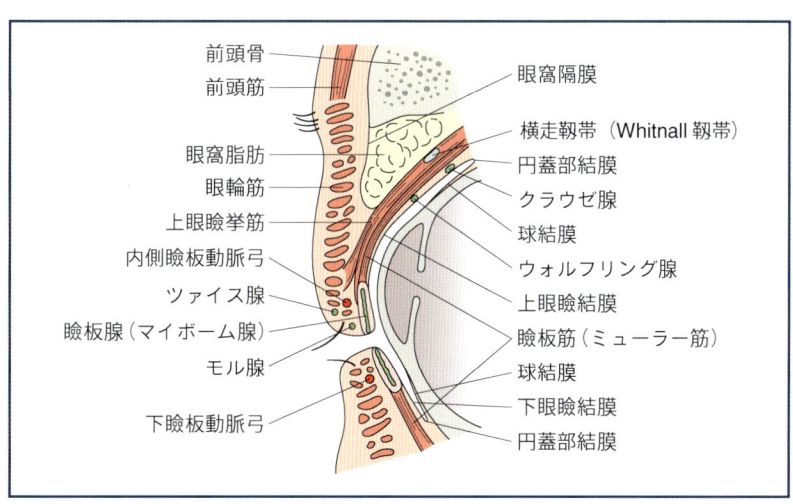

図4　正常眼瞼の構造

（汗腺）などがある．上下眼瞼には瞼板という硬い軟骨様の組織がある．上眼瞼では眼瞼挙筋が付着している．瞼板腺をマイボーム腺（脂腺）という．眼瞼には次の3つの筋肉がある．

- **眼輪筋**：上下眼瞼を輪状に取り巻く横紋筋で顔面神経支配．閉瞼作用．
- **上眼瞼挙筋**：上眼瞼の瞼板に付着した横紋筋で動眼神経支配．上眼瞼を挙上する作用．
- **ミューラー筋**：上下眼瞼の上下縁に付着した平滑筋で交感神経支配．開瞼作用．

B 結膜

眼瞼の裏側を覆っているのが**瞼結膜（眼瞼結膜）**である．**円蓋部結膜**に移行してから眼球を覆う部分を**球結膜（眼球結膜）**という．この球結膜は角膜輪部で眼球壁に付着する．粘膜には副涙腺があって涙液の基礎分泌を担う．

C 外眼筋（図5）

眼球外壁の強膜に付着し，眼球運動を司る．4直筋と2斜筋よりなり，すべて横紋筋である．

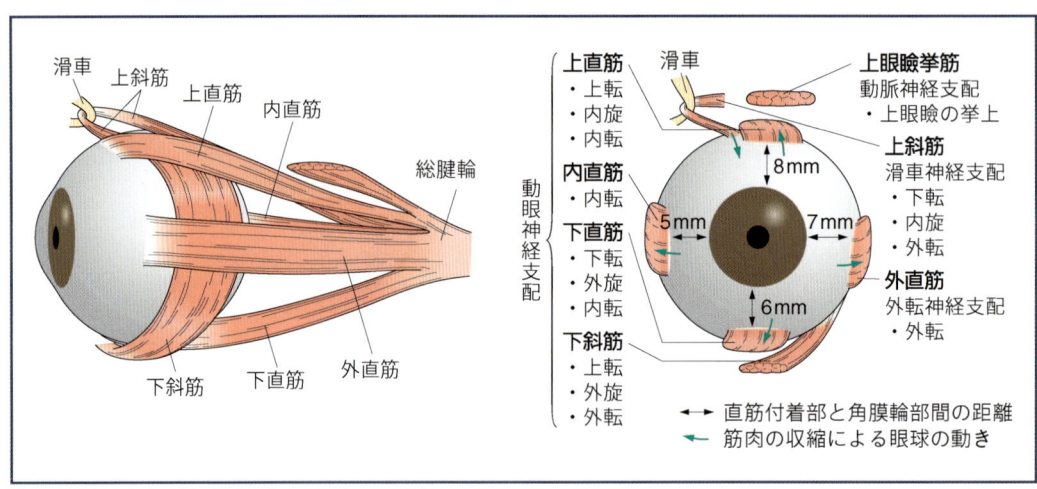

図5 外眼筋の構造（左眼）

a. 外眼筋と支配神経

外直筋——外転神経支配

内直筋 ┐
上直筋 │
下直筋 ├——動眼神経支配
下斜筋 ┘

上斜筋——滑車神経支配

b. 外眼筋の走行

- **4直筋**：眼窩先端の視神経管開口部を取り巻く総腱輪が起始部である．付着部は強膜．
- **上斜筋**：起始部は総腱輪→眼窩内上縁→滑車（軟骨）→後外方走行→上直筋の下を走行→赤道部後上面（強膜）に付着．
- **下斜筋**：起始部は下眼窩縁の内側→後外方走行→下直筋の下を走行→眼球外下方に付着．
- **各直筋の強膜付着部**（角膜輪部からの距離より）：内直筋5 mm，外直筋7 mm，下直筋6 mm，上直筋8 mm

c. 外眼筋の作用

- 外直筋：外転
- 内直筋：内転
- 上直筋：上転，内旋，内転
- 下直筋：下転，外旋，内転
- 上斜筋：下転，内旋，外転
- 下斜筋：上転，外旋，外転

D 涙器（図6）

涙液を分泌する涙腺と，涙液を排泄する涙道からなる．

- **主涙腺**：上眼瞼耳側にある．副交感神経支配．反射性分泌．
- **副涙腺**：クラウゼ（Krause）腺（円蓋部），ウォルフリング（Wolfring）腺（瞼部）より涙液の基礎分泌を司る．基礎分泌と反射性分泌は組成が異なる．
- **杯細胞**：ムチン（粘液：水分を角膜表面に保持する作用）の分泌．
- **涙道**：涙点→涙小管→涙嚢→鼻涙管→（ハスナー〔Hasner〕弁）→下鼻道
- **涙点**：眼瞼上下内側縁に1つずつあり，涙液は上涙点より約20％，下涙点より約80％が排泄されるといわれている．
- **涙嚢**：長さ約15 mmの内眼角鼻側の皮下にある．
- **鼻涙管**：下鼻側壁に開口する．
- **涙液**：弱アルカリ性で，98％の水分と少量の蛋白よりなる．1日の分泌量は2〜3 mLで，夜間睡眠中や新生児では分泌されない．角膜の透明維持に必要であり，さらに異物の除去や，リゾチームを含有し，細菌の感染予防作用も有する．涙液層は，外側より脂質（油

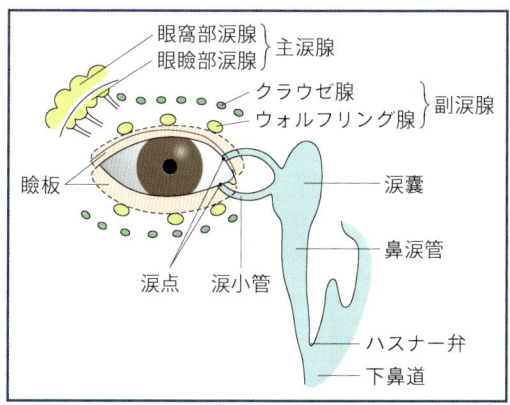

図6 涙器の構造

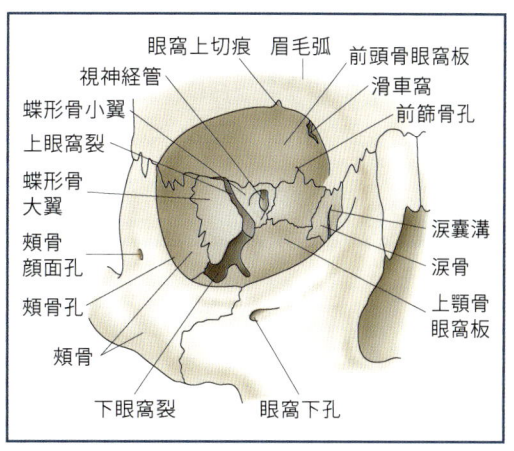

図7 眼窩の解剖図（右眼）

層：マイボーム腺由来，水層：主涙腺および副涙腺由来，ムチン（粘液）層：結膜の杯細胞由来である．

E 眼窩（図7）

眼球が収まっている顔面のくぼみ．その容積は約30 mLである．前頭骨・上顎骨・涙骨・篩骨・頬骨・蝶形骨・口蓋骨より構成される．眼窩内容物は脂肪が多く，眼球が外から鈍的外傷を受けたとき，衝撃を吸収する．

眼窩は，次の5つの孔および裂を有し，その中を重要な血管や神経が通る．

- **視神経管**：視神経・眼動脈
- **上眼窩裂**：動眼神経・滑車神経・眼窩上神経（三叉神経の枝）・外転神経・鼻毛様神経・涙神経・上眼静脈
- **下眼窩裂**：眼窩下神経（三叉神経第2枝）・眼窩動脈・眼窩静脈
- **眼窩下孔**：眼窩下神経・眼窩下動脈
- **眼窩上切痕**：眼窩上神経・眼窩上静脈

Memo
脳神経と眼のかかわり

　脳神経は脳から直接出る末梢神経の総称であり，左右12対存在する．そのうち視機能や眼科とかかわりがあるものには，視神経（Ⅱ），動眼神経（Ⅲ），滑車神経（Ⅳ），外転神経（Ⅵ），三叉神経（Ⅴ），顔面神経（Ⅶ）がある．
　視神経の障害では視力・視野障害が生じる．視神経は眼窩内から視神経管を通り対側の視神経と視交叉で視神経線維を交差する．ヒトでは視神経線維を約50％交差させ，左右の後頭葉視覚野へと情報を伝達する．このため，下垂体腫瘍では両耳側半盲や，後頭葉梗塞では1/4盲の視野狭窄を生じる．
　眼球運動には6本の外眼筋が関与し，共同運動を行っている．動眼神経は上直筋，内直筋，下直筋，下斜筋を，滑車神経は上斜筋を，そして外転神経は外直筋を支配している．これらの神経の障害によって眼球運動が制限され，複視を自覚する．
　顔面の知覚には三叉神経が，運動には顔面神経が関与している．三叉神経枝は角膜などの眼表面に分布しているため，末梢神経障害を生じやすい糖尿病患者では眼の知覚が鈍麻することが多い．顔面神経麻痺患者では，閉瞼障害のために兎眼症を生じることがある．

2 眼の機能

I 視力

A 視力

物の有無や形を認識をする眼の機能のことをいう．また，視力は，視力1.0などというように，視力値のことを意味することもある．日本人の健康視力は，生後6ヵ月で0.04〜0.08，2歳で0.5〜0.6，7歳で1.0，成人で1.0〜2.0（平均1.2）と報告されている．

a. 裸眼視力と矯正視力

眼鏡やコンタクトレンズで矯正しない視力を裸眼視力という．屈折異常のある眼を，眼鏡やコンタクトレンズで矯正して測定した視力を矯正視力という．また，臨床的に，単に視力といえば矯正視力のことである．

b. 視力値

正確には，視力値は2点が分離して見分けられる最小視角の逆数で表され，視角1分が視力1.0に相当する（したがって視覚2分は0.5となる）．視力測定は，視標として，白地に外形7.5mm，太さ1.5mmの黒色の環に1.5×1.5mmの切れ目をもつランドルト（Landolt）環視標（図1）を用いて，5mの距離から視認できる視力を1.0とする．日本においては，視力表から5mの距離で測定することを原則とし，視角から計算した視力を用いている（17ページ，「視力検査」参照）．

また視力表から50cmの距離まで近づいても0.1の視標が見えないときに，検者の指の数を言わせ，たとえば30cmの距離で指の数がわかれば，30cm指数弁とその視力を表現する．検者の指の数の判別ができず，眼前で検者の手を動かしわかれば，手動弁とその視力を表現する．手動弁もなく，暗室で瞳孔内に光を入れ，明暗が判別できれば，光覚弁（+）とその視力を表

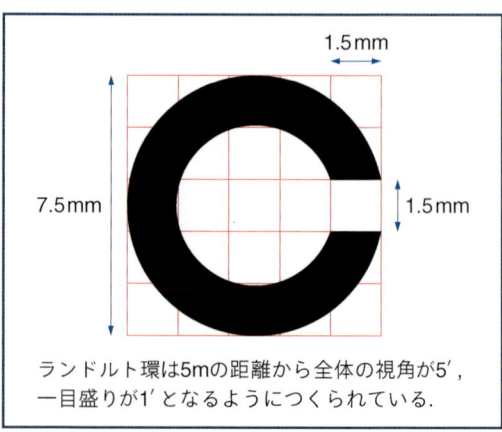

ランドルト環は5mの距離から全体の視角が5′，一目盛りが1′となるようにつくられている．

図1　標準ランドルト環

現する．

その方法でも明暗の判別ができないときには視力0である．

医学的には，盲の定義は，明暗を区別できない状態，視力0をいう．その他，社会的には矯正視力0.02以下を失明としている．

c. 片眼視力と両眼視力

通常，視力は片眼ずつ測定を行うが，両眼のまま測定した視力を両眼視力という．一般に，両眼視力は片眼視力より10%程度よい傾向がある．

d. 遠見視力と近見視力

5mの距離に置かれた視力表を，眼鏡やコンタクトレンズで矯正して測定した視力を遠見視力という．近距離視力表を被験者の眼前30cmに置き，眼鏡やコンタクトレンズで矯正して測定した視力を近見視力という．

e. 視力の異常

一般に視力の異常は，視力低下というかたちか，眼科的に器質的異常を認めないが視力がわるい弱視というかたちをとる．

弱視の種類は，斜視弱視，不同視弱視，屈折異常性弱視，廃用性弱視などがある．先天性の

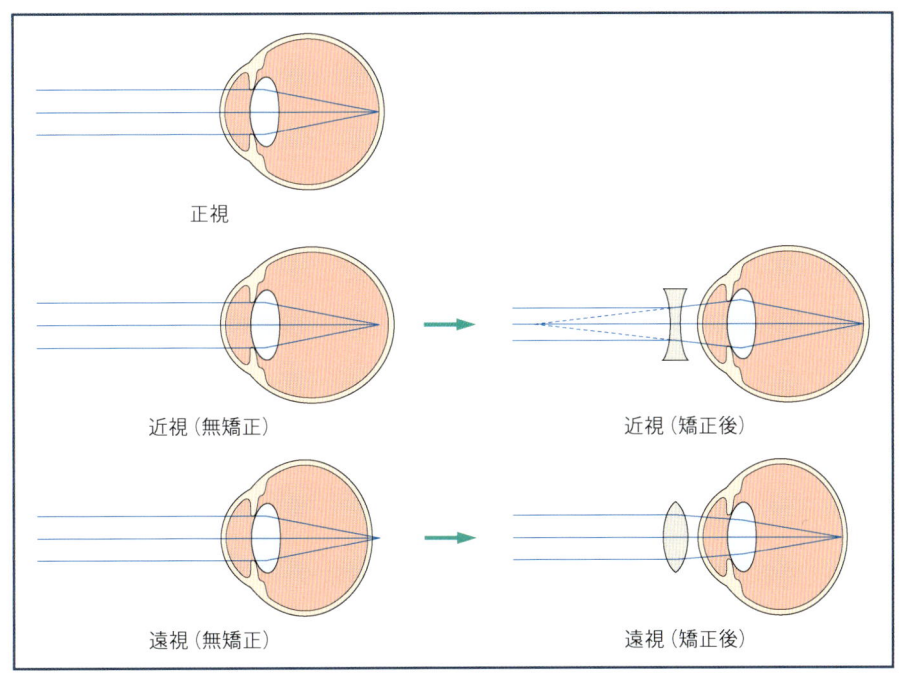

図2 屈折異常

斜視では，使用されていない眼が，斜視弱視になることがある．左右眼で大きく異なる屈折度数の眼の場合，屈折異常の強い眼が不同視弱視になることがある．両眼に強い屈折異常があり，矯正されないと屈折異常性弱視になることがある．また，先天性に片眼に疾患があったり，幼児期に片眼の眼帯を使用したりすると廃用性弱視，あるいは刺激遮断弱視が起こることがある．

B 屈折

臨床的に屈折といえば，屈折異常のことを示す．屈折異常のない眼を正視という．屈折異常には，近視，近視性乱視，遠視，遠視性乱視，雑性乱視がある（図2）．

a. 近視

調節を行わない状態で，平行光線が網膜の前方で結像する状態をいう．近視の種類としては，眼軸が長いために近視が起こる軸性近視と，眼軸が正常で，角膜，水晶体の屈折力が強くなる屈折性近視とに大きく二分される．近視の程度は，−3.0D 未満は弱度近視，−3.0D から−6.0D 未満は中等度近視，−6.0D から−10.0D 未満は強度近視，−10.0D 以上は最強度近視に分類される．

b. 遠視

調節を行わない状態で，平行光線が網膜の後方で結像する状態をいう．遠視の種類としては，眼軸が短いために遠視が起こる軸性遠視と，眼軸が正常で，角膜，水晶体の屈折力が弱くなる屈折性遠視とに大きく二分される．遠視の程度は，＋3.0D 未満は弱度遠視，＋3.0D から＋6.0D 未満は中等度遠視，＋6.0D から＋10.0D 未満は強度遠視，＋10.0D 以上は最強度遠視に分類される．

c. 乱視

乱視は，角膜などの眼の屈折力が均一ではなく，平行光線が1点に結像しない状態をいう．乱視は円柱レンズによって矯正できる正乱視と，不規則な屈折力をもった不正乱視に大別できる．正乱視は，強主径線が垂直方向にある直乱視と，強主径線が水平方向にある倒乱視と，強主径線が垂直あるいは水平でなく，斜方向にある斜乱視に分類できる．

乱視の原因の大部分は先天性である．角膜乱視が多く，水晶体起因性乱視は少ない．後天的に角膜・結膜疾患によって起こったり，眼科的手術のあとに起こる乱視もある．

C 調節

水晶体の屈折力を増減して，種々の距離にある物体の像を網膜上に結ばせ，明視する機能を調節という．調節を最大に行い，明視しうるもっとも近い点を近点という．無調節の状態において網膜に結像する点を遠点という．調節力の大小は個人差が大きいが，主として年齢に関係があり，加齢とともに低下する．

調節の機序は，毛様体筋の収縮により，水晶体を支持している毛様体小帯がゆるむと，水晶体自身の弾力性によって，眼軸方向に厚さを増すことにより屈折力が増強されるというものである．逆に毛様体筋が弛緩し，水晶体を支持している毛様体小帯が緊張し，水晶体の厚さが眼軸方向に減ることにより屈折力が減弱される．

調節障害

生理的な加齢性変化により，水晶体の弾性が次第に失われるために起こる老視と，病的な動眼神経支配の毛様体筋の麻痺や瞳孔括約筋の麻痺を伴う調節麻痺などがある．

老視は，加齢とともに調節幅が減弱し，老齢になると近点が遠ざかって眼が近い作業が困難になってくる．治療としては，適当な老眼鏡を装用することで症状が軽快する．

D 視力の矯正

a. 眼鏡

眼鏡には遠用眼鏡と近用眼鏡の，大まかに分けて2種類がある．それぞれ，屈折異常に対して常に正しい矯正を行うために必要である．

眼鏡レンズは，両レンズの光軸間距離が瞳孔間距離に一致し，角膜と12 mm離れ，やや眼より下がった位置にあって，遠用レンズは約10°，近用レンズは約25°前方に傾いているのがよいとされている．

b. コンタクトレンズ

眼鏡レンズが角膜と12 mm離れているのに比べ，コンタクトレンズは眼球の表面に密着する．長所としては，左右差のある不同視眼，強度近視，角膜不正乱視，職業的に眼鏡不適当の場合などでも装用可能な点で，短所としては，装用感がある，装脱訓練を必要とする点や，涙液分泌の少ない眼に装用すると眼障害を起こす可能性があることなどがある．

c. 眼内レンズ

主に白内障手術後の無水晶体眼では，+12D程度の強度遠視眼になるのを，水晶体摘出術後，手術的に眼内レンズを挿入することにより矯正する方法で，現在では老人性白内障の90数%以上に行われている．手術前の水晶体の位置とほぼ同じところに眼内レンズが位置するため，不同視などがもっとも起こりにくい．

II 眼圧

眼球の内圧のことをいう．眼球はこの眼圧によって角膜の彎曲度を一定に保っている．角膜の屈折力と透明性が保持されるためには，この眼圧が一定の条件下になければならない．

a. 眼圧の正常値

大多数（95%）の正常人の眼圧は10 mmHgから21 mmHgの範囲にある．しかしこの範囲の眼圧でも，正常眼圧緑内障などの眼圧を主な原因とする疾患もあり注意が必要である．最近は，視神経障害を起こさない眼圧の範囲は個々人によって異なるとの考えから，個体の健常眼圧という概念が提唱されている．また，正常眼の左右の眼圧差は4 mmHg以内である．正常眼でも，眼圧を24時間にわたり測定してみると，4 mmHg程度までの日内変動がみられる．

b. 眼圧の異常

高眼圧，低眼圧，健常眼圧を超えた眼圧のために，機能的，器質的な視覚障害をきたした状態を緑内障という．機能的・器質的視覚障害として，視力障害と視野の欠損がある．

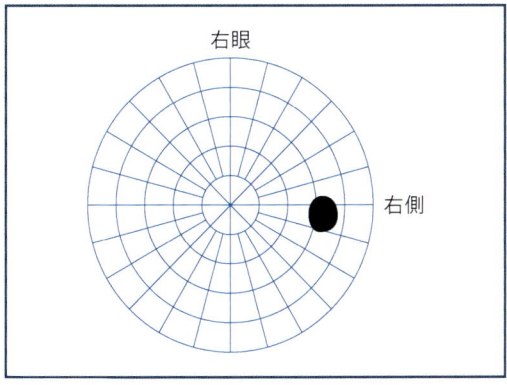

図3　マリオット盲点
マリオット盲点は耳側約15°，その中心は下方1.5°に位置する．

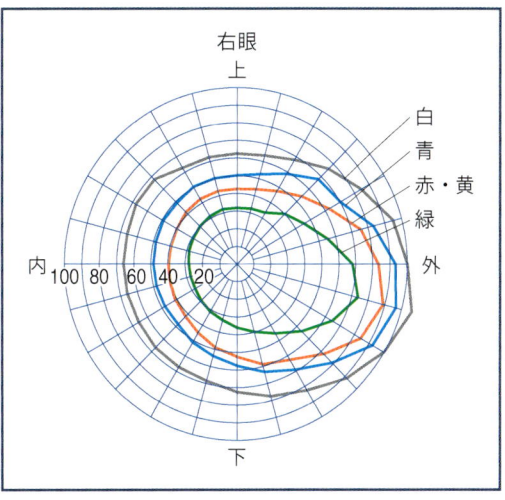

図4　正常視野（色視標を用いた正常眼）

III 視野

視線を固定（固視）した状態で，見えうる範囲のことをいう．固視点（固視した視線の先の点）を基準とした角度をもって視野の広さを表現する．固視点より約25°以内の中心視野と，それより外方の周辺視野に大きく分類される．

視野は網膜から視神経，視神経交叉，視索，後頭葉の視中枢までの視路の投影で，視路のどの部位かに障害があれば，それに応じて，たとえば半盲，四半盲などの特徴的な視野の欠損が認められる（5ページ，**図3**参照）．

A 量的視野

網膜の感度は，網膜の中心小窩の部分がいちばん高く，周辺部に向かうにつれて感度は低くなり，ちょうど山の等高線を描くのに類似している．視神経乳頭に相当し，検出される感度は0の絶対暗点をマリオット（Mariotte）盲点とよび，固視点の耳側約15°のところにあり，幅約5°の縦楕円型（5〜6°×7〜8°）で，その中心は水平線より約1.5°下方に位置する（**図3**）．

B 動的視野

視野内における同じレベルの視機能をもっている点を結んだ等感度曲線を，イソプター（isopter）という概念で表し，視標を動かし，その視標に応じた感度の点を結び合わせた等感度曲線を描く方法で測定される．

C 静的視野

視野内に1点の視標をおき，その明るさを徐々に増加させ，初めて視認できたときの明るさを測定することにより，静的視野の投影曲線を描く方法で測定される．

D 視野の広さ

健常眼の視野の広さは，直径10 mmの視標で測定すると外方100°，内方60°，上方60°，下方70°である．

色視標を用いたときには，正常眼では白（外方100°，内方60°，上方60°，下方70°），青，赤，緑の順に約10°ずつ狭くなる（**図4**）．

E 視野の異常

視野の異常は，大きく分類して狭窄，沈下，暗点がある．

a. 狭窄

視野が狭くなるもので，求心性狭窄や不規則狭窄などがある．求心性狭窄は，視野全体が狭いもので，網膜色素変性症や緑内障の末期や両側の後頭葉障害でみられることがある．

- **半盲**：両眼の視野の左右の半分が見えなくなるものであり，視索から後方の視路の障害による同名半盲と，視交叉部の障害による視野

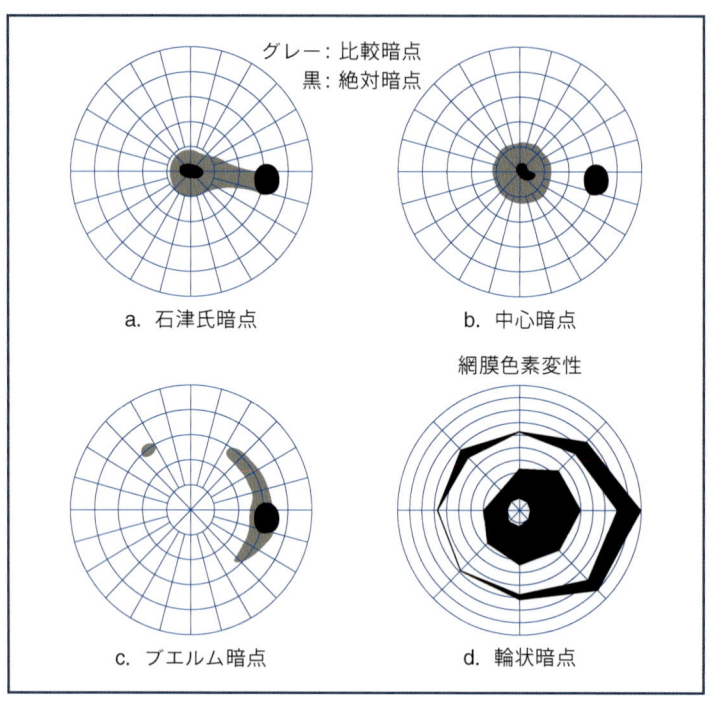

図5 暗点（右眼）

の両鼻側または両耳側の狭窄の異名半盲がある．

- **四半盲**：視放線から視中枢の間の障害で起きる．両眼の視野の同側の1/4が狭窄するものである．
- **黄斑回避と黄斑分割**：同名半盲で視野の中心部分が小さく円形に残るものを黄斑回避といい，後頭葉の障害で起きる．同名半盲であっても，黄斑部まで半盲になるものを黄斑分割といい，視索の障害で起こる．
- **水平半盲**：上または下半分が狭窄するもので，虚血性視神経症で特徴的といわれているが，他の眼底疾患で起こることもある．

b. 沈下

狭窄とは異なり，最大刺激による視野は正常であるが，最大刺激以外のイソプターの感度の低下を示すものをいう．

c. 暗点

視野の中に孤立的に点状，斑点状に生じた欠損をいう．暗点は，中心暗点，傍中心暗点，周辺暗点，輪状暗点など部位によって名称がついており視標がまったく見えない絶対暗点と，薄く見える比較暗点に分けられる（**図5**）．

d. 機能的視野障害

機能的視野障害は，閃輝暗点，管状視野，螺旋状視野などの一過性のものが多い．

閃輝暗点は視野の一部に閃光状のものが走り，その部分ではものが見えず，その後片頭痛が起こる．原因として，脳血管の攣縮，拡張がある．

どの距離で測定しても同じ広さの視野を示す管状視野と，視野測定時に測定していくにしたがって視野が狭くなり，次第に固視点に近づいていく螺旋状視野は，ヒステリーでみられる特徴的所見である．

IV 色覚

ヒトの眼が感じる光の波長は，スペクトル中の400〜800 nmであり，それぞれの波長に応じて識別する機能を色覚という．網膜の視細胞の錐体細胞により色覚は識別される．

一般に色覚異常は先天性で進行しない．その

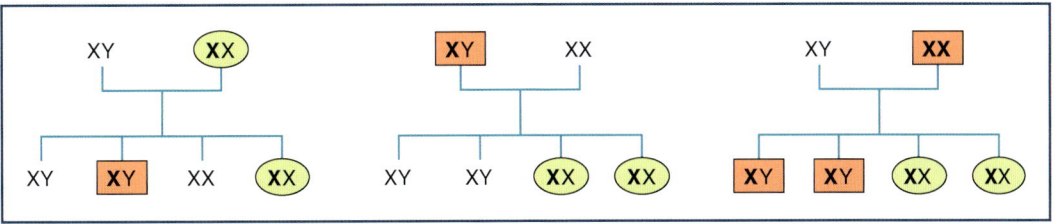

図6 色覚異常の遺伝型式
太字は性染色体に色覚異常遺伝子のあるもの，XY は男性，XX は女性，🟡 は保因者，🟧 は色覚異常者を示す．

遺伝様式は X 染色体（伴性）劣性遺伝である（図6）．

色覚異常には，色の要素が欠如したものと，要素はもっているが機能が不十分なものがある．色の全要素が欠如したものを1色覚，赤の要素が欠けているものを1型2色覚，緑の要素が欠けているものを2型2色覚，青と黄色を混同するきわめてまれなものを3型2色覚という．また，色の3要素はもっているが，赤に対する機能が不十分なものを1型3色覚，緑に対する機能が不十分なものを2型3色覚，青と黄の識別に対する機能が不十分なものを3型3色覚という．

網膜，脈絡膜などの疾患では，主に青，黄の色覚が侵され，視神経の疾患では赤，緑の色覚が侵される後天性色覚異常がある．

V 眼球運動

眼球は眼窩内に固定されているため，変位運動はほとんどできず，眼球運動は回旋点を中心とした回転運動である（図7）．

回旋点は第1眼位（頭を垂直に立て，正面を両眼で固視しているときの眼位）では視軸上角膜頂点から後方約13 mm の部位にあり，赤道部よりやや後方である．

上下直筋の走行は，視軸に対して23°の角度をもつ．そのため，上下直筋の運動は上下運動ばかりでなく，回旋運動および水平運動が加わる．下斜筋の運動は上転，外方回旋，外転であり，上斜筋の運動は下転，内方回旋，外転である．

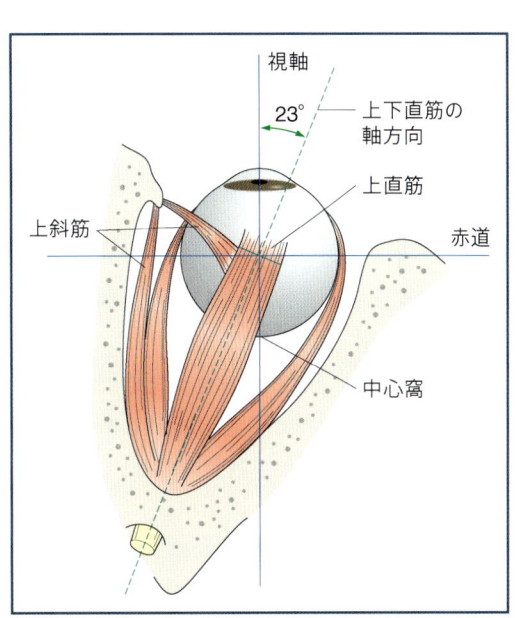

図7 外眼筋の走行（右眼）
上下直筋の走行は視軸に対して23°の角度をもつ．

単眼での眼球運動を「ひき運動」という．主要運動は，内転：鼻側への運動，外転：耳側への運動，上転：上方への運動，下転：下方への運動，の4種類である．

斜方向の運動は主要運動の組み合わせによって行われる．

回旋運動（まわしひき運動）は，眼球の上部を鼻側へ回す内方回旋と眼球の上部を耳側へ回す外方回旋の2種類である．

眼球運動の異常

眼筋麻痺は血管病変，外傷，腫瘍，動脈瘤，炎症などで起こる場合と，原因不明で起こる場合がある．眼球運動障害では，疾患により全方向の障害，外転障害，上転障害，下内転障害，

上内転障害などさまざまな形式をとる．眼筋麻痺の自覚的症状は，複視，定位の誤認，眼性眩暈などがある．

Ⅵ 両眼視機能

両眼視機能は，同時視，融像，立体視などからなっている．**同時視**は左右眼の像を同時に重ねて見る機能で，**融像**は左右眼に映った像を1つに統合し，1つの像として認知する機能で，**立体視**は生理的に左右眼にできる像のわずかな違いを融像して立体感を生じることをいう．

両眼の視野は両外側を除き重なり合っている．左右眼で見ている物体の像はわずかに異なる．この両眼の像の不一致を**視差**といい，空間の認知に役立ち，立体視や遠近感が生じる．

a. 輻輳と開散

視線を内方に向ける眼球運動を**輻輳**という．近見時の内よせ眼位から遠方視に移るときに，内よせが弛むが，この運動を**開散**という．近見時には，輻輳，調節，縮瞳が起き，これを**近見反応**という．

b. 不同視，不等像視

左右眼の屈折度が大きく異なる状態で，2D以上の差があるものを**不同視**という．不同視がある状態では，網膜に映る像の大きさが左右眼で異なり，**不等像視**が起きる．完全矯正の眼鏡が不等像視を起こす場合，コンタクトレンズの矯正では不等像視を起こさないこともあるので，左右眼の屈折度が大きく異なる状態では，矯正にコンタクトレンズが用いられる．

c. 両眼視機能の異常

両眼視機能の異常は，血管病変，外傷，腫瘍，動脈瘤，炎症，原因不明の眼球運動障害から起こることがある．

輻輳麻痺は四丘体の上丘付近の障害で，近見時に複視が認められることが多い．開散麻痺は遠見時の複視と内斜視が突然起こり，外傷，腫瘍，血管障害，炎症，多発性硬化症などによることがある．

> **Memo**
> **視力に影響を与える因子**
> 　視力は瞳孔径や光学的因子，明るさにより影響を受けやすい．光学的因子には屈折異常（近視，遠視，乱視），収差（色収差，単色収差），回折（穴を通った光が写す像が縞模様を呈するなどの現象），散乱（光が光波長よりも小さい物質にあたると光を吸収し放出する現象，夕焼けなど）などがある．瞳孔径が大きいと収差の影響が大きくなり，回折の影響は少なくなる．
> 　収差（aberration）とは，レンズ系を用いる光学系において一点に収束するはずの光が一点に収束しない場合のズレをいう．色収差は光の波長の異なる屈折率により生じる色のにじみ，単色収差は単一の波長の光で生じる像のにじみなどである．近年のLASIKを代表する屈折矯正手術においては，球面収差，コマ収差といった高次収差を減少させることで，より鮮明な見え方を追求している．

3 眼の症状

眼科疾患にみられる主な眼の症状と「患者の訴え」を以下にまとめる．

I 見づらさ

A 霧視
「眼がかすむ」，「ぼやける」．角膜の障害や，白内障や硝子体混濁などの中間透光体のにごりにより生じることが多い．

B 羞明
「眩しい」．原因は霧視に似ている．

C 変視症
「まっすぐな線が曲がって見える」，「歪んで見える」．黄斑部に生じる疾患，黄斑前膜や黄斑浮腫，加齢黄斑変性に多い．

D 老視
「近くが見えづらい」．調節力の衰えによる近見の見えづらさ．いわゆる老眼．遠視眼では早期に自覚しやすい．

E 複視
「ものが2つに見える」，「重なって見える」．主に片眼の眼球運動障害のために融像（ものを1つに見ようとする現象の1つ）が障害されることが原因となる．眼球運動障害の原因には動眼神経などの脳神経麻痺，斜視，眼窩底骨折などがある．片眼に生じた乱視によるものは単眼性複視とよぶ．

F 飛蚊症
「ゴミが飛んで見える」．硝子体の混濁で生じることが多い．

G 光視症
「光が走る」「稲光が見える」．硝子体の混濁や網膜の牽引で生じることが多い．

H 虹視症
「虹色に見える」．急性緑内障発作時の角膜浮腫などにより生じることが多い．

I 色覚異常
自覚症状はないが，検査で赤と緑などの区別がつきづらい．錐体細胞の傷害でみられる．

J 夜盲
「暗いところで見えない」．網膜色素変性症や小口病などの網膜変性疾患でみられる．

II 眼や瞼の位置・形態異常

A 眼球陥凹，眼球低位
「眼がへっこんでいる」，「片眼と比べて眼が下がっている」．眼窩底骨折にみられることがある．

B 眼球突出
「片眼または両眼が出ている」．片眼の眼窩腫瘍や甲状腺眼症でみられる．

C 斜視
「眼が寄っている（内斜視）」，「眼が外を向いている（外斜視）」．眼の位置ずれ（偏位）がある．

D 眼瞼下垂
「上の瞼が下がっている」

E 瞳孔不同
「左右の瞳孔の大きさが異なる」

III 眼の表面の異常

A 充血
「眼が赤い」．結膜または強膜の血管拡張により白目（球結膜）や瞼の裏（瞼結膜）が赤く見える現象のこと．ぶどう膜炎に特徴的な毛様充血は強膜上の毛様動脈枝によるものであり，結膜輪部に強く現れ，結膜充血と区別する．

B 球結膜下出血
「眼が全体に赤い」．

C 異物感，乾燥感
「ごろごろする」，「眼が乾く」．角結膜の異物やドライアイにより生じることが多い．

D 瘙痒感

「眼がかゆい」．アレルギー性結膜炎の症状．

E 眼脂

「めやにが出る」．眼の分泌物の総称であり，「めやに」と一般に呼称される．膿性眼脂，粘液性眼脂，水様性眼脂に大別され，主な原因として，膿性は細菌感染，粘液性は慢性アレルギー，そして水様性は急性アレルギーやウイルス感染がある．

F 流涙

「涙が溢れる」，「涙せん（正しくは涙道）がつまっている」．眼表面の反射による分泌亢進性のもの，あるいは涙道閉塞などによる導涙性のものに区別される．

4 眼の検査

1）視力検査

種々の視機能検査の中でももっとも重要なものであり，どの程度までものを分別して見ることができるかを測ることを目的とする．

I 裸眼視力検査

a. 測定条件

- **測定距離**：通常，視力検査という場合は遠見視力をさす．このときの検査距離は5 mである．
- **視標**：ランドルト環（8ページ，図1参照），ひらがな，カタカナなどがある．また小児では絵視標なども用いる．照度は約500 lx（400〜800 lx）である．
- **視力表**：ランドルト環のみの標準視力表と，ランドルト環，ひらがな，カタカナ，数字などが並列する準標準視力表（図1）がある．使用する視力表によって，視力の判定基準が異なる（標準視力表では同一視力値の視標の過半数，準標準視力表では同一視力値の視標5個のうち4個正答すればその視力とみなす）．小児では「字ひとつ視標」や「絵ひとつ視標」を用いるのがよい（図2）．片眼ずつ測定するため，測定しないほうの眼は遮蔽板で覆う．

b. 測定方法

❶ 5 mの距離で0.1の視標が読める場合は，順に小さい視標を読ませていき，読めた最小の視標に相当する視力値を裸眼視力とする．

❷ 5 mの距離で0.1の視標が読めない場合は，0.1の字ひとつ視標を用いて眼前から遠ざかり，視標が読めたもっとも遠い距離によって判定する（または，5 mの距離から近づく方法もある）．このときの距離は50 cmきざみとなる．

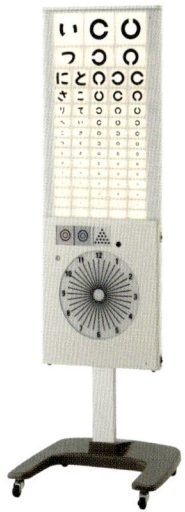

図1　準標準視力表
［画像提供：株式会社トーメーコーポレーション］

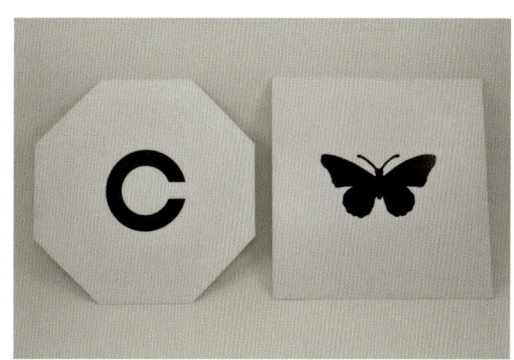

図2　字ひとつ視標（左）と絵ひとつ視標（右）

例）0.1の視標が3 mで読めた（3.5 mでは読めない）場合
　　0.1 × 3/5 = 0.06→視力0.06

❸ 眼前50 cmの距離で0.1視標が読めない場合は，検者の指を提示し，その本数がわかる距離を測定する．これを指数弁という．眼前

30 cm で指の本数がわかれば，30 cm 指数弁または 30 cm/n.d.（*numerus digitorum* の略〈ラテン語〉，英語では counting fingers）となる．

❹ 指の本数がわからない場合は，眼前で検者が手を動かし，その動きがわかれば手動弁または m.m.（*motus manus* の略〈ラテン語〉，英語では hand motion）となる．

❺ 手の動きがわからない場合は，暗室で眼前に光を当て，光を感じる・感じないの判別ができれば，光覚弁または s.l.（*sensus luminis* の略〈ラテン語〉，英語では light perception）となる（このとき，測定しないほうの眼で光を感じることがないように，しっかりと遮蔽しておく）．

❻ 光を感じない場合は，光覚なしとなる．

II 矯正視力検査

A 自覚的屈折検査（矯正視力検査）

裸眼視力を測定したあとに，矯正視力検査（図3）を行う．矯正視力とは，屈折異常に対し，レンズを用いて矯正したうえで測定した視力である．矯正視力検査を行うことにより，その人の最高視力を得るのに必要なレンズ度数，すなわち屈折度を知ることができる．つまり，矯正視力検査とは，被検者の応答を基にした自覚的屈折検査であるといえる．

a. 測定条件

測定距離，視標，視力表などは，裸眼検査に準じる．

- **矯正レンズの種類**：球面レンズと円柱レンズがある．球面レンズには凸レンズと凹レンズがあり，それぞれ＋レンズ，－レンズと表す．遠視は＋（球面）レンズ，近視は－（球面）レンズで矯正される．また乱視は円柱レンズで矯正される．

b. 測定方法

(1) 裸眼視力が 1.0 以上の場合

+0.5D を加入する．その結果，視力が下がっ

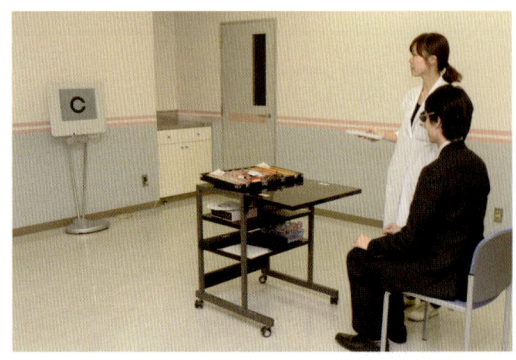

図3　矯正視力検査

た場合，視力は 1.0 で矯正不能となる．+0.5D を加入しても 1.0 が読めた場合は，＋レンズの度数を強めていき，視力が下がる 1 段階手前のレンズ（最高視力を得られるもっとも強い＋レンズ）を採用する．

(2) 裸眼視力が 0.9 以下の場合

+0.5D を加入して，視力が変わらないかまたは上がった場合，＋レンズの度数を強めていき，1.0 以上の最高視力を得るもっとも強い＋レンズを採用する．

+0.5D を加入して，視力が下がった場合は，－レンズを徐々に加入し，1.0 以上の最良視力を得るもっとも弱い－レンズを採用する．

(3) 球面レンズだけでは 1.0 以上に矯正できない場合

円柱レンズで乱視の矯正を行う．乱視表とクロスシリンダーのいずれを使用した場合も，乱視度が決定したあと，球面度数の微調整を行う．

- **乱視表を用いる場合**：乱視表を見せ，線がぼやけて見える方向に，−0.5D の円柱レンズの軸を合わせる．微調整して乱視軸を決定したあとに，レンズ度数を上下させて，乱視度を決定する．

- **クロスシリンダーを用いる場合**：クロスシリンダーとは，＋の円柱面と－の円柱面を持つレンズで，柄を回転させると＋と－の円柱面の軸が逆転するようになっている．クロスシリンダーを用いる場合には，乱視表は使わず，視力表の，現在得られている最高視力よりも

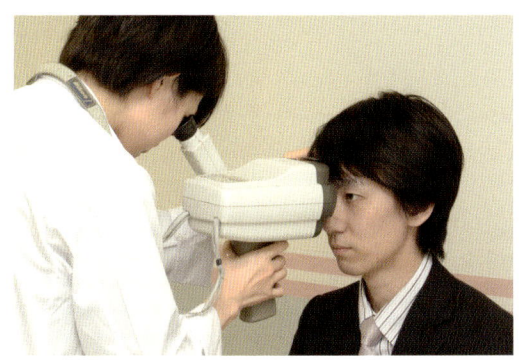

図4 オートレフラクトメータ（手持ち用）

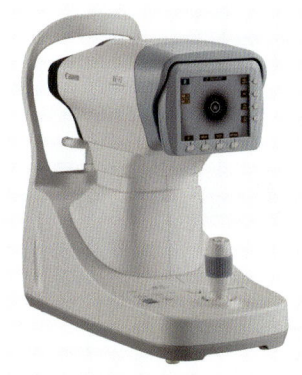

図5 オートレフラクトメータ
［画像提供：キヤノンライフケアソリューションズ株式会社］

やや上の段を見せて検査する．

(4) 乱視の矯正を行っても 1.0 に満たない場合

視力が低下していると考えられる．ここまでの手順により得られた視力が，現時点でのその人の最高視力となる．

以上，自覚的視力検査の手順を簡単に述べたが，現在では，次に述べるオートレフラクトメータなどで，あらかじめ他覚的屈折検査がなされていることも多いと思われる．その場合は，必ずしも +0.5D を加入するところから始める必要はなく，他覚的屈折検査の値を参考にして，それに近い値から始めればよい．その際，とくに若年者の場合は，検査時に調節が働いたことを考えて，得られた値よりもやや + 寄りのところから矯正を始める．

Memo
近見視力検査
遠見視力検査に対して，いわゆる読書距離における視力を測定する近見視力検査がある．検査距離は一般的に 30 cm で，近距離視力表を用いて行う．若年者の場合は通常（調節障害などがなければ）遠見時の矯正レンズで同等の視力が得られるが，近見時に必要な調節力は加齢とともに失われていくため，さらに +レンズを加入することが必要となる．いわゆる老視の状態である．加入度数の目安は，40 歳で +1D，50 歳で +2D，60 歳以上は +3D である．

B 他覚的屈折検査

自覚的屈折検査に対して，被検者自身の応答によらない他覚的屈折検査がある．他覚的屈折検査は，何らかの理由により被検者の応答が得られない場合や，乳幼児の場合に，また矯正視力検査（自覚的屈折検査）の際の参考としても有効である．

a. 検影法

レチノスコープと板つきレンズを使用する．50 cm の距離からレチノスコープで被検者の瞳孔に光を当て，瞳孔領の影の動きを見て屈折度を判定する．

まず眼前にレンズを置かない状態で光を当て，そのとき影が光を動かした方向と同じ動き（同行）であれば，−2D 以下の近視，または正視，または遠視である．影が光を動かした方向と逆の動き（逆行）であれば，−2D 以上の近視である．

いずれの場合も，板つきレンズを当て，影の動きがなくなる（中和）レンズ度数を求め，屈折度を算出する．初めに光を当てたときに影の動きがなければ，−2D の近視である．

b. レフラクトメータ

現在はコンピュータにより自動的に測定が可能なオートレフラクトメータが普及している（図4，5）．屈折度によって，光が網膜に結像する位置は異なる．これを利用してコンピュー

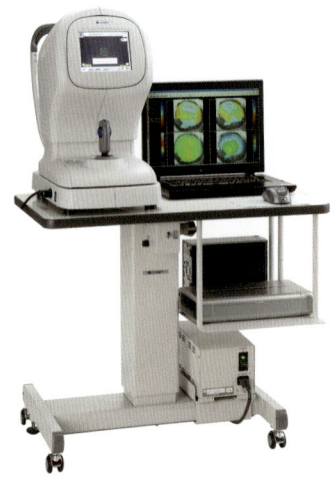

図6　角膜形状解析装置
[画像提供：株式会社トーメーコーポレーション]

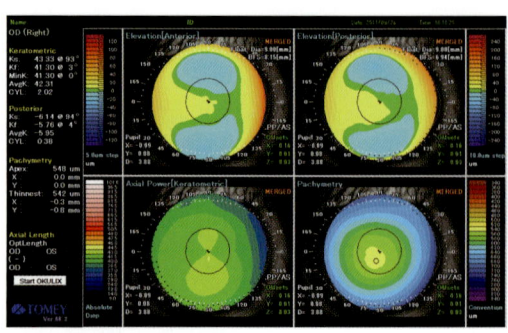

図7　角膜形状解析結果
[画像提供：株式会社トーメーコーポレーション]

タで読み取ることにより，屈折度を測定する．球面度数，円柱度数，乱視軸が表示される．

c. 乳児の視力検査

乳児の視力を検査する方法として，PL（preferential looking）法がある．これは，スクリーンに無地図形と縞模様を同時に提示し，被検者が縞模様のほうを見たかどうかを検者が観察するもので，正解した縞模様の幅によって視力を判定する．また，眼前で縦縞模様を水平方向に動かし，視運動性眼振（optokinetic nystagmus：OKN）が起こるか否かを観察して，視力を他覚的に判断する方法もある．

d. 角膜曲率半径（図6，7）

角膜のみの屈折力を測定する．白内障手術や屈折矯正手術のときに必要となる．

III　視力検査の注意点

屈折検査のときに調節が働いてしまうと，本来の屈折度とは異なる値になる．正確な屈折度を求めるためには，調節を取り除いた状態で検査を行うことが重要である．とくに小児は，非常に調節力が強いため，調節麻痺薬を点眼したうえで屈折検査を行う．

調節麻痺薬として使われるものには，アトロピン，シクロペントラート（サイプレジン®），トロピカミド（ミドリンM®）がある．点眼回数や作用時間，作用の強さはそれぞれ異なるので，被検者の年齢や目的に応じて使い分ける．

調節麻痺作用がもっとも強いのはアトロピンで，次いでシクロペントラート，トロピカミドの順である．いずれの場合も作用中は近見障害と羞明が起こるので，注意が必要である．また，とくにアトロピンを使用する場合，全身的副作用（発熱など）が出現することもあるため，点眼後は涙嚢部を指で圧迫することなど，保護者への説明をしっかりと行う．アトロピン（0.5～1％）は1日2～3回，5～7日間家庭で点眼してきたあとに，オートレフラクトメータなどで屈折検査を行う．

外来で調節麻痺下の屈折検査を行う場合は，シクロペントラートとトロピカミドを10分おきにそれぞれ3回ずつ点眼し，3回目の点眼から30分経ったあとに検査する方法などがある．

IV　視力検査結果の記載法

A　よく使われる略語

- 右視力：Vd（visus dextra），RV（right vision）
- 左視力：Vs（visus sinistra），LV（left vision）
- 指数弁：n.d., CF
- 手動弁：m.m., HM
- 光覚弁：s.l.（＋）LS, LP
- 光覚なし：s.l.（－）null, NLP

B　表記例

矯正視力はかっこ内に示す．

- 右眼，裸眼視力が 0.5 で，−1.5D の球面レンズを用いて 1.2 の矯正視力が得られた場合
 Vd = 0.5（1.2 × −1.50D）
- 左眼，裸眼視力が 0.08 で，−4.5D の球面レンズと−0.5D の円柱レンズ（軸 90°）を用いて 1.0 の矯正視力が得られた場合
 Vs = 0.08（1.0 × −4.50◯cyl −0.50DA × 90°）
- 右眼，裸眼視力が 1.0 で，矯正不能の場合
 Vd = 1.0（n.c.）
- 左眼，30 cm 指数弁の場合
 Vs = 30 cm/n.d.
- 右眼，裸眼視力が 1.2 で，+0.5 の球面レンズを用いても視力が同じである場合
 Vd = 1.2（i.d. × +0.50D）
 または
 Vd = 1.2（1.2 × +0.50D）
- 両眼で測定し，視力が 1.0 であった場合
 BV = 1.0

2）眼圧検査

I 眼圧検査の種類

　眼球の内圧を測定する．緑内障の検査に必要不可欠な検査である．測定法には圧平式と圧入式があり，圧平式眼圧計の代表的なものとしてゴールドマン（Goldmann）眼圧計，パーキンス（Parkins）眼圧計，ノンコンタクト眼圧計が，圧入式眼圧計の代表的なものとしてシェッツ（Schiötz）眼圧計がある．

　また，接触型の器械を用いる場合，角膜上皮障害や点眼麻酔薬，フルオレセインによるアレルギー症状，流行性角結膜炎などの感染が起こることがある．とくに院内感染予防のため，眼圧計は十分に消毒，洗浄して使用することが大切である．

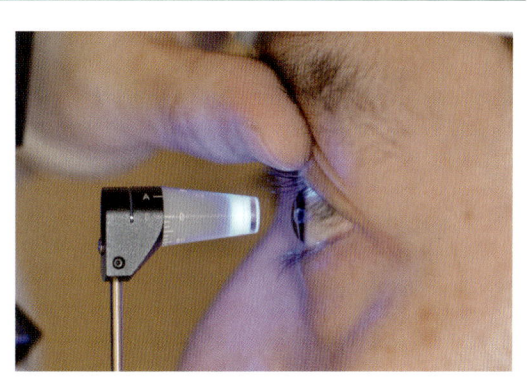

図1　ゴールドマン眼圧計

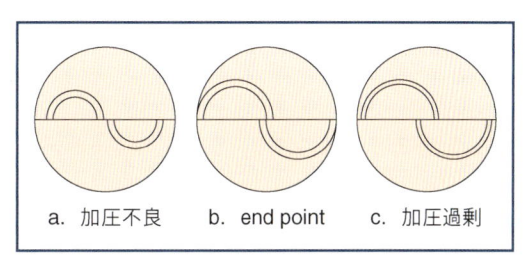

図2　ゴールドマン眼圧計の目盛りの合わせ方
b のように2つの内円が接したところで測定する．

a. 加圧不良　　b. end point　　c. 加圧過剰

II 眼圧検査の手順

A ゴールドマン眼圧計（図1）

① 眼圧計を細隙灯顕微鏡に取り付け，顕微鏡の軸と一致させる．
② 角膜表面麻酔薬を点眼しフルオレセインにより角膜を染色する．
③ 細隙灯顕微鏡の高さを調節し，患者にもっとも楽な姿勢で，顎台と額当てにしっかりと顔面を固定する．検査に慣れていない患者は，頭が後方へ逃げないように介助者が後ろから押さえる．両眼を大きく開け正面を固視させる．
④ プリズム部にコバルトフィルターを照射しながら角膜に接触させる．
⑤ プリズムを通して2つの半円のフルオレセインパターンが見える．2つの半円の内円同士が接するように測圧ドラムを回転させる（図2）．目盛り×10 が眼圧（mmHg）である．

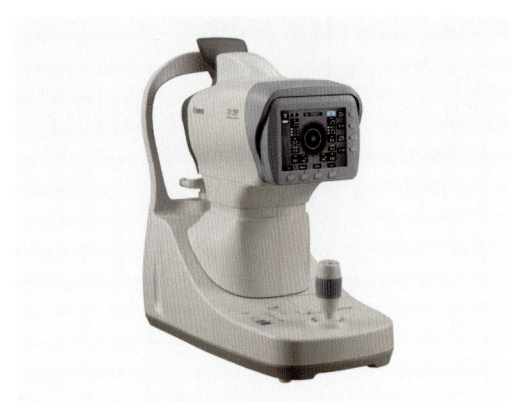

図3　ノンコンタクト眼圧計
［画像提供：キャノンライフケアソリューションズ株式会社］

図4　電子眼圧計
［画像提供：アールイーメディカル株式会社］

❻ 他眼を同様に測定する．

B ノンコンタクト眼圧計（図3）

直接眼球には接しないのでコメディカル・スタッフが行うことができる．

❶ 患者に，空気が噴射されるが痛みはないことを説明する．
❷ 患者にもっとも楽な姿勢で，顎台と額当てに顔面を固定し，正面を固視させる．
❸ ジョイスティックを手前に引きモニターの視標を見ながら角膜に近づけていく．
❹ マニュアル設定の場合は測定ボタンを押す．オート設定の場合はアライメントが合うと自動的に空気が噴射される．
❺ 眼圧が表示されるが，角膜表面に障害があったり涙液量が多いと不安定である．また眼瞼や睫毛が検出光を妨げないようにする．角膜厚・角膜弾性により値が若干異なる場合がある．

C シェッツ眼圧計

❶ ゼロ目盛りチェックの円盤上に5.5gのシェッツ眼圧計を垂直に立てる．目盛りが0であることを確認する．
❷ 患者に角膜表面麻酔薬を点眼し仰臥位に寝かせる．
❸ 両下眼瞼を，眼球を押さないように開ける．
❹ 足板を角膜にのせる．

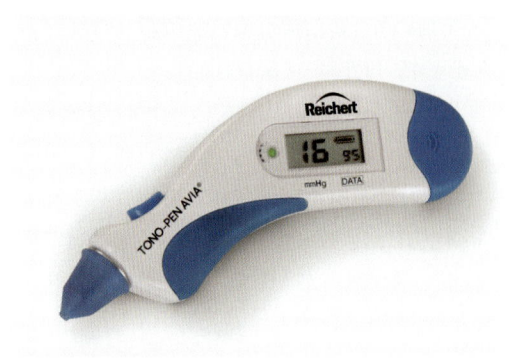

❺ 器具そのものは重さ5.5gであるが，目盛りが4.0以下であれば重錘を追加して測定する．重錘は7.5g，10g，15gがある．
❻ 測定値と重錘から換算表（Friedenwald 1955年表）を用いて眼圧を求める．測定値と重錘を記載する．角膜弾性の違いにより値が異なることがある．
❼ 測定終了後は可動杆を抜き取り，分解し蒸留水で洗浄する．ガーゼでよく拭き組み立てる．

D 電子眼圧計（図4）

❶ 患者に角膜表面麻酔薬を点眼する．
❷ 新しいオキュ・フィルムチップカバー（ディスポーザブルのラテックスゴム）をつける．
❸ 圧力検知チップで角膜に軽く触れる．チップが小さいので乳幼児の測定にも便利である．
❹ 連続的に4回測定するとその平均値が液晶ディスプレイに表示される．
❺ チップカバーを破棄する．

III 眼圧検査の判定

- 正常値は10〜21 mmHgである．
- 4 mmHg程度の日内変動がある．
- 最近，視神経障害を及ぼす眼圧は個人によって異なるとの考えから，健常眼圧という概念が提唱されている．

3）視野検査

視野の異常を測定することにより，視神経障害の程度や脳疾患の部位を推測する．

I 動的視野検査

通常ゴールドマン視野計を用いて行う．視標の大きさ，明るさを調節し，それを動かして見える限界を測定する．

a. 測定方法

❶ 片眼ずつ行うため，非検査眼に眼帯をする．
❷ 視野計のドームの中心を固視してもらい，視標を周辺から中心に向かって提示，被検者が見えた時点で，ブザーを押して合図してもらう．検者はその場所に印をつけたあと，別の方向から視標を出し検査を続ける．
❸ 印のことをプロットといい，同じ視標でプロットしたものを結んだ線はイソプターという．視標の大きさ，明るさを変え，数本のイソプターを描いていく．

b. 判定

正常視野は15分の検査で得られるのは上方60°，下方70°，鼻側60°，耳側90°である．視標の大きさ，明るさを変化させたイソプターは，視標の大きさの小さいほど，あるいは明るさが暗くなるほど得られる視野は小さくなる（**図1，2**）．

II 静的視野検査

自動視野計を用いて測定する（**図3**）．自動視野計は，コンピュータにプログラミングされた測定点による視野検査である．コンピュータ化の利点は，検者による測定誤差が見られないことである．さらに動的量的視野検査では現れないような微妙な閾値低下も検出可能である．

a. 検査の種類

(1) スクリーニング

視標の明るさは一定で，測定視野の各点に提示した視標が見えるか見えないかの検査．

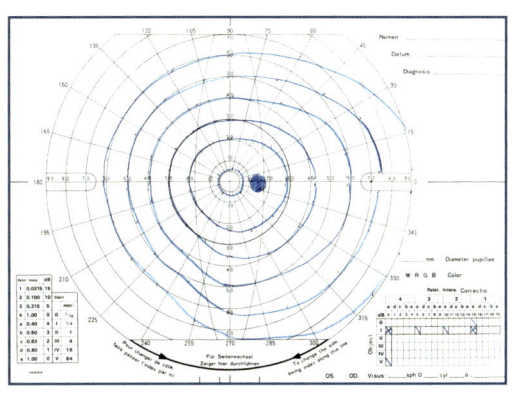

図1　動的視野検査（正常，右眼）

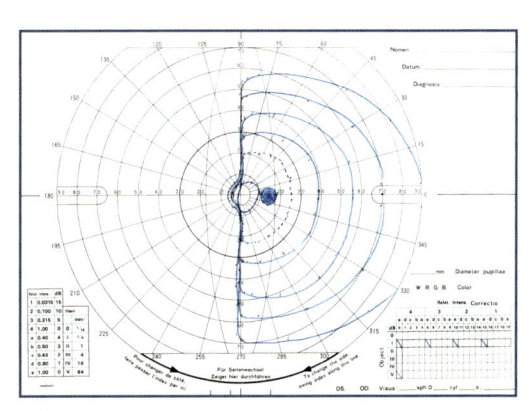

図2　動的視野検査（異常，右眼）

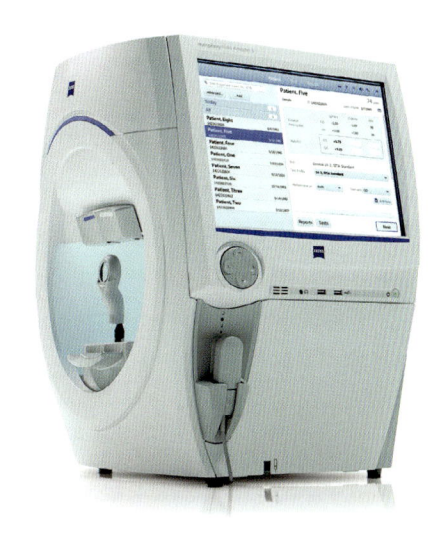

図3　自動視野計
［画像提供：カールツァイスメディテック株式会社］

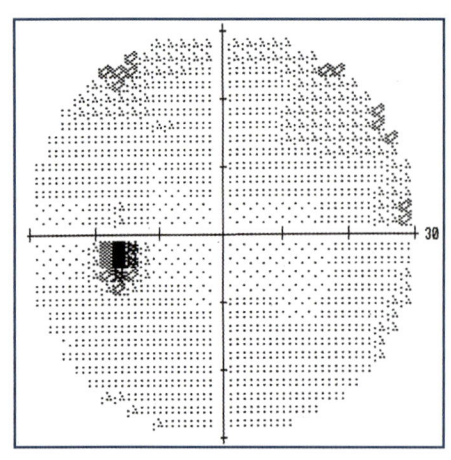

図4　静的視野検査結果（緑内障）

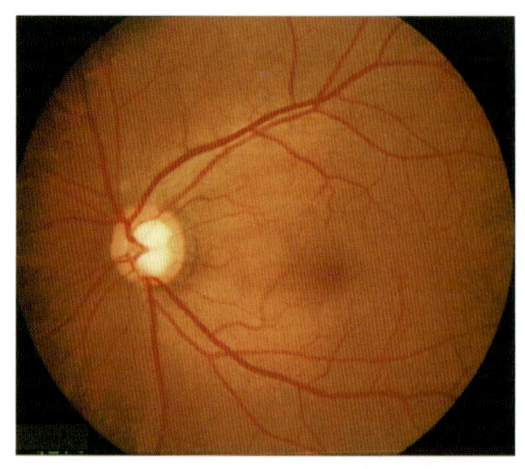

図5　図4と同一患者の緑内障眼底写真（左眼）

(2) 閾値テスト

各点に表示する視標の明るさ，大きさを変化させ，その点の閾値を測定する検査．閾値はデシベル（decibel：dB）で表示される．

b. 測定範囲

黄斑部（中心窩を測定する），中心10°，30°，周辺120°などがある．緑内障の検出に適しているとされ，主に使用されるのは「中心30°-2」である．

c. 測定方法

❶ あらかじめ，コンピュータ画面に，被検者の氏名，生年月日，視力，矯正レンズ度数などを入力しておく．

❷ 矯正レンズを用意する．この検査は近見で行う検査なので，高齢者には年齢に応じた加入度数を用いる．

❸ 被検者の非検査眼を遮蔽し，顎を顎台にのせ頭部を固定する．被検者には正面の目標を固視させ，その周辺に視標の光がわかったら，合図のボタンを押してもらう．

❹ 片眼の検査が終了したら，同様にしてもう一方の眼を検査する．

d. 結果

閾値テストの場合は，各点とも数値（dB）の表示と，数値を濃淡で区分したグレースケールで表示される（図4，5）．また，被検者の年齢の正常群と比較したトータル偏差とパターン偏差も表示される．

Ⅲ 中心限界フリッカ値（図6）

光の点滅を徐々に細かくちらつかせていくと，あるレベル以上に達したとき，連続した光として感じられる限界値．これを限界フリッカ値（critical fusion frequency：CFF）（単位 Hz）という．固視点で測るものを中心CFFという．

a. 検査方法

❶ 被検者を暗室に誘導し，近見矯正レンズを装用させ，片眼は遮蔽する．

❷ 視標と検査眼の距離を約25cmにし，20Hz

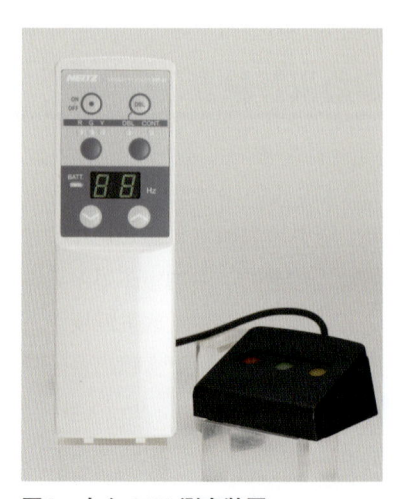

図6　中心CFF測定装置

［画像提供：株式会社ナイツ］

ほどからちらつきの有無を確認する．ちらつくと答えたら，徐々に周波数を上げていき，ちらつきがなくなったところで合図させる．これを数回繰り返す．

b. 判定

視標の色は3種類あり，対象疾患が異なる．
- 赤：視神経疾患，調節力の衰弱，正常 35～50 Hz
- 黄：弱視の診断など，正常 39～55 Hz
- 青：網膜疾患の有無，正常 41～58 Hz

IV アムスラーチャート

5 mm 目盛りの格子状の線が入った，一辺10 cm 四方の正方形の検査表（アムスラーチャート，図7）を用いて行う．10 cm 四方が中心窩から10°の網膜部位にあたるため，黄斑部の病変に対し有効な検査である．対象疾患は中心性網膜症，黄斑部変性症など．

検査方法
① 被検者に近見矯正レンズを装用させ，片眼を遮蔽する．
② 検査表を検査眼から30 cm の距離に保ち，中心を固視させ，そのとき視界に入る格子模様に異常がないか質問する．質問内容は，歪んで見えるか，線が消えて見えるか，線が霞んで見えるか，線が盛り上がったり，へこんだり見えるか，など．
③ 片眼の検査が終了したら，同様にしてもう一方の眼を検査する．

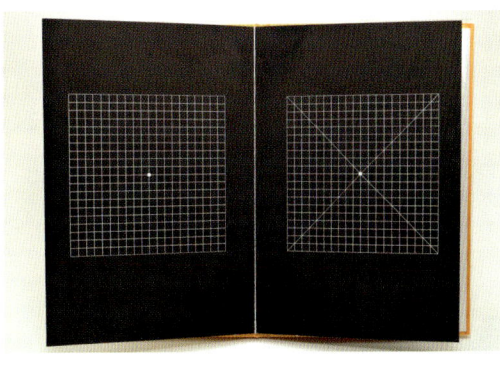

図7 アムスラーチャート

4）色覚検査

色覚異常の有無とその程度を調べる．

I 色覚検査表（仮性同色表）

色覚検査表には，石原式色覚検査（図1），東京医大式色覚検査表（TMC），大熊表，SPP-2（後天性色覚異常に対応できるものはこれのみ）がある．

検査方法
- 両眼開放にて，自然光に近い環境で行う（室内の場合，北向きの窓から入る自然光下にて，光質の一定した9～15時の間がよい）．
- 各検査表の距離，判読時間を守り検査を行う．
- 検査距離は，石原式：75 cm，TMC：45 cm，大熊式：75 cm である．
- スクリーニングであり，診断は不可能である．

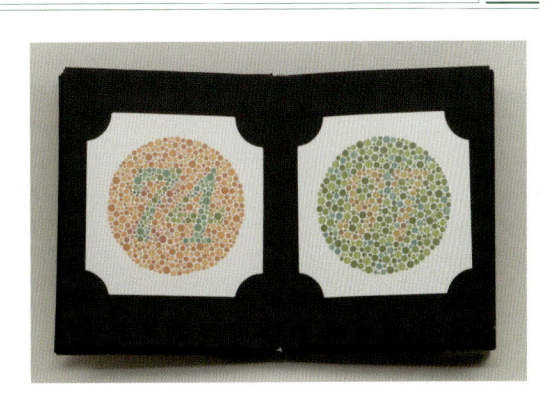

図1 石原式色覚検査表

II 色相配列検査（パネル D-15）

検査方法
- 円形の固定されている基準色票（カラーキャップ）1個と，移動可能な15個のカラーキャップが細長い箱の中にある（図2）．

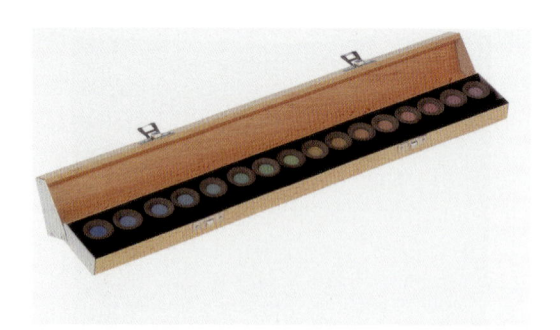

図2　パネル D-15
［画像提供：JFC セールスプラン株式会社］

- この移動可能な15個のカラーキャップを机の上に取り出し，順不同にして，被検者に基準カラーキャップに近い順番に並べてもらう．
- 並べ終えたら箱を裏返しにすると番号が書いてあるので記録用紙に記入する（**図3**）．

Ⅲ　ランタンテスト

検査方法

- 検査距離は5mで，半暗室で行う．
- 赤，黄，緑の3種類の灯色を2種類1組として計9通りの灯色の組み合わせを被検者に提示する（赤・赤，黄・黄，緑・緑，赤・緑，緑・赤，緑・黄，黄・緑，赤・黄，黄・赤）．
- 被検者は提示された灯色を2色とも正しく答えることができたら正答となる．
- 9組すべてが正答なら検査を終了とし，誤りがあればもう1通り行い，2回目の誤数を記録する．

Ⅳ　アノマロスコープ

測定方法

- 円筒部の中に，赤と緑を混ぜてつくった黄（混色）と，単色で明るさが変わる黄（単色）とが上半円と下半円に分かれて示されるようになっている．
- 暗室にて，まず被検者を明順応状態とする．片眼ずつ行う．視標を見る時間は3秒以内とし，毎回5秒間は明順応視野を見せて色順応を解消させる．
- 被検者に円筒のアイピースをのぞかせ，混色ノブ，単色ノブを回して上下の色を変化させ，まるい円が上下に分かれていることを説明する．
- 混色目盛りを40付近，単色目盛りを15付近に設定したとき，上下の色が同じに見えるのが正常である．色覚異常者に対しては，検者が目盛りを操作して，上下が同じ色に見える範囲を調べ，それによって色覚異常の型を判定する．
- 標準的な正常者で見える値は，混合色は0～73，単色目盛りは0～87までである．

パス（誤りなし）　　　　　　　　　パス（わずかな誤り）

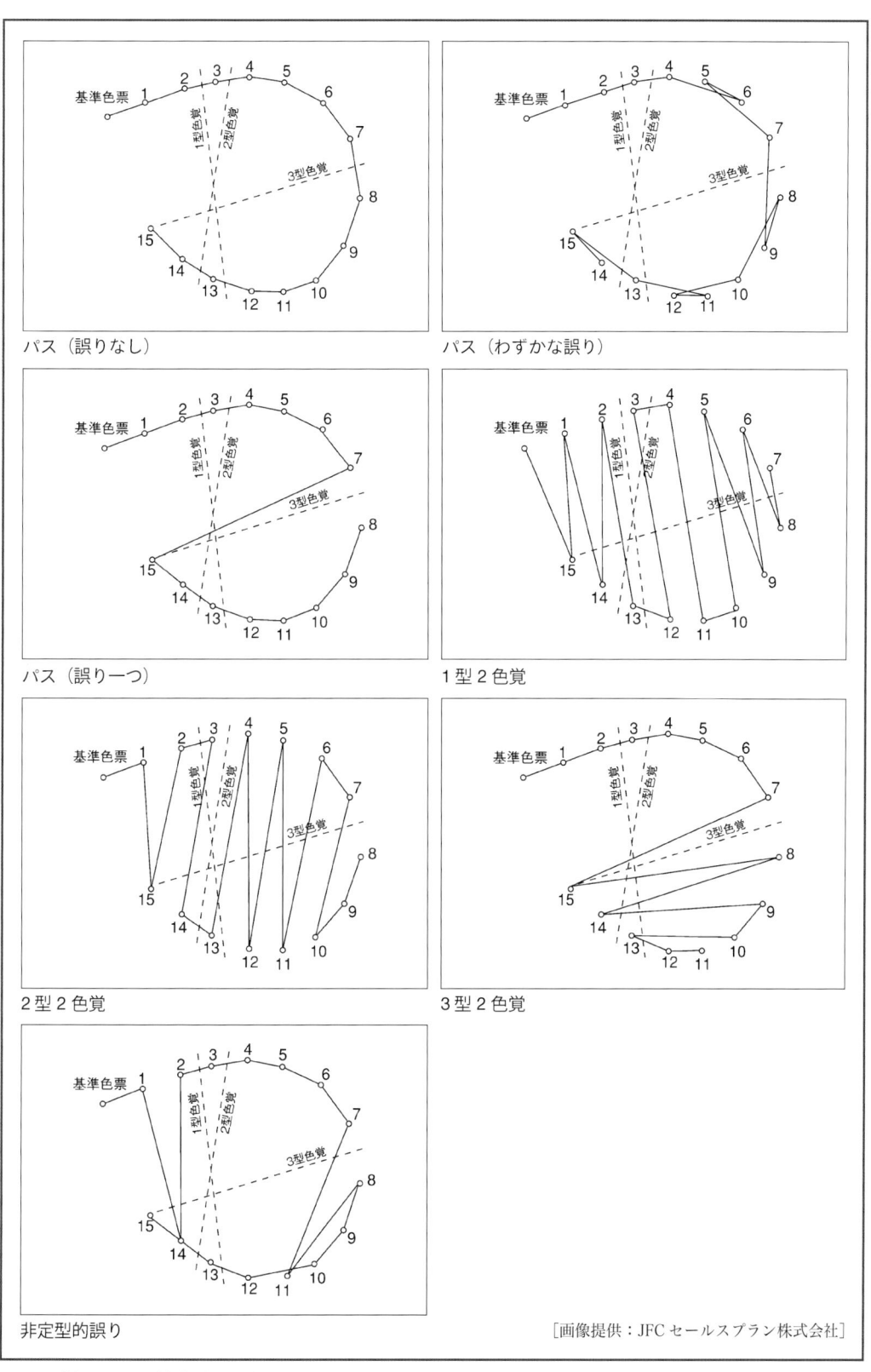

パス（誤り一つ）　　　　　　　　　1型2色覚

2型2色覚　　　　　　　　　　　　3型2色覚

非定型的誤り

[画像提供：JFC セールスプラン株式会社]

図3　パネル D-15 検査結果記録

5）眼位検査，両眼視機能検査，眼球運動検査

I プリズムカバーテスト

斜視，眼位異常の有無およびその程度を調べる．注視目標の距離は，遠見：5 m，近見：33 cm にてそれぞれ測定し，固視目標は調節目標と非調節目標（ペンライトなど）を使用する．

A single prism cover テスト（SPCT）

両眼で視目標を注視させておく．偏位眼の前にプリズムを，固視眼の前に覆いを同時に置く．このとき，整復運動がみられなくなるところまでプリズムの度を上げていく．整復運動がみられなくなったプリズムの度が顕性の偏位量となる．

B alternate prism cover テスト（APCT）

両眼で視目標を注視させておき，偏位眼の前にプリズムを置く．固視眼を遮蔽し（図1上），次にその覆いを他眼へと移す（図1下）．この動作を繰り返し，偏位眼の整復運動がみられなくなるまでプリズムの度を増していく．この運動がみられなくなったプリズムの度が全偏位量（全斜視角）となる．これを遠見，近見で行う．

＜判定法＞
- 内側から外側へ動く→内斜
- 外側から内側へ動く→外斜
- 上方から下方へ動く→上斜
- 下方から上方へ動く→下斜

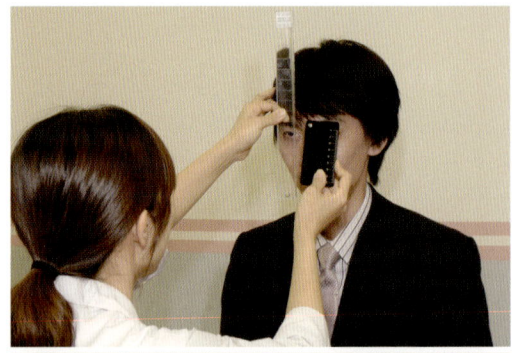

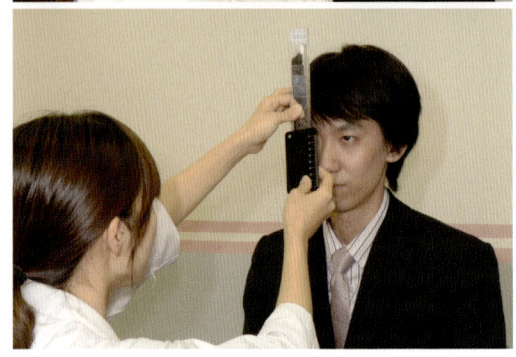

図1　プリズムカバーテスト

II 大型弱視鏡

主に両眼視機能検査，眼位，眼球運動検査，視機能矯正訓練などに用いる（図2）．スライドの種類により用途が異なる（表1）．

A 他覚的斜視角

顕性偏位量の測定には異質図形のスライドを使う．固視眼を決め，固視眼鏡筒を0に合わせる．交互に光源を消し，明かりが点灯しているほうの図形を見てもらう．このとき，非固視眼の動きに注目し，非固視眼の動きがみられなくなるところまでアームを動かす．動きのみられなくなったところが他覚的斜視角となる．

全偏位量が出るように，固視眼の点灯を長く，非固視眼の点灯を短くしてできるだけ融像（14

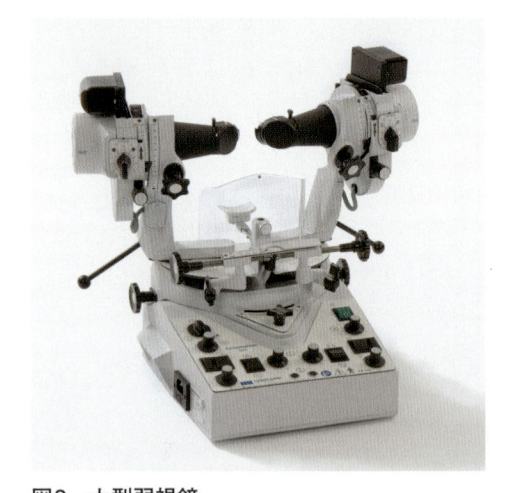

図2　大型弱視鏡
［画像提供：JFC セールスプラン株式会社］

表1 大型弱視鏡の分類

大きさによる分類	①中心窩知覚用 ②黄斑部知覚用 ③傍黄斑部知覚用
目的による分類	①異質図形 ②相似図形（チェックマーク付） ③相似図形（視差付） ④γ角検査用 ⑤残像検査用

ページ参照）の除去を行う．

＜記載方法＞
- 固視眼の記入：R fix，L fix
- 目盛りの単位：度（°）あるいは prizm（△）diopter
- 斜視角：水平偏位—0より内側（＋）
　　　　　　　　0より外側（－）
　　　　　垂直偏位—R/L，L/R
　　　　　　　（どちらの眼が上か）
　　　　　回旋偏位—IN（内方）
　　　　　　　　　　EX（外方）

B 両眼視機能検査

a. 同時視の検査（grade Ⅰ）

左右眼，それぞれ異なった図形を見てその2つの図形を同時に見ることのできる（同時視）能力の検査である．

(1) 検査方法

❶ はっきりと見える範囲で最小の異質図形を使用する．検査に入る前に被検者の目の前で図形が入った状態を説明する．

❷（とくに幼小児の場合）同視眼を決め，固視眼鏡筒を0にセットする．

❸ 被検者に非固視眼のアームをもたせて図形を合わせるように指示し，アームを動かしてもらう．このとき図形が上下，斜めにずれていないか尋ねる．ずれていた場合，被検者にどのようにずれているのかを尋ね，検者側が目盛りを動かしずれを直す．

❹ 図形の合致感が得られたところが自覚的斜視角となる．

(2) 判定
- 図形の重ね合わせができた→同時視（＋），この位置がSP（同時視，simultaneous perception）
- 図形の重ね合わせができない→同時視（－）図形のどちらかが消える→SP測定不可，抑制（＋），どちらの図形が消えるのか程度を測定
- 図形はいつも同側にあり交叉感（－）→SP測定不可，対応欠如
- 図形は重なるというが角膜反射がずれている→網膜対応異常が疑われる

b. 融像の検査（grade Ⅱ）

両眼の網膜に映った像を1つにまとめる（融像）能力を計る．

　　感覚性融像＋運動性融像
　　　＝（臨床的）融像（融像幅）

(1) 検査方法
- 使用図形：相似図形（チェックマーク付）
- 自覚的斜視角にセットし，これを測定の基点とする（斜視角が大きい場合，左右に分ける）．視標が1つに見えているか，チェックマークはきちんと見えているかを確認する．確認したら左右のアームをロックする．
- 輻輳開散ノブを少しずつ開散方向へと回す．このとき被検者にはチェックマークが消えたり，視標が2つになったら答えてもらう．ここが開散側（外よせ）の終末点となる．
- アームを基点に戻して輻輳開散ノブを輻輳側へと動かし同様に測定する．ここが輻輳側（内よせ）の終末点となる．

(2) 記載方法

記号：外よせ（－），内よせ（＋），基点（base）
　　例）Fu（＋），－4〜16（base＋10）

c. 立体視の検査（grade Ⅲ）

立体視とは奥行きを認識する感覚で，両眼の眼の位置のずれ（瞳孔間距離）から，両眼の網膜に映る像がわずかにずれることから起こる．

(1) 検査方法
- 使用図形：相似図形（視差付）

- 自覚的斜視角にアームをセットし，図形がどのように見えるのか尋ねる（このとき必ずチェックマークの有無を確認し，信頼性を確認する）．
- 立体視（＋）のとき：左右の図形を入れ替え，信頼性を確認する．
- 立体視（－）のとき：チェックマークの有無を確認する．消えているときは消えているほうの抑制（＋）．スライドを左右入れ替えて確認する．チェックマークが両方見えているときは融像（＋），立体視（－）と判定する．

(2) 記載例

R fix stereo（＋）＋10，ブランコ（＋）

III ワース4灯検査 (図3)

日常眼位下での両眼視機能の状態を調べる検査である．

a. 方法

赤緑眼鏡をかけて白，赤，緑，緑の4つの光を見る．赤いレンズでは，白の光は赤に，赤の光は赤に見え，緑の光は見えない．緑のレンズでは，白の光は緑に，緑の光は緑に見え，赤の光は見えない．よって，光の見え方で抑制や融像の有無などがわかる．

(1) 測定条件

遠見：5 m，近見：30 cm，半暗室（赤緑灯が見える程度）

(2) 検査方法

赤緑眼鏡を装用させる．次に被検者に「何色の光がいくつ見えるか」を尋ねる．

(3) 判定法

右眼に赤レンズ，左眼に緑レンズの眼鏡を装用した場合，

- 赤色の2灯のみ見える→左眼に抑制
- 緑色の3灯のみ見える→右眼に抑制
- 赤色2灯，緑色3灯が交互に見える→左右交互に抑制
- 4灯見える
  ・赤色1灯，緑色2灯，下方の灯が赤と緑色

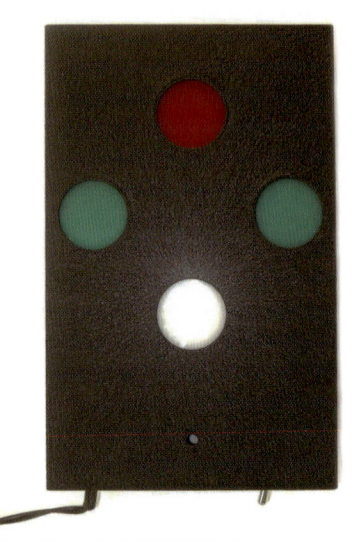

図3 ワース4灯検査装置

の混色か白色→融像している．
  ・赤色2灯，緑色2灯→右眼が優位眼で融像している．
  ・赤色1灯，緑色3灯→左眼が優位眼で融像している．

このとき，

顕性の偏位がない場合：正常対応
顕性の偏位がある場合：調和性異常対応

- 赤色2灯，緑色3灯の5灯見える→複視
  ・内斜視：同側性に見える．
  ・外斜視：交叉性に見える．
  ・検査時の眼位と複視が一致の場合：正常網膜対応
  ・顕性の偏位量より少ない同側，交叉複視のある場合：不調和性網膜異常対応

IV バゴリーニ線条ガラス試験

日常両眼視機能の状態の検査である．

a. 方法

半暗室において遠見，近見にて検査する．

① 各眼に線条が45°と135°になるようにレンズを装用させる．

② 次に片眼ずつ遮蔽して，一眼では光源から1本の線が出ていることを確認してもらい，

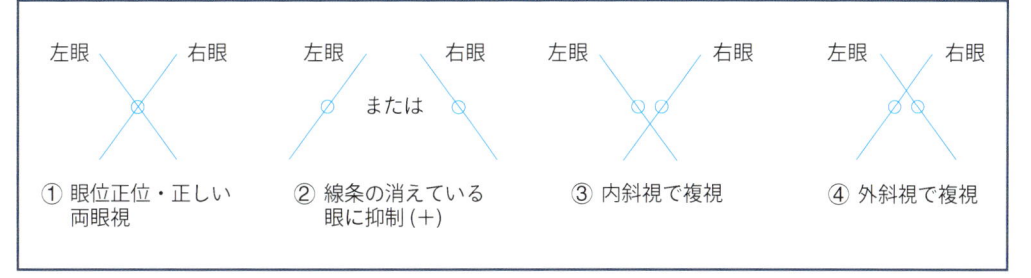

図4 バゴリーニ線条ガラス試験判定法

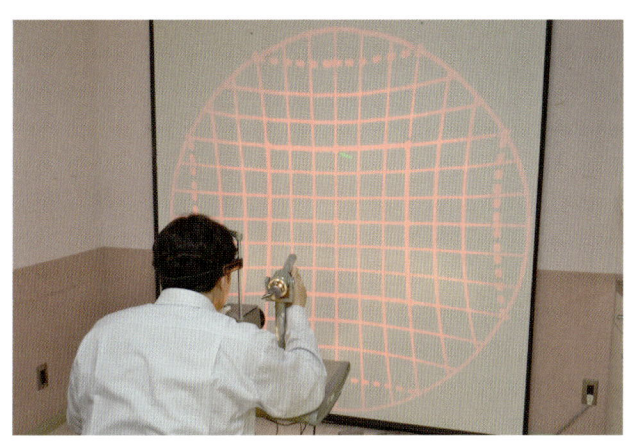

① 眼位正位・正しい両眼視
② 線条の消えている眼に抑制（＋）
③ 内斜視で複視
④ 外斜視で複視

図5 ヘス赤緑検査

その方向を尋ねる．他眼においても同様に確認する．
❸ 確認が終わったら遠見，近見において光点を見てもらい，そのときの線条の見え方と光の線の見えている部分，交わりの位置などを尋ねる（被検者に実際の見え方を書いてもらうと把握しやすい）．
❹ 必ず眼位のチェック，交代視の有無をチェックする（図4）．

V　ヘス赤緑検査

眼球運動制限の有無や，眼位の偏位量，麻痺筋の特定に適した検査である．

暗室において赤，緑レンズを通して見ると，赤いレンズでは赤い点のみ見え，緑のレンズでは緑の矢印のみ見える．つまり一方の眼で見たとき（赤い点）の，もう一方の眼の位置（矢印）を調べることが可能である．このため，中心を含めた各方向の左右眼の偏位が測定できる．

a. 方法
❶ 検査は暗室で行う．被検者を1.4 mの距離に合わせた顎台に顎をのせ，頭部を固定する．
❷ 片眼に赤色レンズ，もう片眼に緑色レンズを装用させ，緑色の矢印が投影される手持ち指示器を持たせる．
❸ 正面スクリーンに映し出された赤い碁盤目上の中心の点に，被検者自身が矢印を重ね合わせる（図5）．
❹ そのあと，周辺15°の8方向（上下左右斜め），さらに周辺30°の8方向の点に矢印を重ねてもらい，検者は矢印の位置を記録用紙に記入する（図6）．
❺ 全方向終了したのち，赤緑レンズを逆に装用させ，同様に検査を行う．

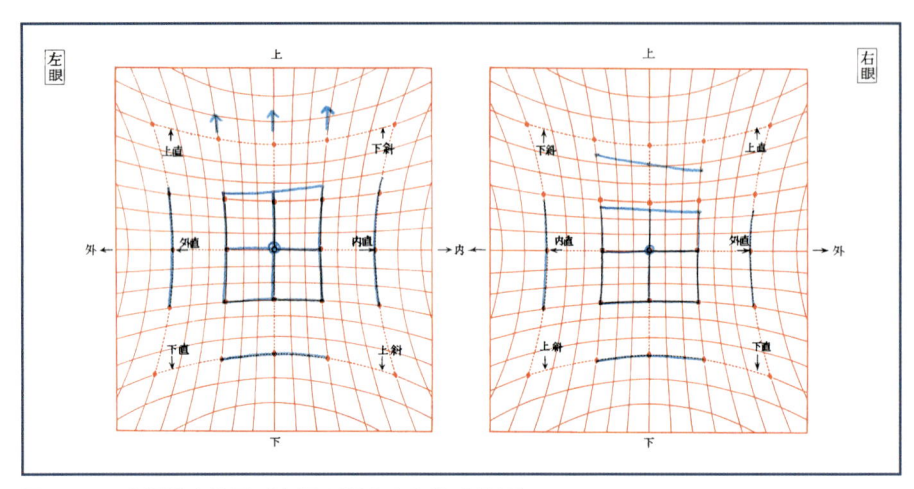

図6 ヘス赤緑検査結果（右眼の眼窩吹き抜け骨折）
右眼の上転障害を示す．

6）細隙灯顕微鏡検査

　眼科診療においてもっとも基本となる検査である．前眼部（眼瞼，結膜，涙点，睫毛），角膜，前房，隅角，虹彩，瞳孔，水晶体，硝子体，眼底つまり眼球のほとんどすべてを立体的に観察する．

a. 種類

　検査器械は各メーカーによりいろいろなタイプがあるが，主にツァイスタイプとゴールドマンタイプ（図1）がある．操作法はやや違いがあるものの介助法に差異はない．乳幼児や坐位のとれない被検者に対してはハンディータイプのものが便利である．

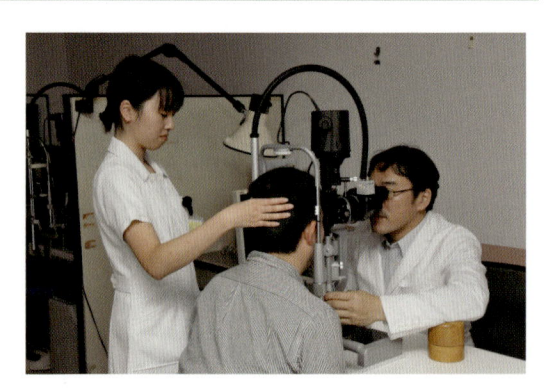

図1　細隙灯顕微鏡（ゴールドマンタイプ）

b. 方法

❶ 顕微鏡を挟んで検者と被検者が向かい合う．できるだけ暗室で行う．

❷ いす，机，細隙灯顕微鏡の高さを調節し，被検者のもっとも楽な姿勢で，顎台と額当てにしっかりと顔面を固定する（図2）．

❸ 倍率，光量，スリット幅を変えながら観察する．硝子体腔の前1/3まではスリットランプそのままで観察できる．スリット光を斜めから照射する直接法と，虹彩から反射してくる光で観察する間接法がある．また角結膜上皮障害などがあるときは，フルオレセイン染色を行いコバルトフィルターをかけたり，ローズベンガル染色をしてディフューザーあるいはグリーンフィルターをかけると障害部位がはっきりと観察できる．

❹ さらに前置レンズやゴールドマン三面鏡を用いて後極部の観察を行うことができる．ルービー（Hruby）レンズをスリットランプに取り付けて後極部を診察することもある．

❺ 接触型レンズを用いる場合，十分に散瞳させ角膜表面麻酔薬を点眼し，スコピゾール®

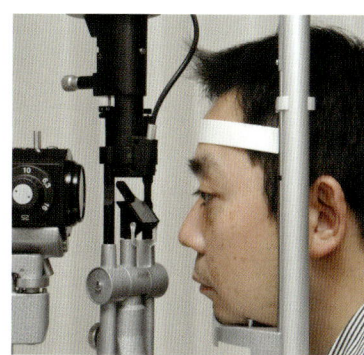

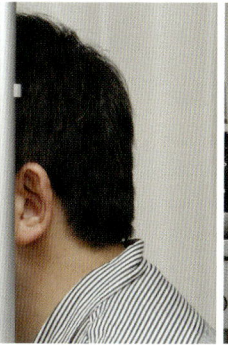

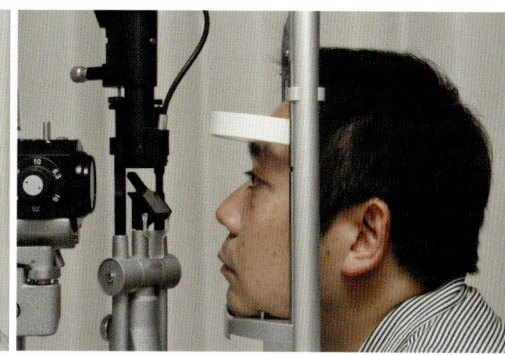

図2 顔面の固定方法
左は良い例，右は悪い例（額当てに当たっていない）

をレンズにつける．グリーンフィルターをかけると，視神経乳頭陥凹や網膜神経線維層の欠損が観察しやすい．隅角も隅角鏡を使って同様に検査できる．

⑥ 額当てと顎台を清掃する．細隙灯顕微鏡を使用終了したらほこりがつかないようにカバーをかける．

c. ポイント

- 接触型レンズは直接眼球に接触するので慣れていない患者はおそれをもつ．検査前に表面麻酔をしてあるので痛みがないことや，大切な検査なので患者の協力が必要であることをよく説明しておく．
- 頭が後方へ逃げてしまうときは介助者が後ろから押さえる．最近では90Dなどの非接触型レンズを用いることが多い．
- ハンディータイプで乳幼児を診察するときは，大きめのタオルなどでくるみしっかりと押さえる．いやがったり，泣いたりして簡単には診察できないときは，必要であれば開瞼器や鉤を用いて診察部位を確保する．

7）眼底撮影検査，蛍光眼底造影検査

I 眼底撮影検査

眼底カメラにてさまざまな網膜疾患の病態を，客観的かつ詳細に記録するための検査である．症例の検討や診断，教育，患者への説明など眼科診療上不可欠な検査となっている．また，予防医学の観点から健康診断や人間ドックなどのスクリーニング検査としても多く使用されている．

a. 種類と方法

眼という「暗箱」の内部を，小さな瞳孔を通してのぞき込み，照明し観察，撮影するという特殊な条件の撮影検査である（図1，2）．その光学的条件により1枚の撮影範囲は画角50°程

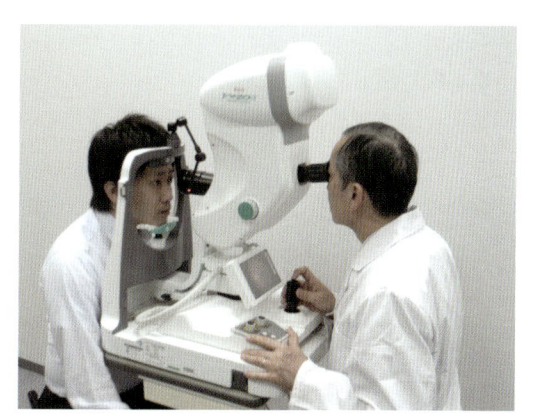

図1 眼底撮影検査
［画像提供：興和株式会社］

度に限られる．
使用される眼底カメラは，散瞳型と無散瞳型

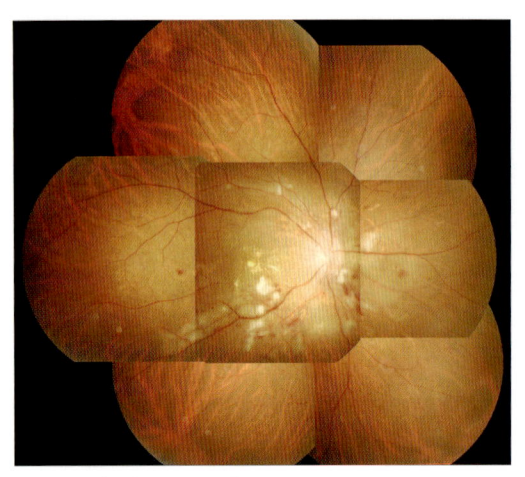

図2　眼底パノラマ写真
右眼の高血圧性眼底

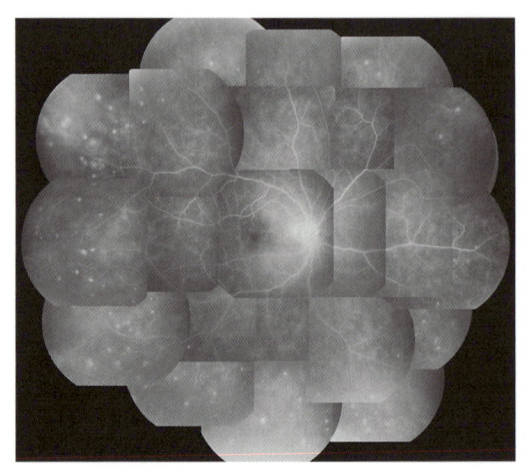

図3　蛍光眼底造影写真（パノラマ）
サルコイドーシス患者の眼底

に分けられる．観察時の照明光の種類（波長）に違いがあり，散瞳型は可視光，無散瞳型は赤外光を使用する．撮影光にはどちらも可視光のフラッシュを使用する．

b. 撮影のコツ

撮影者がカメラを完全にコントロールし，患者を誘導することが大切である．そのためには，

- 撮影者は常に患者の立場になって，もっとも楽な姿勢でカメラの前に座ってもらえるように配慮する．
- 撮影の目的と注意（顔の固定，固視など）をよく説明し，協力を求める．
- 撮影中は常に患者の状態を注意深く観察し，繰り返し指示を与える．
- 撮影者はカメラの取り扱いに習熟し，すばやく撮影する．

これらがよい写真を撮影する基本となるものである．撮影にあたっては，患者が意のままにならない場合でも，根気よく指示に従ってもらえる努力も必要である．

II　蛍光眼底造影検査（FA, FAG）

眼底撮影検査では，眼底の動的な変化である血流の眼内循環や，網膜血管壁異常による透過性亢進などを調べることはできない．このような眼底疾患における網膜血管壁や，網膜色素上皮層の異常による病態の診断のため，蛍光色素（フルオレセイン・ナトリウム，以下 F-Na）を使用し，その動態を観察記録するものである（図3）．

a. 検査準備

「蛍光眼底造影検査の介助」（105ページ）参照．

b. 検査法

準備した蛍光色素10% F-Na 水溶液 2～5 mL を，血管確保した肘静脈より急速注入し，眼底カメラにて観察すると，およそ10秒後に眼底血管内に現れ始める（腕・網膜循環時間）．この流入状態を，造影用励起フィルター（エキサイターフィルター）を通過した青色光（励起光）にて照明すると，青色光眼底像の中に黄緑色の蛍光が得られる．この蛍光のみを選択的に濾過するフィルター（バリアフィルター）を通して観察し，高感度白黒フィルムで撮影する．

網膜造影のおよそ1秒前に脈絡膜血管を充満するが，その蛍光像は網膜色素上皮細胞によってほぼ吸収遮光される．その1秒後に視神経乳頭上の網膜中心動脈に現れ，1～2秒で網膜動脈を満たし（動脈相），網膜毛細血管に急速に充満（毛細血管相），静注後15秒ほどで網膜中心静脈へと移行する（静脈相）．静脈相早期には，色素が血管壁に沿って流れる層流が起こり，徐々にその厚さを増し静脈全体に広がる．5分

ほど再循環し徐々に消退していく．健常な網膜血管系から蛍光色素は漏出せず，過蛍光（蛍光漏出や網膜色素上皮の萎縮による脈絡膜の透過蛍光など）および低蛍光（流入遅延や血管閉塞，出血など）となる部分が病変部を示す．

造影の状況は刻々と変化するので，流入動態，疾患の部位や範囲の時間的変化を必要に応じて撮影する．撮影時間は疾患によって異なるが，長くても30分程度である．

検査は暗室内となるため，患者の全身状態がわかりにくいので，常に声をかけ，反応に気を配る．

c. フルオレセイン・ナトリウムの副作用

F-Naの静注における副作用症状には，アナフィラキシー様ショック，神経原性ショック，心停止，悪心，嘔吐，蕁麻疹，発疹，くしゃみ，頭痛などがある．副作用の大部分は悪心，嘔吐で占められ，ショック・心停止などの重篤なものは0.1％未満であり，他科の血管造影検査に比べ比較的安全であると報告されている．しかし，急変はいつ起こるかわからないので，常に救急処置ができる体制を整えておく．

- **禁忌**：F-Na過敏症既往歴，重篤な糖尿病，心疾患，脳血流障害，妊婦，肝硬変
- **慎重投与**：肝障害，腎障害，重症喘息，肺気腫，呼吸器感染症，アレルギー素因，重篤な高血圧症

8）角膜内皮撮影

角膜疾患の診断，内眼手術前の角膜内皮細胞数減少に対する評価などを行う．評価は細胞密度（CD），六角形細胞出現率，変動係数（coefficient of variation：CV値，標準偏差/平均細胞面積）などで行われる（**図1, 2**）．

対象は，内眼手術（白内障，緑内障，網膜硝子体手術，角膜移植など），炎症性疾患（虹彩毛様体炎，角膜実質炎，角膜内皮炎など），滴状角膜，フックス角膜内皮変性症，角膜外傷（角膜裂傷，鈍的打撲，薬傷など），コンタクトレンズ装用による角膜内皮障害などである．

a. 種類と方法

接触型と非接触型の2方式がある．

(1) 接触型

検査前に点眼麻酔薬を点眼し，角膜にコーンレンズ（対物レンズ）を接触させファインダーを目視し，フォーカスを合わせ角膜内皮を撮影する．撮影はすべてマニュアル操作で行われるため少々撮影手技を要するが，撮影部位やフォーカスを任意に変更することができる利点がある．非接触型に比べ1回の観察・撮影が広範囲であり写真の解像力も高いため，解析性に

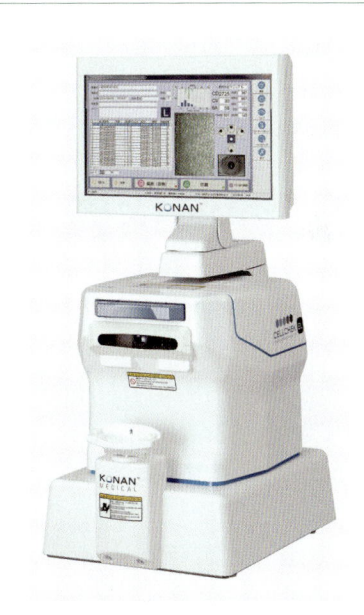

図1　スペキュラーマイクロスコープ
［画像提供：株式会社コーナン・メディカル］

優れている．しかし，角膜に直接触れるため被検者の心理的不安が強く，さらに角膜上皮の障害や眼感染症を起こすこともあるので注意を要する．

(2) 非接触型

とくに前準備は不要である．被検者に視標を

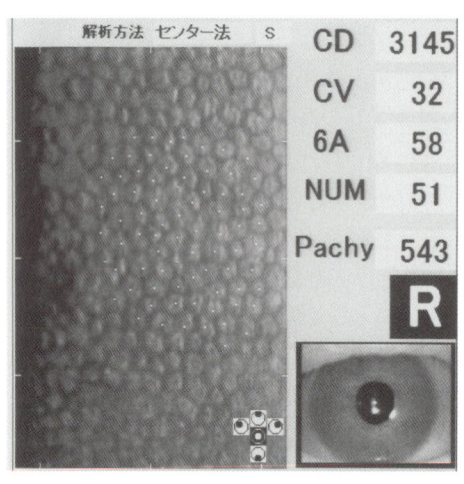

図2 撮影した角膜内皮細胞とその解析結果
左は正常（形が均一），右は大小不同である．

固視させ検者がスタートボタンを押すだけで，非接触にて，機械がフルオート（前後左右の位置合わせ，フォーカス，シャッター）で撮影を行ってくれる．解析装置が組み込まれた機種も開発され撮影から解析まで短時間で行うことができる．非接触なので小児においても比較的協力が得られやすい．

b. 判定
- 成人正常値は細胞密度（CD）2,000～3,000個/mm^2，六角形細胞出現率60%以上である．
- 500個/mm^2以下では水疱性角膜症が発症するとされている．

9) 涙液検査

シェーグレン（Sjögren）症候群などの自己免疫疾患やVDT（visual display terminal）症候群に伴うドライアイの患者に対し，涙液量やその質を検査する．またコンタクトレンズ装用の適応があるかないかを決める際にも大切な検査である．

a. 種類と方法

(1) シルマーテスト第1法
1. 幅5mm×長さ35mmの試験紙（図1）を5mm折り曲げ，両下眼瞼にかける（図2）．
2. 5分間放置し涙液で濡れた部分の長さを計る．自由に瞬目してよい．
3. 10mm以上は正常，5～10mmはドライアイの疑い，5mm以下は異常とするが，複数回の検査を行うと信頼性が増す．

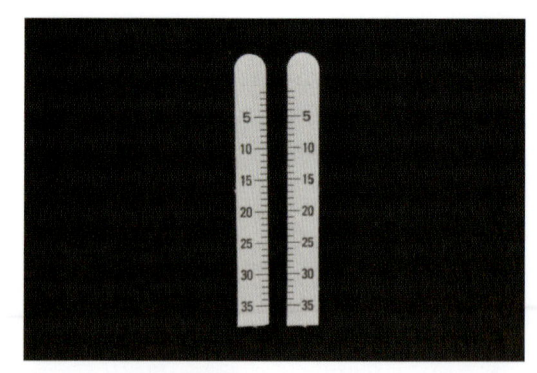

図1 シルマー試験紙

(2) シルマーテスト第1法変法
1. 角膜表面麻酔薬を点眼し，薬液，涙液を拭き取り，第1法と同様の検査を行う．
2. 反射性分泌が抑制される．
3. 第1法に比べ測定値は40%減少する．再現

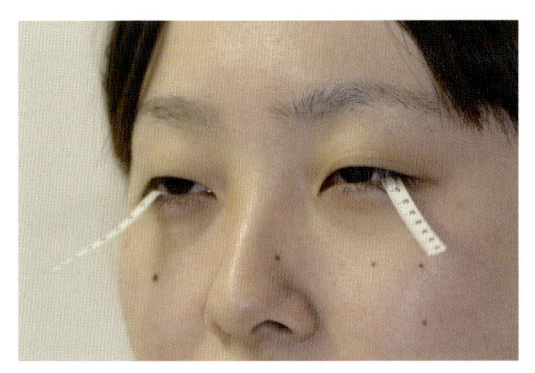

図2 シルマーテスト

性は低い．
(3) シルマーテスト第2法（鼻刺激シルマーテスト）
❶ 鼻腔粘膜を綿棒で刺激しながら第1法と同様の検査を行う．
❷ 反射性の涙液分泌機能を測定する．
❸ シェーグレン症候群で著しく低下する．
(4) 綿糸法
❶ 結膜囊内の貯留涙液量を測定する．
❷ 直径0.20 mmの綿糸の先端3 mmを下眼瞼に挟み込む．
❸ 15秒間閉瞼させ，涙液で濡れた部分の長さを3回測定する．
❹ 平均10 mm以下はドライアイの疑い．
(5) 涙液層破壊時間（tear break-up time：BUT）
❶ 染色液を点眼し，細隙灯顕微鏡でコバルトブルー光を用いて角膜を観察する．
❷ 涙液層にドライスポットが出てくる時間を測定する．
❸ 10秒以上が正常．5秒以下に低下しているとムチン層の異常が考えられる．
(6) クリアランステスト
❶ 染色液含有の点眼麻酔を行い，5分間待つ．
❷ シルマーテストを行う．
❸ シルマー試験紙の色を標準希釈表と照らし合わせてその希釈率をクリアランス値とする．16倍以上が正常．

b. 判定
● ドライアイの診断基準に基づき判定する（52ページ参照）．

10）超音波検査

　発振器から出た超音波が組織で反射し，受信器が受けたエコーを電気信号に変換し，画面上に眼内，眼窩内の状態を描出する．パルス法診断装置として通常Aモード方式とBモード方式が使われる．また連続波を用いたドプラ法診断装置では，眼内血流の解析ができる．

a. 種類と方法
(1) Aモード方式
　ディスプレイの時間軸（水平軸）上に，エコーを振幅（amplitude）の変化としての棘波として表示する．amplitudeの頭文字をとってAモード（図1）とよんでいる．眼軸長，前房深度，水晶体厚，硝子体長がわかる．角膜からの距離と組織がわかるので，白内障手術前の眼軸長の計測に使われる．眼内レンズパワー計算機能が内蔵されている機種もある．

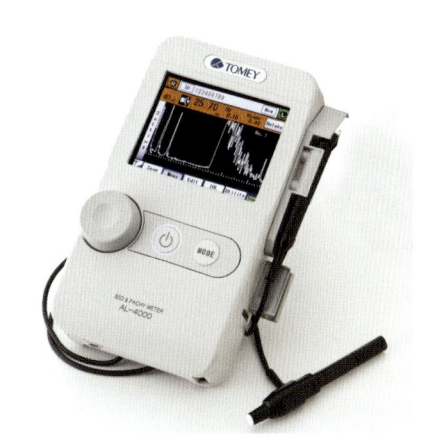

図1 眼軸長角膜厚測定装置（AL-4000）
［画像提供：株式会社コーナン・メディカル］

＜測定法＞
❶ メチルセルロース製剤（スコピゾル®），点眼麻酔薬（ベノキシール®）を用意する．

❷ 点眼麻酔を行い，機種により患者に坐位か仰臥位をとらせる．坐位のときは前額部が離れないように介助者が後ろから押さえる．固視灯を用い正面を見させる．
❸ 探触子を直接角膜に接触させ，測定する（図2）．

(2) Bモード方式

ディスプレイ上にエコーの振幅に応じた輝度（brightness）の強弱で，眼球の断層像を表示する．brightnessを略してBモードとよんでいる（図3）．眼球および眼窩が断層面で描出される．白内障，網膜剥離，硝子体混濁，眼内腫瘍，眼窩腫瘍などがわかる．超音波生体顕微鏡（UBM）では虹彩嚢腫，隅角など超微細構造がわかる．

直接接触型では眼球を強く圧迫すると，まれに眼球心臓反射（アシュネル反射）（徐脈など）を起こすことがあるので注意する．

＜測定法＞
❶ 直接接触型ではメチルセルロース製剤，水浸法を行う場合は点眼麻酔薬，アイカップあるいはサージカルドレープ，滅菌蒸留水，開瞼器を用意する．
❷ 患者に坐位か仰臥位をとらせる．
❸ 直接接触型では，超音波探触子上にメチルセルロース製剤を滴下し，プローブを眼瞼にのせ検査する．
❹ 非接触型（水浸法），UBMの場合は点眼麻酔を行い，適当な大きさのアイカップを装着するかサージカルドレープなどで眼前に水槽をつくる．その中に蒸留水を入れ，視標を注視させる．水中に超音波探触子を入

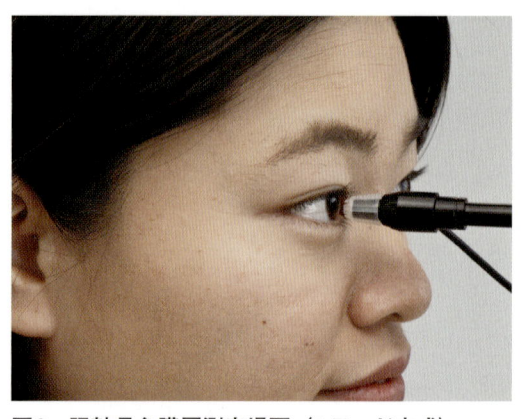

図2 眼軸長角膜厚測定場面（Aモード方式）
［画像提供：株式会社トーメーコーポレーション］

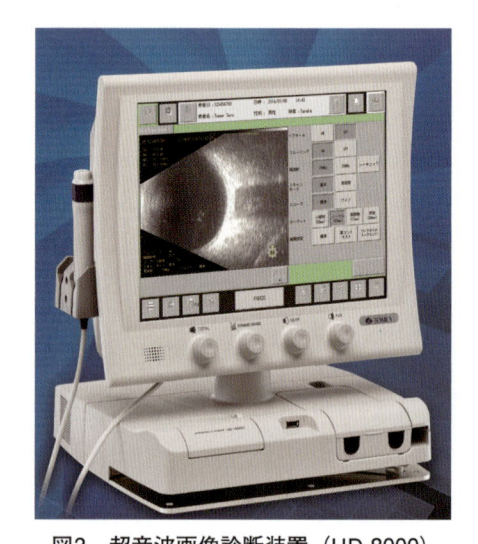

図3 超音波画像診断装置（UD-8000）
［画像提供：株式会社トーメーコーポレーション］

れ，測定深度に対して適切な方向やゲインをコントロールしながら検査する．

(3) パルスドプラ

眼循環動態を測定でき，外傷や緑内障，糖尿病網膜症などでの血流低下を確認できる．

11）網膜電図

網膜電図（electroretinogram：ERG）は，網膜に光刺激を与えたときの網膜活動電位である．網膜の障害が広範囲にあると網膜全面刺激により電位図に異常が検出される．角膜混濁，白内障，硝子体混濁などの中間透光体混濁により眼底が見えないとき，網膜機能を知る助けとなる．眼底が検査できる場合も記録された波形から網膜各層の機能が推測できる（**図1**）．

また乳幼児では自覚的視機能検査ができないため，他覚的視機能検査として有用である．最近では網膜局所の電位を測定するfocal ERGを用いることもある．

a．種類と方法

刺激方法によりいろいろなERGがある．ここではわが国で汎用されている白色閃光刺激によるERGについて述べる．使用する器械によっては外部からの電気的雑音を遮断するため，シールドルームで行うことが望ましい．乳幼児には全身麻酔が必要なこともある．

❶ アルコール綿，各種電極，電極糊，点眼麻酔薬，メチルセルロース製剤（スコピゾル®），絆創膏，ガーゼを用意する．
❷ 患者に散瞳薬を点眼する．
❸ 前額部と耳たぶをアルコール綿で拭き，電極糊をつけて電極を接着する．
❹ 暗室で15〜30分間，暗順応を行う．
❺ 点眼麻酔を行い，スコピゾル®をつけた電極を角膜上に装着する．
❻ 眼球より30 cm離してキセノンフラッシュを発光させる．
❼ 波形が計測，記録される．

b．判定

- 白色閃光刺激によるERGは網膜の桿体と錐体に起源をもっている．
- 波形はa波，b波，c波，および律動様小波（oscillatory potential：OP波）より構成されている．a波は視細胞層，b波はミューラー細胞および双極細胞層，c波は網膜色素細胞層，OP波はアマクリン細胞層がその起源と考えられていて，網膜各層の機能評価に役立つ．
- 正常波形はa波，b波，OP波がみられるが，正常眼だけでなく視神経疾患，弱視，黄斑部疾患などでも示される．
- subnormal ERGはa波，b波，OP波ともに減弱し，網膜剥離やぶどう膜炎にみられる．
- negative ERGはb波とOP波が減弱し，先天停止性夜盲，網膜中心動脈閉塞症にみられる．
- 網膜色素変性症，網膜全剥離，眼球癆などでは波形は消失型となる．

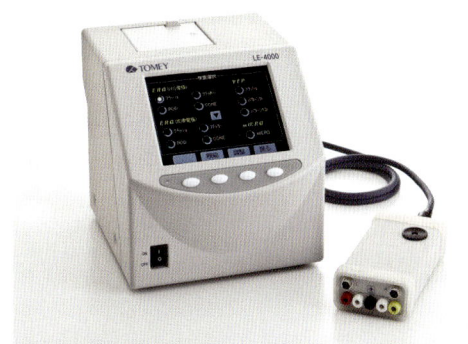

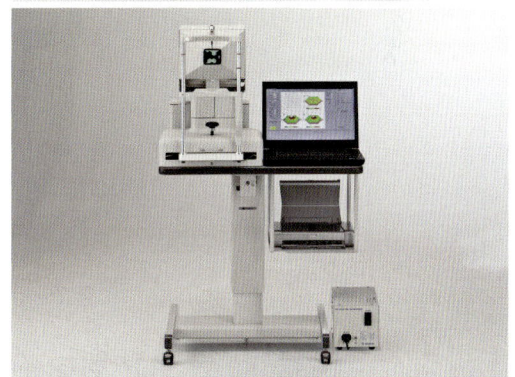

図1　ポータブルERG（LE-4000）（上）と多局所ERG（LE-4100）（下）
［画像提供：トーメーコーポレーション］

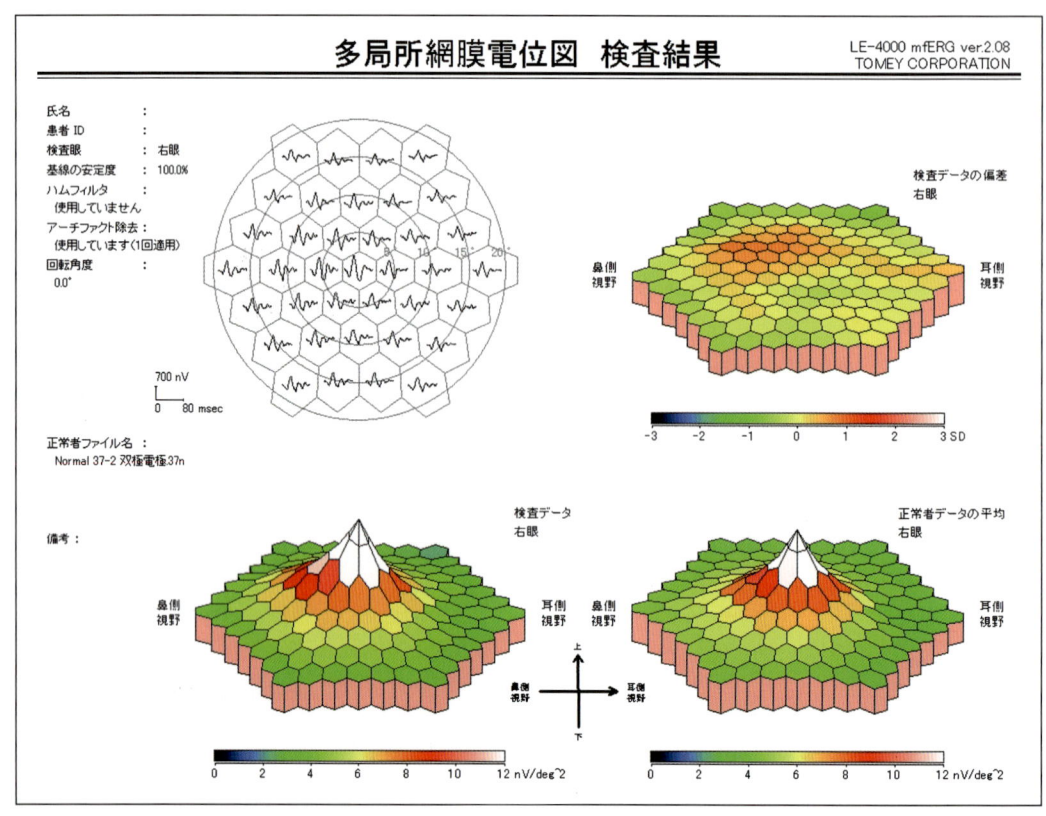

図2 多局所網膜電位図検査結果

［画像提供：株式会社トーメーコーポレーション］

c. 多局所網膜電位図（図2）

多局所網膜電位図（multifocal electroretinogram：mfERG）は，網膜内の広範囲・複数の局所ERGを同時抽出する手法である．網膜全体を刺激する通常のERGは，網膜全体の視細胞電位の総和を表現している．しかしながら，局所網膜の機能のみが減弱している病態では，a波，b波に異常を検出しづらい場合がある．

網膜外層の異常により生じる急性帯状潜在性網膜外層症（acute zonal occult outer retinopathy：AZOOR）では，眼底に異常がないにもかかわらず，局所的な視野障害がみられる．mfERGで視野障害部位に一致した部位の網膜電位の低下を検出すればAZOORを診断することができる．その他，黄斑ジストロフィーの診断にも有用である．

＜慎重検査を要する患者＞

- 心臓ペースメーカー患者：ペースメーカーに影響を与えるおそれがあることを説明する．
- てんかんの既往または疑いのある患者：光線感受性てんかん発作の徴候が現れた場合はただちに中止する．

12）光干渉断層計（OCT）

　光干渉断層計（optical coherence tomography：OCT）は，近赤外光を用い，非侵襲的に光学的干渉現象による眼内の断層像を描出する検査機器である（図1）．簡便さと，得られる情報量の多さにより，近年眼科では欠かすことのできない検査となっている．

　主に網膜の観察を行い，網膜前膜，黄斑浮腫，加齢黄斑変性，糖尿病網膜症，緑内障などの疾患による組織学的変化を断層像として詳細に観察・記録することができる（図2, 3, 4）．それらの断層像を連続して観察することにより3次元の画像情報を得ることもできる．

　最近では後眼部のみならず，角膜や隅角などが観察できる前眼部OCTも開発され，臨床で使われ始めている．

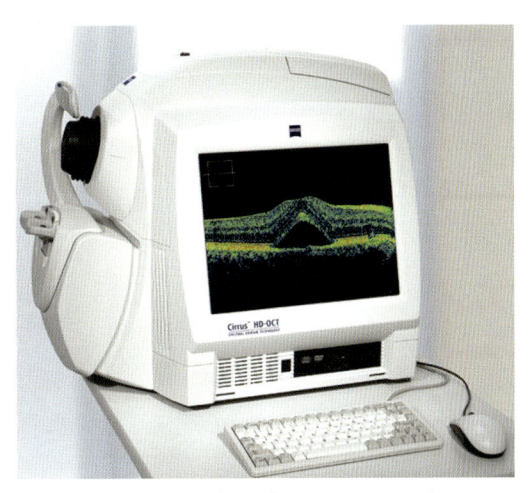

図1　光干渉断層計装置（Cirrus HD-OCT）
［画像提供：カールツァイスメディテック株式会社］

a. 注意点

- 近赤外光を用いるため，被検者には眼底カメラのような羞明感がないメリットがある．その代わり，検者の眼底観察モニターは白黒画像となり情報量に乏しく，細かな変化を見逃しやすい．
- 検査は無散瞳でも可能であるが，瞳孔径2mm以下では眼底が十分に観察できず，手探りの状態で目的部位を探し当てることとなる．正確な検査を行うためには，眼内を十分に観察することが大切であり，可能な限り散瞳して行うことが望ましい．
- その他，高度の白内障や硝子体出血など，中間透光体の混濁により眼底に光源が届きにくい場合は検査が難しくなる．

b. 測定方法

- 1回の撮影には数秒の時間を要す．その間，被検者に瞬目を控え，顔や眼をできるだけ動かさないよう事前に説明を行い協力を得る．
- 安楽な姿勢を取れるように，いすや額当てを調整し，姿勢保持が難しい場合は適宜介助を行う．
- 通常，撮影部位への誘導には機器内部の固視灯を用いるが，加齢黄斑変性など視力低下により中心固視の難しい症例の検査が対象となることが多く，僚眼での外部固視灯使用，言葉による誘導など対象に合わせた工夫が必要である．

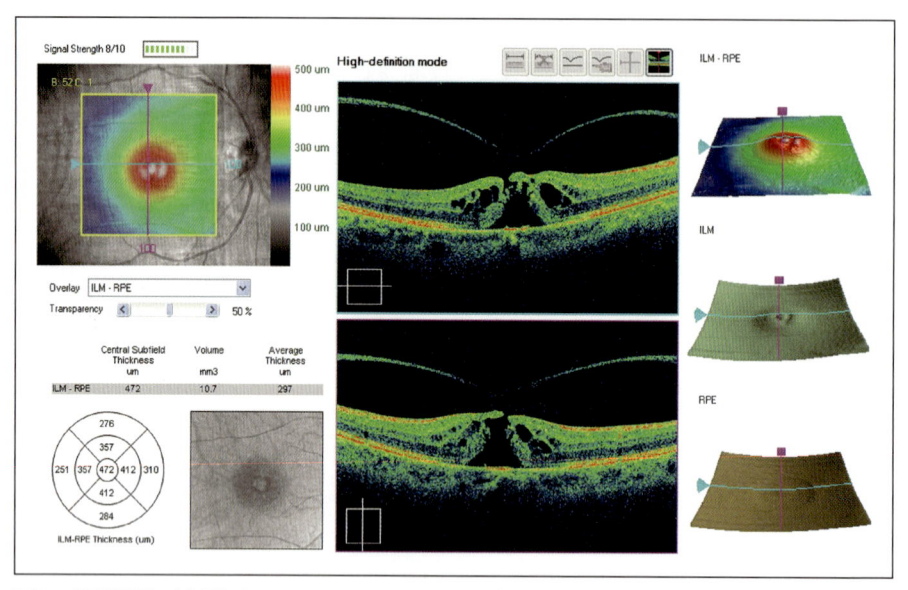

図2 黄斑円孔（右眼）(Macular Cube 200×200)

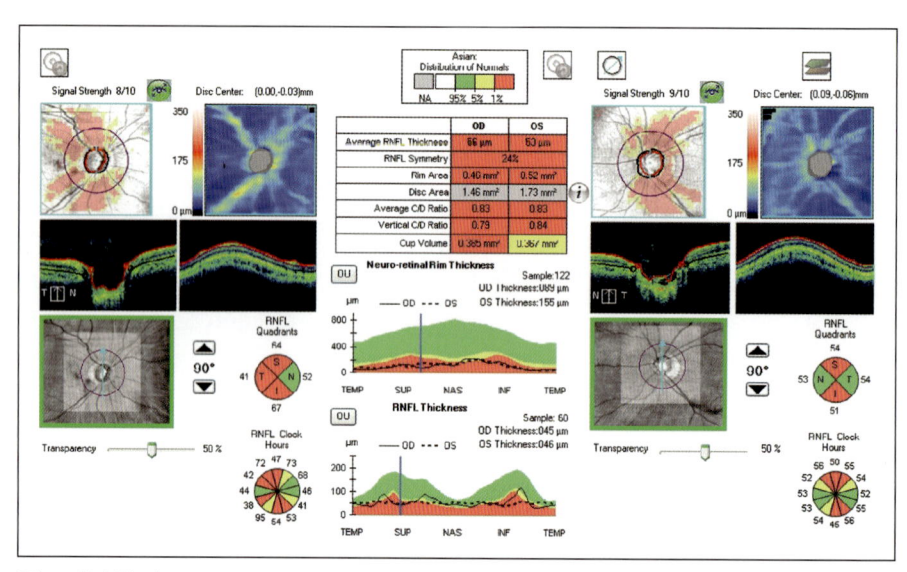

図3 緑内障（Optic Disc Cube 200×200）

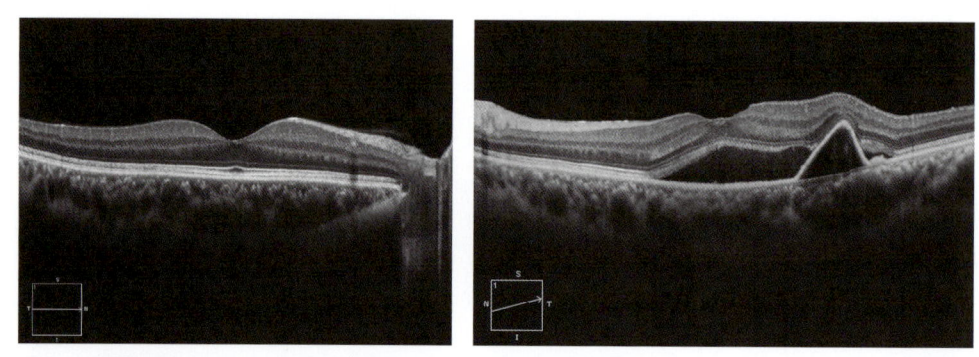

図4 正常黄斑部（左）と加齢黄斑変性（右）(HD Line Raster)

13）眼球突出度（陥凹度）検査

眼球突出の程度と左右差を測る．

a. 方法

ヘルテル眼球突出計（図1）にて測定する．

① 突出計の脚を眼窩外側骨縁に当てる．
② 正面から左右の鏡に映った角膜頂点の目盛りを読む．
③ 両側眼窩外側骨縁間の距離を記録する．

b. 判定

- 正常値は平均13 mmであるが，個人差がある．左右差が2 mm以上は病的である．
- **突出**：眼窩腫瘍，眼窩蜂窩織炎，甲状腺機能亢進症，副鼻腔病変など
- **陥凹**：眼窩底骨折，眼窩壁骨折，交感神経麻痺（ホルネル症候群）など

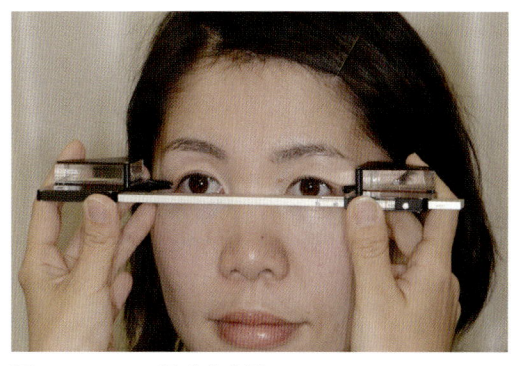

図1　ヘルテル眼球突出計

5 眼の病態

1) 眼瞼

I 麦粒腫

麦粒腫とは，眼瞼の脂腺，汗腺などの細菌感染症，いわゆる「ものもらい」のことである（図1）．

A 分類
- **外麦粒腫**：皮膚側に生じる．皮脂腺（ツァイス腺）やアポクリン汗腺（モル腺）の急性化膿性炎症．
- **内麦粒腫**：瞼結膜側に生じる．マイボーム腺の急性化膿性炎症．

B 発症機序
起炎菌は，主に黄色ブドウ球菌（Staphylococcus aureus）や表皮ブドウ球菌（Staphylococcus epidermidis）である．

C 症状・所見
眼瞼近くの皮膚が発赤，腫脹し，疼痛を訴える．進行すると症状はさらに強くなり，耳前リンパ節の腫脹や急性結膜浮腫を認めることもある．さらに進行すると，数日で膿点が現れ自潰する．

D 治療
抗菌薬の点眼や軟膏塗布，時に内服が必要なこともある．膿点を認める例や保存療法で3～4日経過してもよくならない症例は，切開し排膿を図る（131ページ参照）．

II 霰粒腫

霰粒腫とは，マイボーム腺の無菌性の肉芽腫性感染症である（図2）．

A 症状・所見
眼瞼内に無痛性の硬結として触知される．経過中に細菌感染を起こし，急性炎症症状をきたすときは急性霰粒腫とよぶ．小児などで瞼結膜を破り舌状に増殖した組織を認めることがある．老人では悪性腫瘍との鑑別が重要である．

B 治療
大きいものは切開し，内容を掻爬または摘出する．可能な限り結膜面から行うが，自潰した場合には皮膚側から切開し縫合することもある．その場合は，瞼縁に平行に切開する（131ページ参照）．

図1　麦粒腫

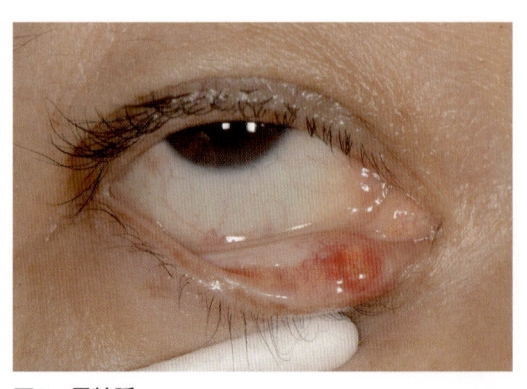

図2　霰粒腫

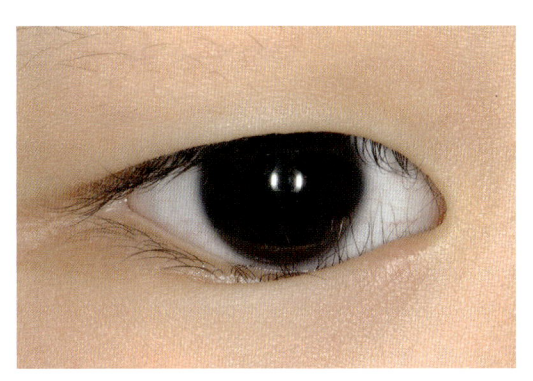

図3　眼瞼内反

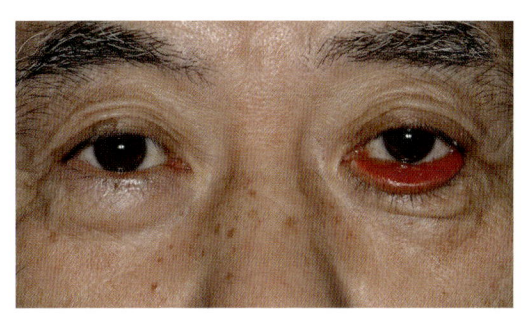

図4　眼瞼外反
左眼の下眼瞼が外反し，結膜が露出している．

III　眼瞼内反

眼瞼内反とは，眼瞼が眼球側に向かって反り返っている状態のことである（図3）．

A　発症機序・病態

眼瞼は前葉（皮膚および眼輪筋）と後葉（瞼板，瞼板筋，上眼瞼挙筋および結膜）から成り立つが，後葉に比べて前葉の組織量が多いと内反症になる．また，後葉が引っ張られて後退することで，相対的に前葉の組織が多くなった状態でも内反症が起こる．

B　分類

- **先天性**：ほとんどが前葉組織の過剰である．
- **後天性**：前後葉のバランスの乱れで起こる．眼瞼前葉の浮腫（炎症など），眼瞼後退（グレーブス〔Graves〕病など），瘢痕拘縮（トラコーマなど），加齢性変化（加齢眼瞼内反）などがある．

C　症状・所見

睫毛が角膜と接触し，角膜の上皮剥離や角膜混濁の障害を起こす．

D　治療

乳幼児にみられる内反症は成長による自然治癒もありうる．一時的な矯正法として，眼瞼を引っ張ってテープで固定する方法もある．
先天性で角膜障害が著しいものや視力障害をきたすもの，または加齢，瘢痕などによるものは手術（216ページ参照）を要する．

IV　眼瞼外反

眼瞼外反とは，眼瞼が外側に反り返っている状態のことである（図4）．

A　発症機序・病態

前葉に比べて後葉の組織量が多いか，前葉の組織量が少ないと起こる．先天性のものはほとんどが前葉の不足である．後天性のものは，瘢痕により前葉が牽引されたり炎症で後葉が腫大して起こる．また，下眼瞼は斜め前方へ向かっているので，顔面神経麻痺や老化による筋や皮膚の張力低下により起こる．

B　分類

- **加齢性**：眼輪筋の弛緩によるもの．
- **瘢痕性**：眼瞼皮膚の瘢痕，牽引によるもの．
- **痙攣性**：眼輪筋の痙攣によるもの．
- **麻痺性**：顔面神経麻痺時にみられるもの．

C　症状・所見

外反が強いと兎眼となり，角膜障害が起こる．

D　治療

加齢性，瘢痕性では兎眼症が起きていれば手術によって矯正する．痙攣性，麻痺性では原因疾患の治療を行う．

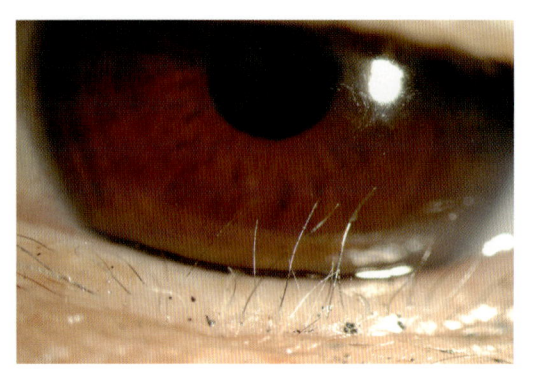

図5 睫毛乱生

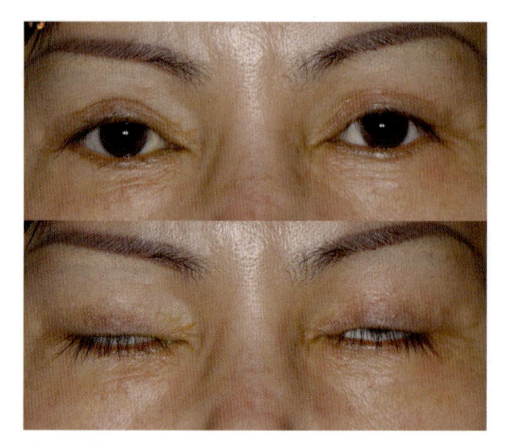

図6 兎眼
複数回の形成外科的眼瞼下垂手術により生じた兎眼

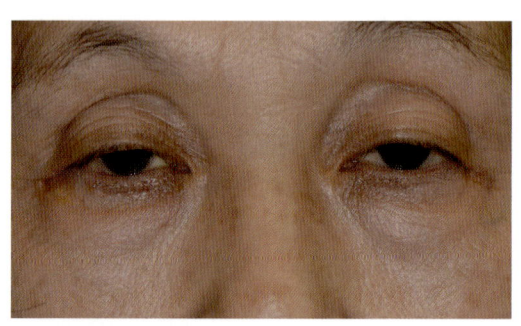

図7 眼瞼下垂（加齢性）

V 睫毛乱生

睫毛乱生とは，睫毛の一部が列を乱して生えてくるものである（図5）．

A 症状・所見

内側に向かうものは，角膜と接触し上皮剥離などを起こす．

B 治療

角膜上皮障害に対し，フラビタン®（ビタミンB₂），コンドロン®（コンドロイチン），ヒアレイン®（ヒアルロン酸）などの角膜保護薬や抗菌薬の点眼，ソフトコンタクトレンズの装用を行う．睫毛抜去では数週後再度生えてくる．少数であれば電気分解や光凝固により毛根を焼灼する．睫毛がまとまって乱生している場合や再発例には冷凍凝固法を行う．重篤な場合は眼瞼縁の部分楔状切除を行うこともある．

VI 兎眼

兎眼とは，完全に閉瞼できない状態のことである（図6）．

A 原因分類

- **眼輪筋の麻痺**：顔面神経麻痺．
- **眼瞼の組織欠損**：外傷など．
- **眼瞼の瘢痕収縮**：熱傷など．
- **高度の眼球突出**：眼窩腫瘍，甲状腺疾患など．

B 症状・所見

開瞼状態のため眼表面が乾燥し，結膜充血や角膜上皮障害による眼痛，視力障害などが起こりうる．兎眼が著しい場合は角膜が露出，乾燥し，兎眼性角膜炎が起き，角膜びらん，角膜潰瘍や穿孔を起こすことがある．

C 治療

角結膜の露出と乾燥に対症的に処置する．薬物療法として，ソフトサンティア®などの人工涙液や角膜保護薬であるフラビタン®，コンドロン®，ヒアレイン®などの頻回点眼に，夜間の軟膏の点入が行われる．症状の強い場合には，薬物療法に加えて，テーピングや瞼板縫合術などで閉瞼状態をつくる．

VII 眼瞼下垂

眼瞼下垂とは，上眼瞼の挙上が不完全で，開瞼が不可能か不十分な状態のことである（図7）．

A 分類・発症機序・病態

先天性のものが約80%で，上眼瞼挙筋の形成不全で，神経原性のものではない．また，瞼板筋は正常である．

後天性のものは約20%で，以下のものがある．

- **麻痺性眼瞼下垂**：動眼神経の障害により上眼瞼挙筋が作動しなくなったもの．
- **筋性眼瞼下垂**：筋ジストロフィーや重症筋無力症などのため上眼瞼挙筋の筋力が低下したもの．
- **交感神経性眼瞼下垂**：瞼板筋の麻痺によるもの．頸部交感神経障害かホルネル症候群（後述）による．
- **加齢性眼瞼下垂**：加齢により，上眼瞼挙筋腱膜のコラーゲン線維が弛緩して眼瞼に効率よく作用しなくなったもので，筋自体の収縮力は良好である．
- **外傷性眼瞼下垂**：上眼瞼挙筋の切断によるもの．
- **機械的眼瞼下垂**：上眼瞼の腫脹（炎症など），瘢痕などで引っ張られて挙上しなくなったもの．

a. ホルネル（Horner）症候群

交感神経麻痺により，縮瞳，軽い眼瞼下垂，眼瞼縮小，眼球陥凹をみる．下垂は上瞼板筋（ミューラー筋）の麻痺による．大部分は片側性である．

b. マーカス・ガン（Marcus Gunn）現象

軽い眼瞼下垂があり，咀嚼と同時に瞼裂が開大するもの．眼瞼挙筋支配神経と外翼状筋の支配神経の間に異常連絡があるために起こる．

B 症状・所見

眼瞼下垂の程度は，完全に閉瞼したものからわずかに下垂したものまでさまざまである．乳幼児で眼瞼が瞳孔領を覆う場合，視性刺激遮断弱視予防のため手術時期を急がねばならない．

C 治療

原因疾患がある場合はまずその治療を行う．保存療法として，ビタミン B_1，アデホス®（トリノシン）の内服なども行われる．先天性のものは薬物療法は無効で，手術が適応となる（217ページ参照）．

2) 結膜

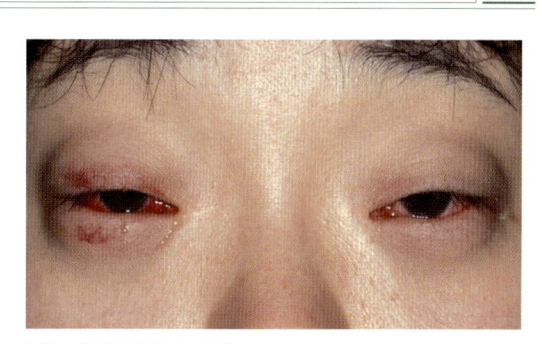

I 流行性角結膜炎（EKC）

流行性角結膜炎（epidemic keratoconjunctivitis：EKC）とは，アデノウイルス8型（ときに19，37型）による結膜感染症である．感染力が非常に強い．いわゆる「はやり目」のことである（図1）．

A 症状・所見

7～14日の潜伏期を経て，急性濾胞性結膜炎を呈する．漿液性の眼脂と眼痛，流涙，羞明が強い．瞼結膜の強い充血と濾胞形成をきたす．ときに結膜出血や結膜浮腫も認める．耳前リンパ節の腫脹と圧痛をみることが多い．

本症は自然治癒傾向があり，結膜炎は2～3週間で消退する．多くの例で発症約1週間後に角膜上皮下混濁を併発する．乳幼児では，眼瞼の腫脹が著明で偽膜を形成する傾向が強い．発熱などの感冒様の全身症状を伴うことが多い．

図1 流行性角結膜炎

B 診断

急性濾胞性結膜炎で，角膜上皮下混濁の併発と耳前リンパ節の腫脹は特徴的な所見である．抗原検査として，酵素抗体法を用いたアデノチェック®やアデノクロン®などがある．

C 治療

本ウイルスに対する有効な治療法はない．細菌の混合感染防止に抗菌薬の点眼を行い，角膜上皮下混濁に対してステロイドの点眼を行う．偽膜形成の場合は除去する．

D 感染予防対策

接触感染による感染力がきわめて強い．感染防止のため，点眼後の手の洗浄の徹底と，ウイルスが分離される期間（約2週間）はできるだけ共同生活を避ける．消毒は加熱滅菌がもっとも簡便である．加熱滅菌できないものは，ホルマリンやアルコール浸漬により滅菌可能である．手指の消毒には石鹸やヨード剤とブラシを用いて流水でよく洗う．

II 急性出血性結膜炎（AHC）

急性出血性結膜炎（acute hemorrhagic conjunctivitis：AHC）は，エンテロウイルス70（ときにコクサッキーウイルスA24）による結膜下出血を特徴とする急性結膜炎である．潜伏期が短く急性発症する．アポロ病ともよばれる「はやり目」の1つである．成人に多く小児に少ない．EKC同様感染力が強いため注意を要する（図2）．

A 症状・所見

1〜2日の潜伏期を経て急性に発症し，急性濾胞性結膜炎を呈する．粘稠で半透明の眼脂をみる．角膜多発びらんなどの合併症のため，病初期に流涙，眼痛，異物感などを訴える．眼瞼は浮腫状で，結膜の強い充血と，本症の特徴である結膜下出血を認める．耳前リンパ節の腫脹は軽度である．本症も自然治癒傾向をもち，約1週間で自然軽快する．

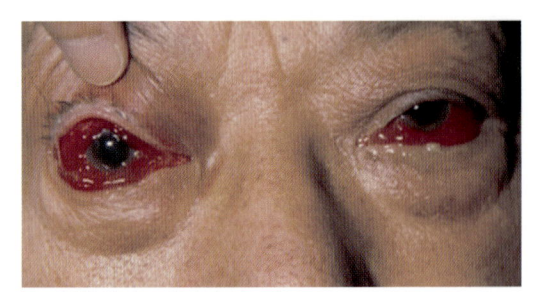

図2　急性出血性結膜炎

B 治療・予防法

流行性角結膜炎に準じる．

III アレルギー性結膜炎

アレルギー性結膜疾患（allergic conjunctivitis disease：ACD）は「I型アレルギーが関与する結膜の炎症性疾患で，なんらかの自他覚症状を伴うもの」と定義される（アレルギー性結膜疾患ガイドライン 第2版）．

アレルギー性結膜疾患は増殖性変化，アトピー性皮膚炎の合併，異物などによる機械的刺激の有無により図3のように分類される．本項と次項で，代表的なアレルギー性結膜疾患であるアレルギー性結膜炎と春季カタルについて詳述する．

アレルギー性結膜炎（allergic conjunctivitis：AC）は，結膜に増殖性変化のみられないアレルギー性結膜疾患である．

症状の発現が季節性のものを季節性アレルギー性結膜炎（seasonal allergic conjunctivitis：SAC）とよび，なかでも花粉によって引き起こされるものを花粉性結膜炎という．季節あるいは気候の変化により増悪・寛解があるものの，症状の発現が通年性のものを通年性アレルギー性結膜炎（perennial allergic conjunctivitis：PAC）とよぶ．

原因抗原として，SACは花粉によるものが多い．地域により花粉の種類や飛散状況は異なるが，スギやヒノキ（2〜6月，スギが最も多い），ヨモギやブタクサ（8〜10月），カモガヤ（4〜

```
                    アレルギー性結膜疾患
                         (ACD)
        ┌──────────┬──────────┬──────────┬──────────┐
   アレルギー性結膜炎  アトピー性角結膜炎   春季カタル      巨大乳頭結膜炎
        (AC)          (AKC)         (VKC)          (GPC)
   ┌──────┴──────┐
季節性アレルギー性結膜炎  通年性アレルギー性結膜炎
      (SAC)              (PAC)
```

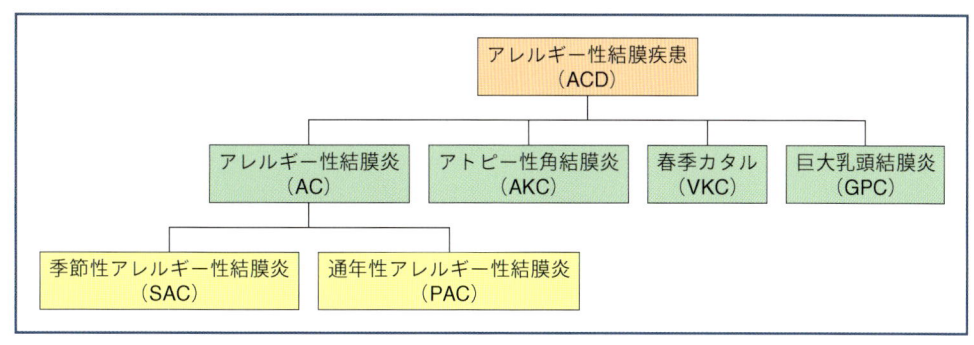

図3 アレルギー性結膜疾患の分類

アレルギー性結膜疾患は，1) 増殖性変化のないアレルギー性結膜炎，2) アトピー性皮膚炎に合併して起こる AKC，3) 増殖性変化のある VKC，4) 異物の刺激によって惹き起こされる GPC に分類される．アレルギー性結膜炎は症状の発現時期により SAC と PAC に細分化される．

[日本眼科アレルギー研究会アレルギー性結膜疾患診療ガイドライン編集委員会：アレルギー性結膜疾患診療ガイドライン（第2版）．日眼会誌 114（10）：833-870, 2010 より引用]

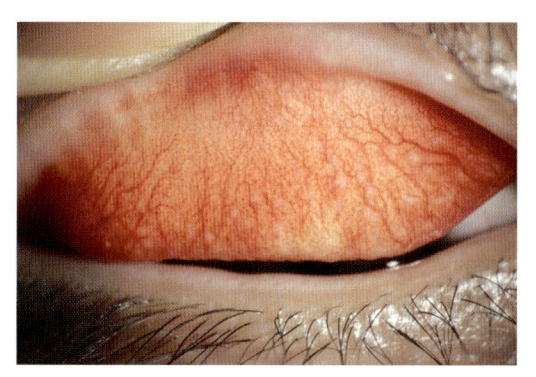

図4 アレルギー性結膜炎（濾胞）
上眼瞼結膜に認めた濾胞．

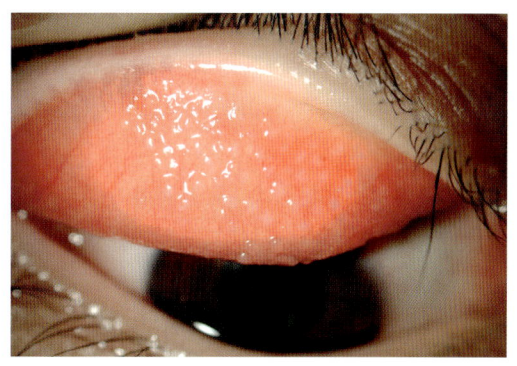

図5 アレルギー性結膜炎（乳頭）
上眼瞼結膜に認めた乳頭．

10月）などが代表的である．PAC はダニ，ハウスダストによることが多い．

A 症状・所見

自覚症状は瘙痒感がもっとも多く，ほかに異物感，流涙などをきたす．眼脂は粘液性，漿液性であることが多い．臨床所見は結膜の充血，浮腫，腫脹，濾胞（図4），乳頭（図5）などである．両眼性のことが多い．SAC は鼻炎症状を合併することが多い．PAC は軽症で特徴的な所見に乏しいことが多く，臨床診断が困難な場合がある．

B 診断

発症時期などの問診，症状，所見などから診断する．確定診断のためには臨床診断に加えて，血清抗原特異的 IgE 抗体反応陽性，推定される抗原と一致する皮膚反応陽性，結膜擦過物中の好酸球の陽性などを証明する．

C 治療

発症予防のために，抗原を除去・回避し環境をコントロールすることが重要である．

治療は薬物療法が中心である．第一選択は抗アレルギー点眼薬で，メディエーター遊離抑制薬と H_1 受容体拮抗薬がある．症状が強い場合はステロイド点眼薬を併用する．SAC で鼻炎症状が強い場合は，抗アレルギー内服薬を併用する．花粉の飛散時期の約2週間前から抗アレルギー点眼薬を使用する季節前投与により，ピーク時の症状が軽減するとされる．

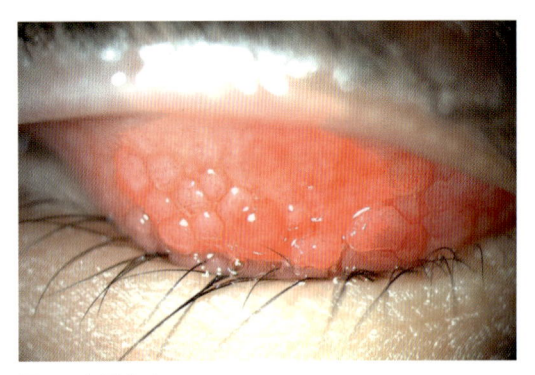

図6　春季カタル
上眼瞼結膜に石垣状に肥厚した乳頭を認める.

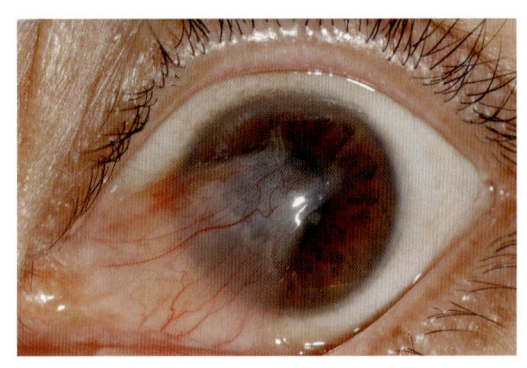

図7　翼状片

IV　春季カタル

結膜に増殖性変化がみられるアレルギー性結膜疾患が春季カタル（vernal keratoconjunctivitis：VKC）である（図6）.

A　症状・所見

結膜の増殖性変化とは，瞼結膜の乳頭増殖と増大（眼瞼型）あるいは輪部結膜の腫脹，堤防状隆起やトランタス（Trantas）斑（輪部型）をさす．特徴的な所見は上眼瞼結膜の巨大乳頭増殖である．VKCでは点状表層角膜炎，角膜びらん，遷延性角膜上皮欠損，角膜潰瘍，角膜プラークなどの種々の程度の角膜病変がみられる．特徴的な角膜所見はシールド（楯型）潰瘍や角膜プラークである．アトピー性皮膚炎を伴う症例も多い.

自覚症状は著しい瘙痒感が多い．角膜障害を生じると眼痛や異物感を訴える．眼脂，流涙を認めることもある．季節性では春に増悪するほか，秋に再燃することもある.

B　診断

5歳頃から発症がみられ学童期を通して慢性に経過する．男児に多い．思春期になると自然寛解することが多いが，アトピー性皮膚炎合併例は難治である．抗原はダニ・ハウスダストが多いが，複数の抗原に過敏性をもつことが多い.

臨床診断は症状が特徴的であるため容易である．血清総IgE抗体増加，血清抗原特異的IgE抗体陽性が高率に証明され，結膜での好酸球陽性率も高率で，確定診断も容易である.

C　治療

第一選択は抗アレルギー点眼薬である．効果不十分な症例に対しては，ステロイド点眼薬や免疫抑制剤点眼薬を併用する．さらに重症例には，ステロイドの内服薬や局所注射，あるいは巨大乳頭を外科的に切除する.

V　翼状片

翼状片とは，結膜様の組織が角膜上に侵入したものである（図7）.

A　症状・所見

球結膜から角膜頂点に向かう三角形の扁平隆起で血管を伴うことが多い．通常，成人の鼻側に認める．瞳孔領に達すると視力が障害され，また角膜乱視を起こす．原因は不明である．屋外労働者に多く，環境因子として紫外線との関係が指摘されている．瞼裂部球結膜の水平線上に生じる変性疾患の一種で，上皮下膠原線維の弾性線維様変性であるとされている.

偽翼状片

角膜の外傷や潰瘍の修復機転として，新生血管を伴う結膜組織が，輪部より角膜の病変に向かって侵入するもの．翼状片に似た状態を呈するが，眼球のどの部位にも起こりうる.

B　治療

視軸にかかる，または整容上の問題がある場合は，外科的に切除する（133ページ参照）.

VI スティーブンス・ジョンソン症候群

スティーブンス・ジョンソン症候群（Stevens-Johnson syndrome：SJS）は，全身の皮膚に多発浸潤性紅斑が出現し，結膜や口腔，生殖器，肛門などの粘膜に水疱・偽膜形成を主症状とする急性の全身性皮膚粘膜疾患である．薬物やヘルペスなどのウイルス感染などが誘因となって発症することが多いが，原因不明な例も少なくない．あらゆる年齢に性差なく発症する．

A 病態

なんらかの原因で血液中に出現した免疫複合体が皮膚や結膜の上皮下の血管壁に沈着することによって免疫複合体血管炎が生じ，その血管周囲に非特異的炎症が生じるものと考えられる．

B 症状・所見

眼病変は，急性偽膜性結膜炎として発症し，のちに瘢痕性角結膜上皮症の病態を呈する．急性期（図8）には結膜上皮のびらんを生じ，フィブリン析出を伴った両眼性の結膜炎様症状を起こす．広範な上皮びらんを起こした結膜は，容易に瞼球癒着を起こす．通常，数週のうちに瘢痕期に移行する．瘢痕期（図9）には，結膜の瘢痕形成，それによる睫毛乱生，涙嚢開口部の閉塞によるドライアイ，角膜への結膜侵入を生じる．角膜が異常結膜に被覆された場合は，視力障害も高度で予後は悪い．

C 治療

急性期には，消炎と角膜上皮欠損の管理のためステロイドと抗菌薬や人工涙液の点眼を行う．全身的にはステロイドやシクロスポリンなどの免疫抑制薬の内服を行う．

瘢痕期には瘢痕形成による睫毛乱生，眼瞼内反，涙液減少症，瞼球癒着による瞬目不全の管理，感染予防が重要である．重症の場合，遷延性上皮欠損から角膜穿孔を起こすこともある．人工涙液の点眼，睫毛抜去を行う．遷延する炎症にはステロイド，抗菌薬の点眼を継続し，炎

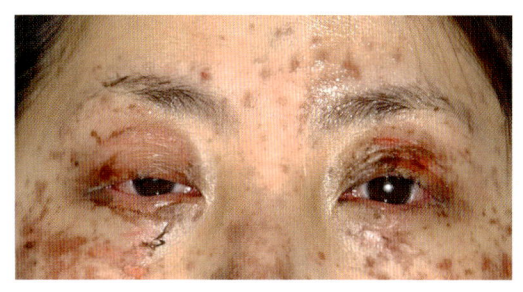

図8　SJS急性期顔面所見

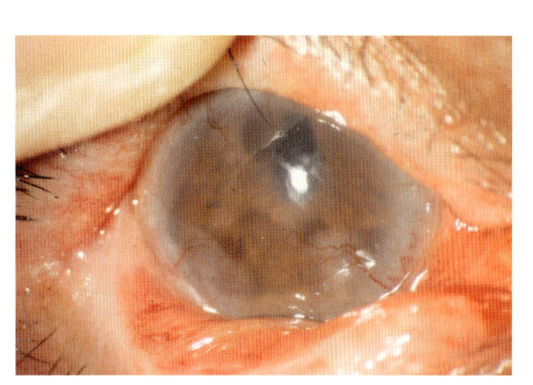

図9　SJS瘢痕期眼所見
角膜は白濁し血管侵入を認め，瞼球癒着を起こしている．

症が強くなった場合すみやかにステロイドや免疫抑制薬の内服を追加する．広範囲の角膜輪部機能不全を伴った場合には，角膜輪部移植や羊膜移植を併用した角膜上皮形成術などを行う．

VII 結膜下出血

結膜下出血は，主として球結膜下に生じた出血である．外傷，怒責，高血圧症などでみられるが，原因不明のことが多い（図10）．

A 所見・症状

球結膜下に鮮紅色の出血を認める．眼外傷の既往があり強い結膜浮腫を伴う場合は，強膜裂傷が存在する可能性もありうる．あまり頻回に繰り返す場合は，出血傾向を伴う全身疾患の検索を要する．

B 治療

経過観察でよい．アドナ®（カルバゾクロム）や抗プラスミン薬であるトランサミン®（トラネキサム酸）を内服させることもある．

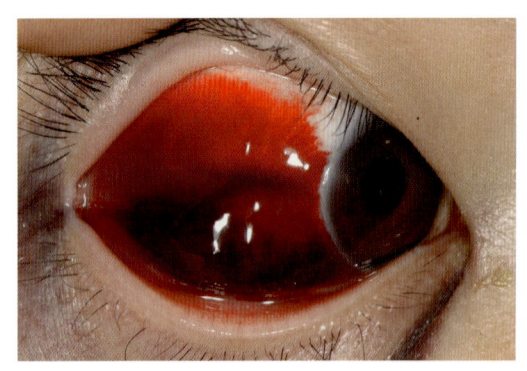

図10　結膜下出血

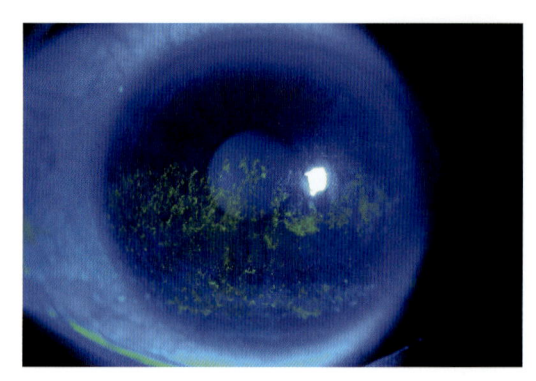

図11　ドライアイ
フルオレセインによって角膜上皮欠損部か染色されている.

Ⅷ　ドライアイ

ドライアイは,「さまざまな要因による涙液および角結膜上皮の慢性疾患であり,眼不快感や視機能異常を伴う」疾患である(2006年ドライアイ研究会).

A　原因による分類

涙液の分泌低下(涙液減少型)と涙液の質低下(蒸発亢進型)に大別される.涙液減少型はシェーグレン(Sjögren)症候群と非シェーグレン症候群に分類される.非シェーグレン症候群には,涙腺疾患,涙腺閉塞,反射性分泌の低下などがある.蒸発亢進型には,油層異常(マイボーム腺機能不全),眼瞼由来(眼球突出,瞬目不全),コンタクトレンズ装用,眼表面の変化などがある(図11).実際には複数の要因が合わさっていることが多い.

B　診断基準

ドライアイは,自覚症状,涙液の異常,角結膜上皮障害の有無から診断する(表1).

C　症状・所見

自覚症状は,異物感や疲労感・乾燥感などの眼不快感や,眼痛・灼熱感,視力低下などである.非特異的であり自覚症状のみからの診断は難しい.他覚所見は,充血,角結膜上皮障害,涙液メニスカスの減少などである.

D　治療

原因となる基礎疾患が存在する場合は,その疾患の治療を行う.

表1　ドライアイの診断基準

1. 自覚症状
2. 涙液の異常
    ①シルマー試験Ⅰ法:5 mm以下
    ②涙液層破壊時間(BUT):5秒以下
3. 角結膜上皮障害*
    ①フルオレセイン染色スコア3点以上
    ②ローズベンガル染色スコア3点以上
    ③リサミングリーン染色スコア3点以上
    :①,②,③のいずれかを満たすものを陽性とする.

・1.2.3のすべてを満たすものをドライアイと確定診断する.
・1.2.3のうち2つを満たすものをドライアイ疑いと診断する.

*角結膜上皮障害スコアリング(フルオレセイン,ローズベンガル,リサミングリーンとも)は,耳側球結・角膜・鼻側球結膜における染色の程度をおのおの3点満点で判定し,これを合算して9点満点として計算する.

a. 点眼治療

①人工涙液(涙液層の水分補給),②ヒアルロン酸ナトリウム(上皮の保護・保湿),③ジクアホソルナトリウム(ムチン・水分の分泌促進),レバミピド(ムチンを産生),④自己血清(涙液中の必要成分を自己血清で代用補給),⑤眼軟膏(乾燥防止)など.

b. マイボーム腺機能不全に対する治療

温罨法,眼瞼清拭,油性点眼,抗炎症薬点眼など.

c. 外科的治療

①涙点プラグ（図12），②涙点閉鎖（鼻涙管への涙液の流出を阻害し，眼表面に涙液を貯留させる）など．

d. 環境湿度・眼周囲湿度のコントロール

空調・加湿器・保湿眼鏡など．

e. VDT作業の改善

ディスプレイを眼より低い位置にするなど．

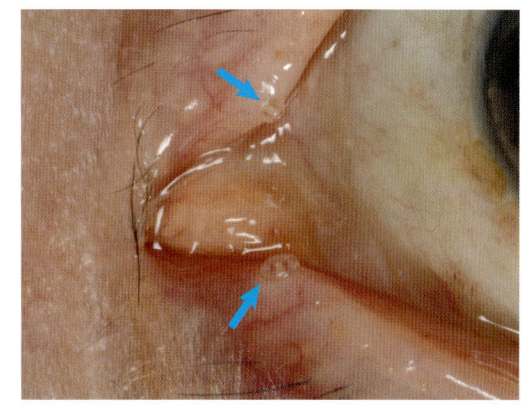

図12　涙点プラグ（左眼，青矢印）

3）角膜

I 角膜ヘルペス

一般に，単純ヘルペスウイルス（herpes simplex virus：HSV）性角膜炎と水痘帯状ヘルペスウイルス（varicella-zoster virus：VZV）性角膜炎を合わせて角膜ヘルペスとよぶ．HSV性角膜炎はHSVによって引き起こされ，VZV性角膜炎は，小児期にVZVに初感染して生じる水痘角膜炎と，ウイルスの再活性化による帯状ヘルペス角膜炎に分けられる．

A 症状

片眼性が多く，視力低下，異物感，眼痛，流涙，羞明を訴える．特徴としては，疼痛が著明にもかかわらず，角膜知覚低下を認めることである．

B 発症機序・病態・分類

a. 単純ヘルペスウイルス性角膜炎

大部分の人は幼児期にHSVに不顕性感染し，やがて三叉神経節に潜伏感染する．その後，過労やストレスを誘因としてHSVが再活性化しHSV性角膜炎が発症する．まれに初感染による発症をみることがあり，これは乳幼児に多く，眼瞼の疱疹を伴うことが多い．

- 上皮型：HSVが角膜上皮細胞内で増殖することにより，樹枝状角膜炎（潰瘍）をきたす

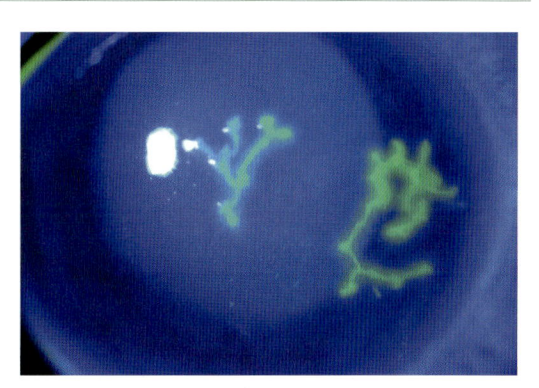

図1　樹枝状潰瘍（フルオレセイン染色）

（図1）．樹枝状角膜炎が進行し，癒合拡大すると地図状角膜炎を呈するようになる．

- 実質型：角膜実質におけるHSVに対する免疫反応の結果，円板状角膜炎をきたす．円板状角膜炎が再発を繰り返し，遷延化すると，さらに重篤な壊死性角膜炎に進行する．

b. 水痘帯状ヘルペスウイルス性角膜炎

VZV初感染後，神経節で潜伏感染し，再活性化により帯状疱疹として発病する．発疹が鼻背から鼻尖に出現した場合，眼合併症の頻度は高くなる．発疹の出現から数日遅れて眼所見が出現する．眼合併症として角結膜炎，ぶどう膜炎，網膜炎（急性網膜壊死），視神経炎，外眼筋麻痺などがある．VZV性角膜炎は通常，患側の三叉神経第1枝支配領域に限局した発疹を

合併する.
- 上皮型：点状表層角膜炎，偽樹枝状角膜炎，角膜上皮びらん，粘液斑などがみられる.
- 実質型：HSV 実質型と同様，円板状角膜炎，壊死性角膜炎などがみられることもある.

C 治療

a. 上皮型単純ヘルペスウイルス性角膜炎
抗ウイルス薬であるゾビラックス®（3％アシクロビル）眼軟膏と二次感染を予防する目的で抗菌薬点眼を用いる.

b. 実質型単純ヘルペスウイルス性角膜炎
局所治療としてゾビラックス®とステロイド点眼，抗菌薬点眼を用いる.虹彩毛様体炎を伴っているときには1％アトロピンによる瞳孔管理を行い，眼圧上昇例に対しては緑内障治療薬の点眼，内服を行う.ゾビラックス®あるいはステロイドの全身投与を行うこともある.

c. 水痘帯状ヘルペスウイルス性角膜炎
基本的には HSV 性角膜炎と同様である.ただし上皮型および実質型が合併している場合，HSV 性角膜炎とは異なり，ステロイドの点眼を用いてもよい.

II びまん性表層角膜炎

びまん性表層角膜炎の本態は，角膜上皮層に生じる多発性の欠損である.診断名ではなく，さまざまな原因で引き起こされる症候名である.点状表層角膜炎ともいわれる.

A 症状
充血，異物感，視力低下を訴える.

B 発症機序・病態
涙液分泌減少，兎眼，眼瞼欠損・外反，睫毛乱生，結膜異物，結膜結石，春季カタル，薬剤毒性角膜症，神経麻痺性角膜炎，糖尿病角膜症など，さまざまな原因で起こる.

C 治療
0.1 あるいは 0.3％ヒアレイン®（ヒアルロン酸）点眼，0.05％フラビタン®（フラビンアデニンジヌクレオチド）点眼により上皮修復を図る.二次感染予防に抗菌薬点眼を行う.上皮障害の程度の強いときには自己血清点眼や 0.1％フラビタン®眼軟膏点入を行う.涙点プラグ挿入や涙点閉鎖，瞼板縫合などを行うこともある.

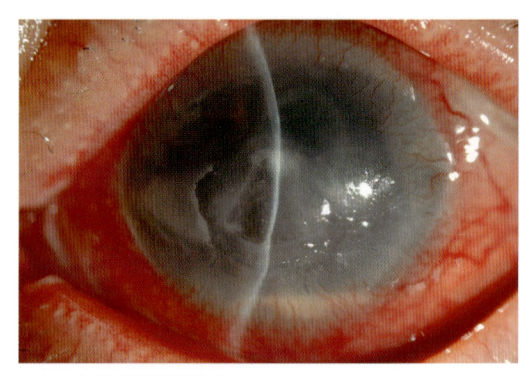

図2 匐行性角膜潰瘍
前房蓄膿を認める.

III 匐行性角膜潰瘍

いわゆる「つき目」のあと発症することが多い.細菌による角膜の化膿性炎症である.進行が速く，病変が這うようにして進むことから匐行性とよばれる（図2）.細菌性中心性角膜潰瘍あるいは前房蓄膿性角膜炎ともよばれる.

A 症状
急激に発症し，激しい眼痛，羞明，流涙を訴える.毛様充血，結膜浮腫，眼瞼腫脹もみる.

B 発症機序・病態
外傷やコンタクトレンズ装用による角膜上皮欠損を契機として起こり，ステロイド点眼や糖尿病は易感染要因としてあげられる.起炎菌としてはブドウ球菌，肺炎球菌，連鎖球菌などのグラム陽性球菌と緑膿菌，セラチア，モラクセラ菌などのグラム陰性桿菌が主なものである.近年，抗菌薬の乱用により増加しているメチシリン耐性黄色ブドウ球菌（MRSA）の存在にも留意する必要がある.

潰瘍と実質内の濃い膿瘍を形成し，病巣を中心にデスメ（Descemet）膜皺壁や実質浮腫をみる.前房蓄膿をきたしたり，角膜穿孔にいたることもある.

鑑別すべき感染性角膜潰瘍として，真菌性角膜潰瘍，アカントアメーバ角膜炎がある．問診上，外傷や角膜異物の既往の有無，コンタクトレンズ装用の有無の確認などが重要である．

C 治療

治療の原則は抗菌薬の投与である．投与方法，投与量は重症度によって異なるが，一般的には頻回点眼と点滴静注の組み合わせで行う．使用薬剤の選択は，角膜擦過標本の鏡検や臨床像から推定し行う．その後，分離培養検査，感受性試験の結果により薬剤の変更の必要があれば行う．細菌に感受性のある抗菌薬を用いることが重要である．

虹彩毛様体炎を伴うときにはアトロピンにより瞳孔管理を行い，虹彩後癒着の発生に注意する．また続発緑内障に対して緑内障治療薬の点眼，内服を行う．角膜掻爬，角膜移植などの外科的治療や治療用ソフトコンタクトレンズ装用を行うこともある．

IV 周辺部角膜潰瘍（蚕食性）

非感染性の慢性進行性の周辺部角膜潰瘍（蚕食性）である．膠原病などの全身疾患を伴わない特発性である．モーレン（Mooren）潰瘍ともよばれる．

A 症状

片眼性または両眼性である．眼痛，充血，流涙，羞明を訴える．

B 発症機序・病態

原因不明であるが，自己免疫疾患説が有力である．角膜抗原に対し自己抗体が生じ，それが補体と反応することにより角膜溶解が起こるとする説である．誘因として外傷，白内障手術などの外科的損傷，感染症などが挙げられる．

角膜輪部に沿って三日月型の周辺部角膜潰瘍を認め，結膜浮腫と充血を伴う（図3）．この潰瘍は次第に全周に拡大し，血管侵入を伴った瘢痕化，菲薄化をきたす．角膜穿孔をきたすことはまれである．

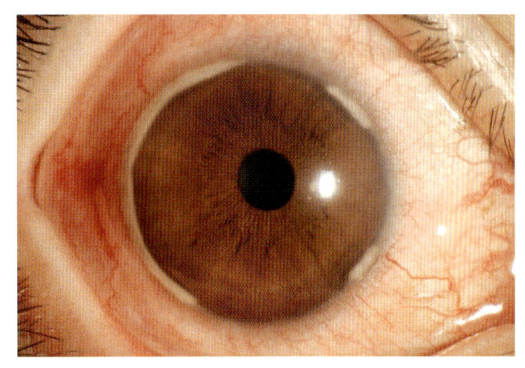

図3 周辺部角膜潰瘍

鑑別診断として，膠原病による周辺部角膜潰瘍があり，リウマチ因子陽性例などは除外しなければならない．テリエン周辺角膜変性，ペルーシド角膜変性などでも角膜の菲薄化をみる．

C 治療

内科的治療としてステロイド点眼やサンディミュン®，ネオーラル®（ともにシクロスポリン）による免疫抑制療法を行う．

外科的療法として潰瘍部の掻爬と結膜切除を行う．無効な場合には，さらに角膜上皮形成術を行い，治療用ソフトコンタクトレンズの装用を行う．

V 円錐角膜

円錐角膜は，思春期近くに発症し，角膜中央部から下方が円錐状に突出し（図4），菲薄化する非炎症性疾患である．

A 症状

両眼性のことが多く，近視化と不正乱視をきたす．経過中，デスメ膜破裂を起こすと著しい視力低下をきたす．

B 発症機序・病態

一種の変性疾患と考えられるが，原因は不明である．欧米人に比べ家族内発生はまれであり，発症頻度は男性に多い．アトピー性皮膚炎，小児喘息などを合併していることが多い．初期の円錐角膜では，細隙灯顕微鏡検査だけでは診断困難なことがあり，角膜形状解析検査が有用である．

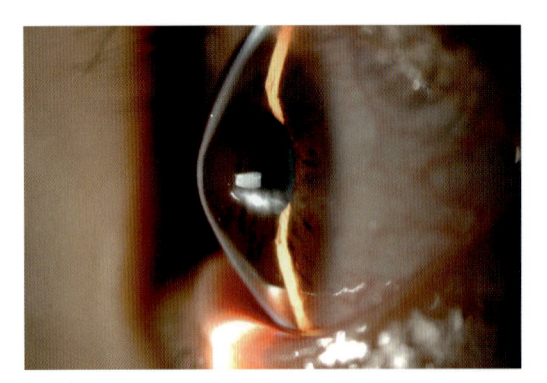

図4　円錐角膜

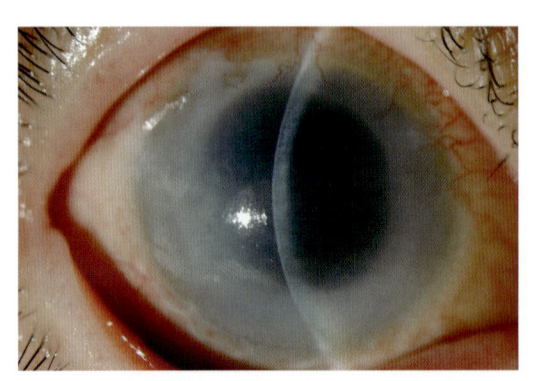

図5　水疱性角膜症（角膜移植後免疫反応）

C 治療

初期にはハードコンタクトレンズで視力矯正を行う．コンタクトレンズが装用困難になれば全層角膜移植を行う．一般に円錐角膜の透明治癒率は良好である．デスメ膜破裂による急性浮腫は圧迫眼帯を行うことで消失するが，実質混濁を残す．

VI 水疱性角膜症

水疱性角膜症とは，角膜内皮細胞障害により生じた角膜浮腫の状態である．

A 症状

視力低下をきたし，眼痛を訴える．

B 発症機序・病態

角膜の透明性維持のためには角膜の含水量を一定に保つ必要がある．水疱性角膜症では角膜内皮細胞障害により内皮のポンプ作用が障害され，角膜含水量の増加により浮腫をきたす．水疱性角膜症の角膜浮腫は上皮浮腫と実質浮腫の両方を伴っている．

角膜内皮障害の原因は，原発性と続発性に分けられる．原発性原因としてフックス（Fuchs）角膜内皮変性，虹彩角膜内皮症候群，先天遺伝性角膜内皮変性，後部多形成角膜内皮変性などが挙げられる．続発性の原因として眼圧上昇，外傷，レーザー虹彩切開術や白内障などの手術合併症，角膜移植後免疫反応（図5），虹彩毛様体炎などがある．

C 治療

治療として高張食塩水軟膏，高張食塩水点眼，ブドウ糖点眼とともに治療用コンタクトレンズの装用を行う．視力障害が高度で，痛みが強い場合などは，角膜移植の適応となる．以前は全層角膜移植を行っていたが，最近では角膜内皮移植も行われるようになってきた（211ページ参照）．

4）ぶどう膜

I ぶどう膜炎

ぶどう膜炎とは，虹彩炎，毛様体炎，脈絡膜炎をすべて総括した名称であるが，その炎症はぶどう膜炎だけにとどまらず，網膜，硝子体にも広がる．

A 症状

ぶどう膜炎の解剖学的分類および症状を表1に示す．

B 発症機序・病態

ぶどう膜炎の病因は多彩であり，不明の場合も多い．炎症の種類により化膿性と非化膿性ぶどう膜炎に分類される．

a. 化膿性ぶどう膜炎

- **外因性ぶどう膜炎**：外傷や手術侵襲によるものである．

表1　ぶどう膜炎の分類と症状

前部ぶどう膜炎 （虹彩炎，前部毛様体炎，虹彩毛様体炎）	眼痛，羞明，流涙，充血，視力低下など
中間部ぶどう膜炎（毛様体扁平部，硝子体基底部，網脈絡膜最周辺部の炎症）	霧視，視力低下，飛蚊症など
後部ぶどう膜炎 （脈絡膜炎，網膜炎，網脈絡膜炎）	視力障害，飛蚊症，黄斑部を含む後極部に病変が生じれば中心暗点，変視症など
汎ぶどう膜炎（ぶどう膜全体の炎症）	前部ぶどう膜炎と後部ぶどう膜炎に出現する両方の症状

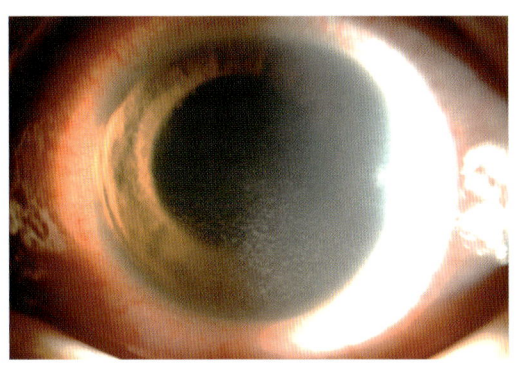

図1　角膜後面沈着物

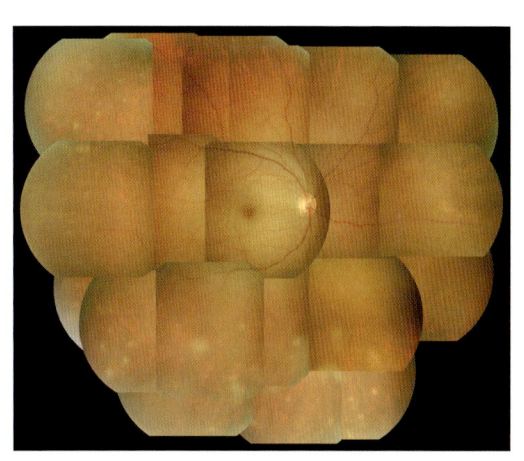

図2　雪玉状硝子体混濁（サルコイドーシス）

- **内因性ぶどう膜炎**：隣接組織の化膿巣から連続的に，あるいは遠隔巣から血行性に達するものである．

b. 非化膿性ぶどう膜炎

- **肉芽腫性ぶどう膜炎**：代表的疾患はサルコイドーシス，トキソプラズマ症，結核，Vogt・小柳・原田病，梅毒などである．
- **非肉芽腫性ぶどう膜炎**：代表疾患は関節リウマチ，若年性関節リウマチ，強直性脊椎炎などである．

c 他覚所見

他覚所見としては以下のようなものがある．

- **毛様充血**：炎症の強さに比例する．
- **角膜後面沈着物**：原田病やサルコイドーシスなど肉芽腫性ぶどう膜炎では，黄白色をした大きな塊状の沈着物が認められ，豚脂様沈着物とよばれる（図1）．
- **前房内細胞と房水混濁**：虹彩毛様体炎では，房水中の細胞や蛋白が増加する．ベーチェット（Behçet）病では前房蓄膿をきたす．

- **虹彩充血，浮腫と縮瞳**：虹彩充血が起こると虹彩は暗色となり，浮腫により虹彩紋理は不明瞭となる．また炎症による副交感神経刺激のため縮瞳する．
- **虹彩結節**：原田病やサルコイドーシスなどでは虹彩結節が認められる．
- **虹彩癒着**：虹彩縁と水晶体前面が癒着した状態が虹彩後癒着であり，瞳孔ブロックが起こると眼圧が上昇する．サルコイドーシスでは，虹彩根部がテント状に角膜後面と癒着する周辺虹彩前癒着がみられることが多い．
- **硝子体混濁**：サルコイドーシスでは眼底周辺部の下方網膜前に，雪玉状あるいは真珠首飾り状混濁を認める（図2）．中間部ぶどう膜炎では，雪玉状混濁や毛様体扁平部から鋸状縁にかけて，snow bankとよばれる黄白色の塊状滲出物がみられる．
- **網脈絡膜滲出斑**：黄白色または灰白色調の網膜・脈絡膜滲出斑がみられる．

- **網膜血管炎**：血管壁に沿った白鞘（はくしょう）形成，拡張蛇行などがみられる．滲出斑や血管炎に伴って網膜出血がみられることもある．
- **網膜剝離**：原田病など後部ぶどう膜炎では漿液性網膜剥離をきたし，桐沢型ぶどう膜炎などでは，網膜壊死による多発裂孔が生じ裂孔原性網膜剥離が生じる．

D 治療

病因の明らかな感染症に対しては抗菌薬，抗真菌薬，抗ウイルス薬などを用いてその感染症の治療を行うが，それ以外には対症的に消炎を図る．

虹彩毛様体炎，前部ぶどう膜炎に対しステロイドの局所投与を行う．投与方法として点眼，結膜下注射，テノン囊下注射がある．点眼には0.1％デカドロン®（デキサメタゾン），0.1％リンデロン®（ベタメタゾン），0.1％フルメトロン®（フルオロメトロン）などを用いる．点眼回数は炎症の程度により1時間ごとの頻回点眼を行うこともある．1％アトロピン点眼を用いて虹彩後癒着を防ぎ，同時に毛様体の緊張を解き，安静にすることで消炎を図る．続発緑内障に対しては緑内障治療薬の点眼や内服を行う．

後部ぶどう膜炎，汎ぶどう膜炎やあるいは前部ぶどう膜炎でも，程度の強い場合にはステロイドの全身投与が必要になる．全身投与には経口投与と点滴静注（漸減法とパルス療法）があり，デカドロン®（デキサメタゾン），リンデロン®（ベタメタゾン），プレドニン®（プレドニゾロン），メドロール®（メチルプレドニゾロン）などを用いる．いずれの場合にも離脱期のリバウンドや副腎機能不全などに注意しなければならない．ベーチェット病ではコルヒチンや免疫抑制薬を用いる．

後部ぶどう膜炎で，硝子体混濁の強いときや硝子体出血，裂孔原性網膜剥離のときには外科的治療が必要となる．桐沢型ぶどう膜炎では急性網膜壊死による網膜剥離の頻度が高く，網膜光凝固や硝子体手術を行う．併発白内障や続発

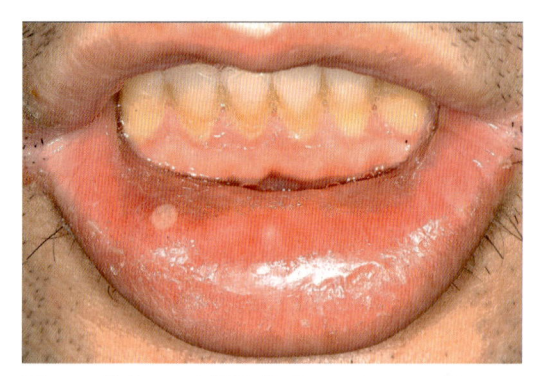

図3　口腔内アフタ性潰瘍（ベーチェット病）
ベーチェット病ではほぼ必発であり，初発症状であることが多い．

緑内障に対する外科治療も行われる．

II ベーチェット病

ベーチェット（Behçet）病は，口腔粘膜の再発性アフタ性潰瘍（図3），皮膚症状，眼症状，外陰部潰瘍を4主徴とする疾患である．ときに血管，神経，腸管などに病変をみることがある．難治性の全身性炎症性疾患であり，反復，遷延した経過をとる．

A 症状

厚生労働省特定疾患ベーチェット病調査研究班によるベーチェット病の症状を示す（表2）．

眼症状は虹彩毛様体炎型と網膜ぶどう膜炎型の大きく2つに分かれる．虹彩毛様体炎型では，発作，寛解を繰り返し前房蓄膿が出現する（図4）．一般に視力予後は良好である．網膜ぶどう膜炎型は，虹彩毛様体炎に網脈絡膜病変が加わるものであり，視力予後は一般に不良なものが多い．

B 発症機序・病態

ベーチェット病の病因はいまだ不明であるが，ヒト白血球抗原であるHLA-B51に関連があるといわれている．

C 治療

治療は対症的に行う．

a. 虹彩毛様体炎型

ステロイドの点眼と散瞳薬による瞳孔管理を

表2 ベーチェット病の症状

1. 主症状
1) 口腔粘膜の再発性アフタ性潰瘍
2) 皮膚症状
a) 結節性紅斑
b) 皮下の血栓性静脈炎
c) 毛嚢炎様皮疹,痤瘡様皮疹
参考所見:皮膚の被刺激性亢進
3) 眼症状
a) 虹彩毛様体炎
b) 網膜ぶどう膜炎(網膜絡膜炎)
c) 以下の所見があればa), b)に準ずる
a), b)を経過したと思われる虹彩後癒着,水晶体上色素沈着,網脈絡膜萎縮,視神経萎縮,併発白内障,続発緑内障,眼球癆
4) 外陰部潰瘍
2. 副症状
1) 変形や硬直をともなわない関節炎
2) 副睾丸炎
3) 回盲部潰瘍で代表される消化器病変
4) 血管病変
5) 中等度以上の中枢神経病変

表3 サルコイドーシスの眼所見

1) 肉芽腫性前部ぶどう膜炎(豚脂様角膜後面沈着物,虹彩結節)
2) 隅角結節またはテント状周辺虹彩前癒着
3) 塊状硝子体混濁(雪玉状,数珠状)
4) 網膜血管周囲炎(主に静脈)および血管周囲結節
5) 多発する蝋様網脈絡膜滲出斑または光凝固斑様の網脈絡膜萎縮病巣
6) 視神経乳頭肉芽腫または脈絡膜肉芽腫
その他の参考となる眼病変:角結膜乾燥症,上強膜炎・強膜炎,涙腺腫脹,眼瞼腫脹,顔面神経麻痺

[サルコイドーシスの診断基準と診断の手引き—2006,日眼会誌111(2):118-121,2007より引用]

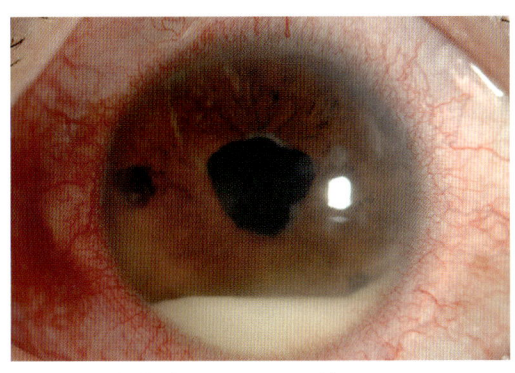

図4 前房蓄膿(ベーチェット病)

行う.眼圧上昇に対しても留意する.

b. 網膜ぶどう膜炎型

コルヒチン,ネオーラル®(シクロスポリン)を用いる.ネオーラル®に抵抗性を示す難治例ではレミケード®(インフリキシマブ)の使用も検討する.ステロイドの全身投与による消炎作用は強力であるが,減量とともに再発をきたしやすい.

III サルコイドーシス

サルコイドーシスは,非乾酪壊死性類上皮細胞肉芽腫を特徴とする原因不明の全身疾患であり,その一症状としてぶどう膜炎を発症する.

A 症状

「サルコイドーシスの診断基準と診断の手引き—2006」に示された症状部位は呼吸器系病変,眼病変,心臓病変,皮膚病変である.ぶどう膜炎は両眼性で,汎ぶどう膜炎の形をとる.

B 発症機序・病態

原因は不明である.「サルコイドーシスの診断基準と診断の手引き—2006」による眼病変を強く示唆する臨床所見を表3に示す.6項目中2項目以上有する場合に眼病変を疑う.
本症を疑った場合には診断基準に従って胸部X線検査,ツベルクリン反応,血清ACE,血清・尿中カルシウム検査などを行う.

C 治療

虹彩炎に対してはステロイドの点眼による消炎と,散瞳薬による瞳孔管理を行う.網脈絡膜炎に対してはステロイドの全身投与を行う.

IV 交感性眼炎

交感性眼炎とは,片眼のぶどう膜損傷を伴う眼球外傷や,手術をきっかけに両眼性に起こる肉芽腫性汎ぶどう膜炎である.

A 症状

眼痛，羞明，視力障害など汎ぶどう膜炎の症状を呈する．

B 発症機序・病態

メラノサイトに対する自己免疫疾患と考えられる．眼外傷後約2週間から数年後に発症するが，多くは3カ月以内に発症する．

C 治療

ステロイドの全身投与を行う．またステロイド点眼も併せて行う．免疫抑制薬を用いることもある．受傷眼の眼球摘出を行うこともある．

5）眼底（網膜）

I 高血圧網膜症

眼において，全身性高血圧症により最初に影響を受けるのは網膜である．網膜血管は，唯一，直接的に観察が可能な血管である．したがって，網膜血管を観察することで，全身性高血圧症の程度を推測することができるので，検診などで頻繁に行われている．

A 発症機序・病態・分類

高血圧状態の長期間持続により，血管壁が器質的に肥厚してくると細動脈の狭細化が不可逆的となり，網膜血管硬化や細動脈狭窄，血管交叉現象，白斑など種々の所見を伴うようになる（図1）．

高血圧網膜症の分類では，キース・ウェジナー（Keith-Wegener）分類（表1）とシャイエ（Scheie）分類（表2）が用いられる．

B 症状

初期には自覚症状はない．全身性高血圧症が進行すると，網膜出血や白斑，黄斑浮腫となり，視力低下や変視症を自覚する．

C 治療

まず，高血圧症の内科的治療を行う．高血圧状態の改善に伴い，網膜病変も改善することが多い．

II 腎性網膜症

A 発症機序・病態

悪性高血圧症と慢性糸球体腎炎に伴う網膜症を広義の腎性網膜症というが，その本態は高血

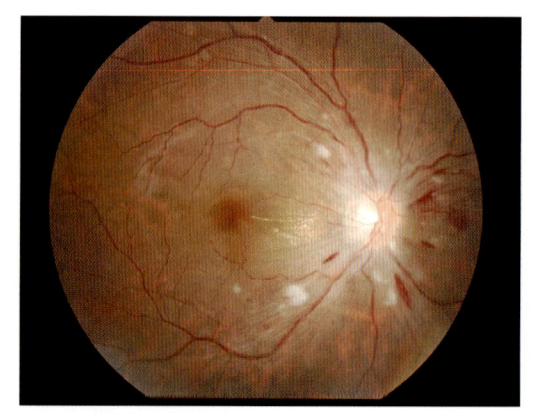

図1 高血圧網膜症

表1 キース・ウェジナー分類

I群	ごく軽度の細動脈狭窄ないし硬化
II群	中等度ないし高度細動脈硬化
III群	細動脈の攣縮性，硬化性病変に浮腫，出血，白斑が加わる
IV群	上記III群に乳頭浮腫が加わる

表2 シャイエ分類

	硬化性変化（S）	高血圧変化（H）
I度	動脈血柱反射の増強	細動脈狭窄（+） 軽度交叉現象（+）
II度	動脈血柱反射の増強 交叉現象（++）	細動脈狭窄（++） 口径不同
III度	銅線動脈 交叉現象（+++）	細動脈狭窄，口径不同の増強 出血，白斑の出現
IV度	銀線動脈，ときに白線状	乳頭浮腫

圧網膜症が主体である．眼底所見としては，網膜細動脈の狭細化，拡張，蛇行，網膜出血，綿花状白斑などがみられる．さらに進行すると網膜浮腫，視神経乳頭浮腫，胞状網膜剥離となり急激な視力低下を訴える．

B 治療

食事療法や薬物療法などの高血圧治療や，人工透析などの内科的管理である．治療が奏功すると，徐々に網膜出血や白斑が吸収され，視力障害が改善することが多い．ただし，人工透析が長期に及ぶと，網膜の反射低下や視神経乳頭が蒼白化し「透析眼底」を呈する．

III 網膜動脈閉塞症

なんらかの原因で網膜動脈血管に狭窄や閉塞が起こり，急激に高度な視力低下をきたす．眼科領域では代表的な救急疾患である．

A 発症機序・病態

中高年では動脈硬化，若年では血管炎などの基礎疾患を有することが多い．既往に糖尿病，心臓弁膜症，心房細動，膠原病，虚血性心疾患などを有することもある．血栓や塞栓が原因と考えられている．

a. 網膜中心動脈閉塞症（central retinal artery occlusion：CRAO）

網膜中心動脈本幹の閉塞で，急激かつ高度な視力低下で，手動弁や光覚弁にまで低下することが多い．

b. 網膜動脈分枝閉塞症（branch retinal artery occlusion：BRAO）

視力低下は黄斑部の障害の程度に左右され，黄斑部が障害されなければ視力は比較的保たれる．閉塞領域に相当する視野欠損は生じる．

B 理学的所見・検査

- 眼底所見：発症後2時間以内は黄斑部がわずかに混濁しているにすぎない．その後，網膜内層の虚血壊死のため後極部を中心に乳白色に混濁するが，黄斑部は保たれる（チェリーレッドスポット：桜実紅斑）．閉塞した網膜動脈は白線化していく．
- 蛍光眼底造影検査：蛍光色素の網膜血管への著しい流入遅延がみられる．

C 治療

すみやかに血栓溶解薬（ウロキナーゼ）の点滴投与を行う．血管拡張薬や高浸透圧製剤による眼圧下降も有効である．眼球マッサージも簡便かつ効果的である．眼瞼上から指で圧迫と解除を繰り返すと網膜血管の拡張と血流量増加が期待できる．発症後2時間以内であれば視力改善の比率は高いが，実際には患者が受診するのは数時間以上経過してからのことも多い．可能な限り早期の治療が望ましいが1〜2日以内であれば積極的に治療を試みる．

IV 網膜静脈閉塞症

網膜静脈閉塞症（retinal vein occlusion）は中高年に多くみられる疾患である．

A 発症機序・病態

閉塞部位により，網膜中心静脈閉塞症と網膜静脈分枝閉塞症に分けられる．

a. 網膜中心静脈閉塞症（central retinal vein occlusion：CRVO）（図2）

視神経内の網膜中心静脈の閉塞で，静脈内圧が上昇する結果，網膜全体に静脈の拡張と蛇行，うっ血，網膜出血をきたす．急激な視力低下を自覚することが多い．

b. 網膜静脈分枝閉塞症（branch retinal vein occlusion：BRVO）（図3）

網膜内の静脈分枝に血栓が形成される閉塞部位を中心に扇状の網膜出血を生じる．上耳側の網膜動静脈交叉部に閉塞が起こることが多い．

B 理学的所見・検査

- 眼底所見：蛍光眼底造影検査では網膜静脈への循環遅延がみられる．毛細血管床の閉塞が広範囲に生じると虹彩ルベオーシスが発生しやすく，血管新生緑内障から失明にいたる危険性がある．

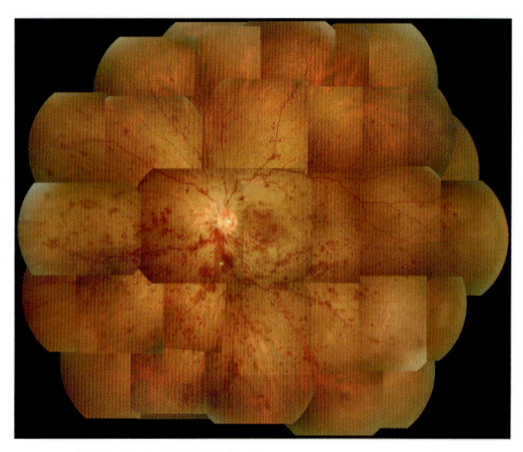

図2　網膜中心静脈閉塞症

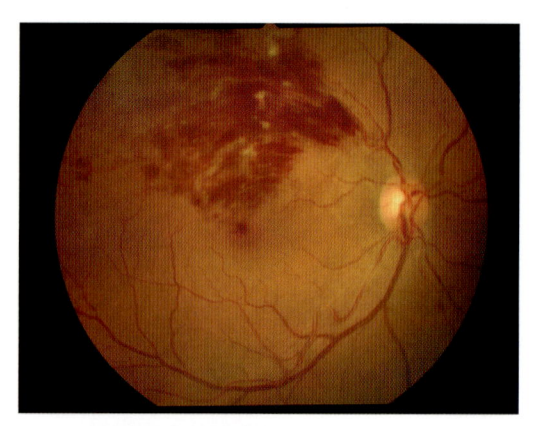

図3　網膜静脈分枝閉塞症

C 症状

視力低下，視野欠損，出血部位に一致する暗黒感など．黄斑浮腫が伴う場合や網膜出血が広範な場合は視力低下が高度となる．

D 治療

抗凝固薬や血小板凝集抑制薬の投与が行われるが有効性は証明されていない．新生血管や黄斑浮腫に対しレーザー光凝固が行われる．またトリアムシノロンの硝子体内注射あるいはテノン嚢下注射や，近年では抗VEGF（血管内皮増殖因子）薬（ルセンティス®，マクジェン®，アイリーア®）の硝子体内注射が適応となる．硝子体出血が生じた場合は硝子体手術を行う．

V 糖尿病網膜症

糖尿病の3大合併症は，糖尿病腎症，糖尿病神経症，糖尿病網膜症である．高血糖による代謝異常が長期間続くと網膜微小血管が障害され，さまざまな病変を呈し，高度な視覚障害を惹起する．わが国では視覚障害の原因疾患の第2位であり，糖尿病網膜症の有病率は約76万人と推定されている．

A 病態・発症機序

高血糖による糖代謝異常により網膜の微小血管障害が起きる．この過程には血管内皮増殖因子（VEGF）などが関与している．次第に血管透過性亢進や血管閉塞，無灌流域の形成，新生血管の形成，異常血管からの出血，反応性の結合織増殖，増殖性網膜症となり，最終的には牽引性網膜剥離へと進行していく．また新生血管により血管新生緑内障となる．

B 病期分類

さまざまな分類が提唱されているが，ここではわが国で一般的に用いられている新福田分類を示す（表3）．

C 理学的所見・検査

- 眼底所見：網膜点状出血，毛細血管瘤，硬性白斑，軟性白斑などがみられる（図4）．進行すると新生血管や黄斑浮腫，増殖膜が形成され，さらには硝子体出血や増殖網膜症，牽引性網膜剥離をきたす．周辺部の血管閉塞に伴い著しい網膜虚血に陥ると，虹彩や隅角上に新生血管が出現し，隅角閉塞により眼圧が上昇し血管新生緑内障となる．

D 治療

まずは内科的治療が重要である．中には網膜症による視力低下が出現するまで病識がなく，内科受診歴がない患者もまれではないため，内科と連携し患者教育を行うことも重要である．

単純網膜症には基本的には内科治療を継続させながら定期的に眼底検査を行う．増殖網膜症に対しては無血管領域への網膜光凝固を行う．硝子体出血および牽引性網膜剥離に進行すると硝子体手術を行う．また，黄斑浮腫や新生血管

表3 新福田分類

網膜症病期		眼底所見
良性網膜症（A）	A1：軽症単純網膜症	毛細血管瘤，点状出血
	A2：重症単純網膜症	しみ状出血，硬性白斑，少数の軟性白斑
	A3：軽症増殖停止網膜症	陳旧性の新生血管
	A4：重症増殖停止網膜症	陳旧性の硝子体出血
	A5：重症増殖停止網膜症	陳旧性の（線維血管性）増殖組織
悪性網膜症（B）	B1：増殖前網膜症	網膜内細小血管異常，軟性白斑，網膜浮腫，線状・火焔状出血，静脈拡張（網膜無血管野：蛍光眼底造影）
	B2：早期増殖網膜症	乳頭に直接連絡しない新生血管
	B3：中期増殖網膜症	乳頭に直接連絡する新生血管
	B4：末期増殖網膜症	硝子体出血，網膜前出血
	B5：末期増殖網膜症	硝子体の（線維血管性）増殖組織を伴うもの
合併症	黄斑病変（M），牽引性網膜剥離（D），血管新生緑内障（G）虚血性視神経症（N），光凝固（P），硝子体手術（V）	

［福田雅俊：糖尿病網膜症の病期分類．眼科Mook 46　糖尿病と眼科診療（堀 貞夫編），p.117-125，金原出版，1991より引用］

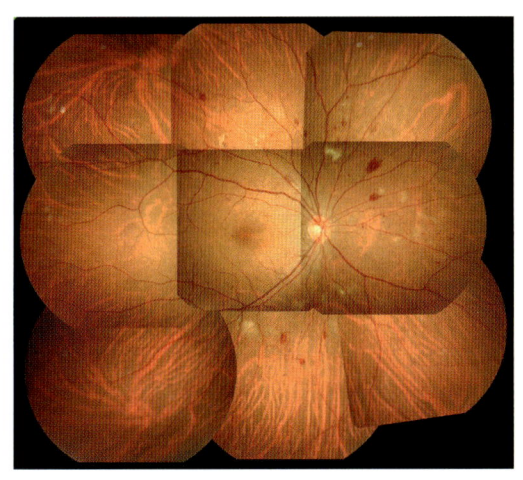

図4　糖尿病網膜症（B2）

を抑制する目的で抗VEGF薬の硝子体内注射が行われる．血管新生緑内障に対しては汎網膜光凝固に加え，緑内障手術を行う．

VI 網膜剥離

　網膜剥離とは視細胞層から内側の神経網膜が網膜色素上皮層から分離し，網膜下に液化硝子体が貯留した状態である．発症機転から裂孔原性，非裂孔原性に大別され，非裂孔原性網膜剥離は牽引性網膜剥離と滲出性網膜剥離に分類される．ここでは裂孔原性網膜剥離について述べる．

A 発症機序・病態

　発症率は年間0.01％つまり人口1万人に1人程度である．網膜に裂孔が生じ，そこから液化硝子体が入り込み網膜を剥離させる．裂孔が生じる要因は，網膜への硝子体牽引や強い外傷である．まれに後述する黄斑円孔で網膜剥離が生じることもある．なお近視眼は網膜剥離の40〜80％を占める．これは網膜格子状変性などの脆弱な変性巣が生じやすく，また硝子体牽引が起きやすいからである．好発年齢は10〜20代と50〜60代の2峰性を示す．若年者では近視眼が多く，慢性的に眼をこするアトピー性皮膚炎も原因となりうる．

B 症状

　前駆症状として，光視症や飛蚊症を伴う．網膜剥離が生じると，剥離網膜に対応した視野欠損を自覚する．次第に拡大し黄斑部も含めた全網膜剥離となると，高度の視力低下となる．

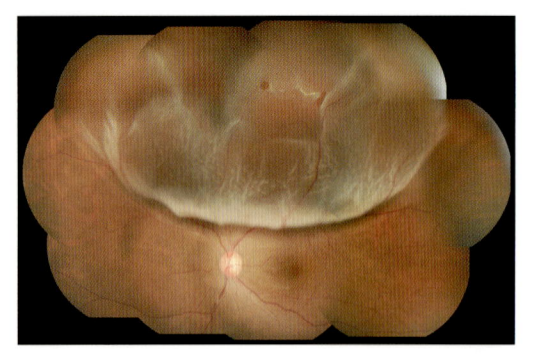

図5　網膜剥離

C 理学的所見・検査
- **眼底所見**：剥離網膜は白色に隆起し皺壁状になる（図5）．必ず原因となる網膜裂孔が存在し，硝子体混濁や裂孔部からの硝子体出血も起こる周辺部から剥離することがほとんどであるため，初期は視力が保たれる．

D 治療
網膜裂孔のみで剥離が小範囲の場合は，裂孔を囲むように網膜光凝固を行う．網膜剥離が広範囲の場合は，早期に手術治療（強膜内陥術や硝子体手術）を行う．

Ⅶ 黄斑円孔

黄斑円孔の多くは特発性であり，50～70代に好発する．黄斑部中心窩に円孔が開き，視力低下や変視症を生じる．

A 発症機序・病態
加齢眼において後部硝子体皮質（膜）の収縮や眼球運動により中心窩に牽引がかかり円孔を生じると考えられている．

B 症状
初期には中心視野の異常を自覚する．進行すると高度な視力低下となる．

C 理学的所見・検査
黄斑部中心窩に円形の網膜欠損がみられる（図6）．近年では臨床現場での光干渉断層計（OCT）の普及により，容易に診断できるようになった（図7）．

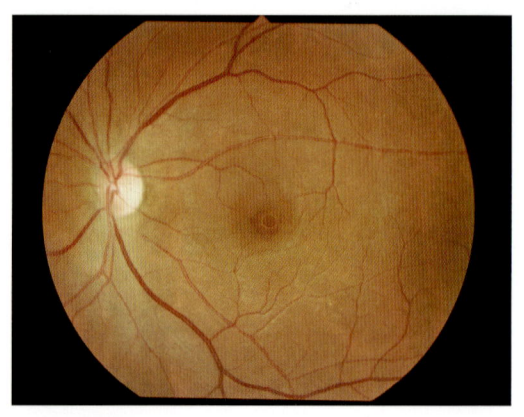

図6　黄斑円孔

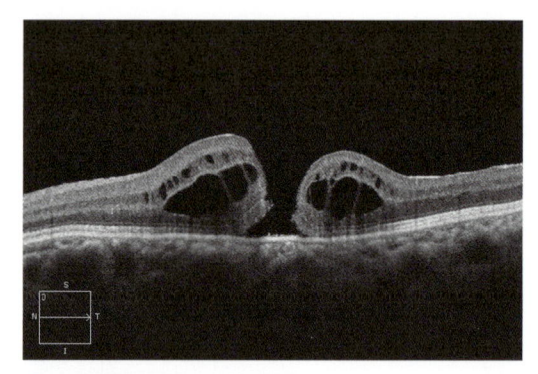

図7　黄斑円孔のOCT所見

D 治療
硝子体手術により内境界膜剥離とガスタンポナーデを行うことで円孔の閉鎖が得られる．発症早期では円孔の閉鎖率は高く視力予後も良好であるが，陳旧例では改善しないこともある．

Ⅷ 加齢黄斑変性

加齢黄斑変性（age-related macular degeneration：AMD）は，50歳以上で加齢に伴って患者数が増え，喫煙は確実な要因であり，肥満，高血圧，日光曝露などの関連も指摘されている．

A 発症機序・病態
a. 滲出型
脈絡膜新生血管に基づく病変と，網膜色素上皮剥離が含まれる．特殊型としてポリープ状脈絡膜血管症と網膜血管腫状増殖がある．わが国では滲出型AMDの半数がポリープ状脈絡膜血

管症であるといわれている．

b. 萎縮型

網膜色素上皮と脈絡膜毛細血管の萎縮が進行し，境界鮮明な地図状萎縮となる．

B 症状

進行性の視力低下，変視症，歪視(わいし)など．

C 理学的所見・検査

- 中心視野：アムスラーチャートで検査する．
- 眼底所見：滲出型では初期には黄白色の軟性ドルーゼン，色素脱出が生じ，進行すると脈絡膜新生血管や漿液性色素上皮剥離，黄斑部浮腫，漿液性網膜剥離，網膜下出血を生じる（図8）．
- 蛍光眼底造影検査：フルオレセイン蛍光撮影（FAG）にインドシアニングリーン蛍光撮影（ICG）を併用し脈絡膜新生血管を検出する．
- 光干渉断層計（OCT）：診断および治療効果の判定に有用である．

D 治療

とくに滲出型の場合，脈絡膜新生血管に対して光線力学的療法（PDT）や，近年では抗VEGF（血管内皮増殖因子）薬（ルセンティス®，マクジェン®，アイリーア®）の硝子体注射を複数回行う．再発例も少なくないため，その場合は抗VEGF薬の硝子体注射を繰り返し行う．

IX 中心漿液性脈絡網膜症

脈絡膜からの漏出により，黄斑部に限局性の漿液性網膜剥離を生じる．ストレスやステロイド全身投与，妊娠が発症と増悪に関与する．

A 発症機序・病態

脈絡膜血管の透過性亢進により脈絡膜に組織液が貯留する．2次的に網膜色素上皮の外側血液網膜関門が破綻すると網膜下に漏出し，漿液性網膜剥離となる．30〜40代の男性に多く，通常片眼性である．

B 症状

変視症，小視症，中心暗点を自覚する．青黄色覚異常を伴うこともある．

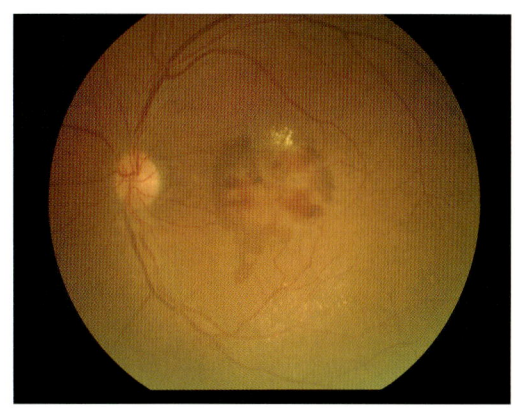

図8　加齢黄斑変性

C 理学的所見・検査

- 視力：比較的保たれる．
- 眼底所見：後極部に限局した円形の漿液性網膜剥離をみる（図9）．OCTが有用である．
- 蛍光眼底造影検査：本症の診断と治療方針の決定に必須である．点状の蛍光漏出部位を認め，網膜下に貯留する（図10）．

D 治療

自然寛解することが多い．有効性が確認されている薬物療法はない．遷延する場合，蛍光漏出部に対する光凝固を行うと漿液性網膜剥離は消退する．

X 網膜色素変性症

網膜色素変性症は遺伝性かつ進行性の疾患であり，わが国における失明原因の上位を占める．有病率は数千人に1人であり，日常診療でもよく遭遇する．

A 発症機序・病態

視細胞の杆体の異常である．わが国では常染色体劣性遺伝が多いが，遺伝形式が明らかではない孤発例が最も多い．

B 症状

杆体が夜間視機能に重要であることから，夜盲が初期症状である．中心視機能は比較的最後まで保たれることが多い．求心性視野狭窄が進行し，やがて中心に多い錐体に及ぶと視力や色

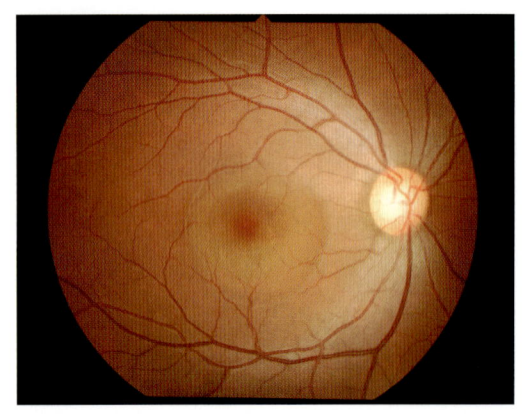

図9　中心漿液性脈絡網膜症

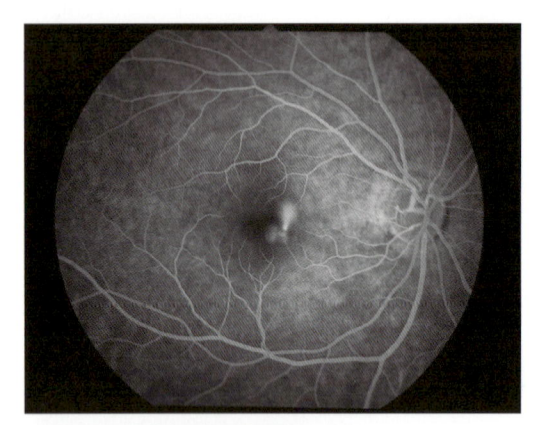

図10　中心漿液性脈絡網膜症（FA）

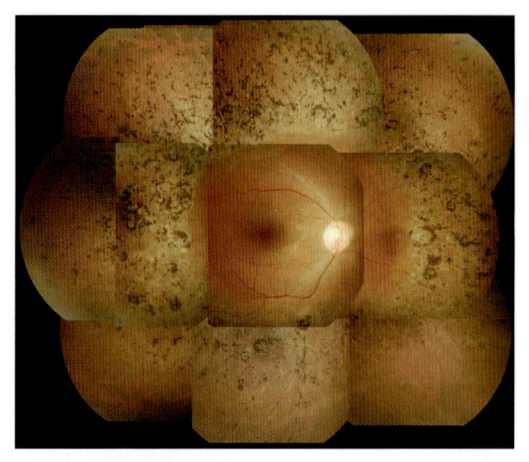

図11　網膜色素変性症

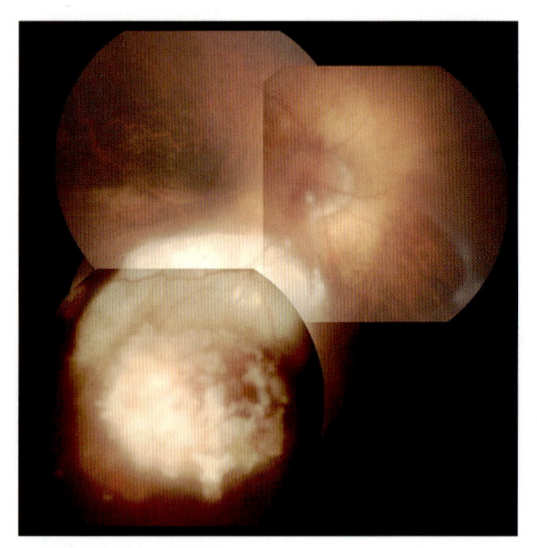

図12　網膜芽細胞腫

覚が障害される．

C 理学的所見・検査

骨小体様の色素斑が多発散在する特徴的な眼底所見から診断は容易である（図11）．白内障の合併も多い．確定診断には網膜電図（ERG）が必須である．またゴールドマン視野計により周辺視野の障害をとらえる．

D 治療

有効な治療法は確立していない．長期的に経過をみていくことが重要である．白内障が合併した場合は白内障手術を行う．

XI 網膜芽細胞腫

網膜芽細胞腫は，眼内にできる悪性腫瘍である．ほとんどが4歳までに発症する．小児の全悪性腫瘍の中では7番目の頻度である．

A 発症機序・病態

遺伝性と非遺伝性がある．胎児期の網膜形成時に網膜芽細胞から腫瘍が発生する．わが国での発生頻度は15,000人に1人であり，片眼性が多い．全身転移を起こすこともある．また2次がんでは骨肉種が多い．

B 理学的所見・検査

瞳孔の奥が白く見える白色瞳孔で発見されることが多い．眼底には乳白色の腫瘤がみられ，石灰化を伴うこともある（図12）．CTスキャンで石灰化像を認めることが確定診断に有用である．

C 治療

保存療法として多剤併用化学療法やダイオードレーザーを併用した温熱化学療法が開発された．ただし効果がない場合は眼球摘出を行う．

XII 未熟児網膜症

A 発症機序・病態

未熟児網膜症は低出生体重児に起こる．網膜血管は胎生9ヵ月で耳側鋸状縁に達するため，これより在胎週数が短い場合は，網膜血管の未熟性が高く異常なシャント形成や新生血管，線維性増殖などの変化が起こる（図13）．病期分類を表4に示す．

B 治療

未熟児網膜症の治療にあたっては，早期に発見するスクリーニングが重要である．経過観察中，周辺部網膜血管の進展が未発達で無血管領域が残存したり，病状の進行が速い場合はただちに光凝固を行う．網膜剥離へ進行した場合は硝子体手術が行われる．

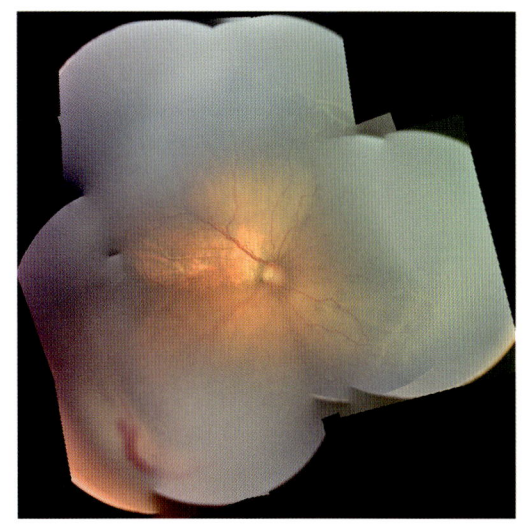

図13　未熟児網膜症（在胎27週の女児）

表4　活動期未熟児網膜症の病期分類（厚生省分類）

Ⅰ型（typeⅠ） 　1期　網膜血管新生期 　2期　境界線形成期 　3期　硝子体内への滲出と増殖期 　　初期　わずかな硝子体内への滲出，発芽 　　中期　明らかな硝子体内への滲出，増殖性変化 　　後期　中期の所見，牽引性変化 　4期　部分的網膜剥離期 　5期　網膜全剥離期 Ⅱ型（typeⅡ）

6）視神経・視路

A 視神経・視路の障害の原因

網膜が受け取った光情報を脳に伝え，映像として脳が理解できる状態にする道筋が視神経・視路である．この部分の障害の原因は，①循環不全（血のめぐりが悪い），②炎症性（腫れている），③腫瘍性（圧迫されている），④外傷，そしてその他に大別される．視神経・視路の障害の患者をみたら，この4つの原因を念頭において，原因検索，治療にあたることになる．

B 原因疾患

各原因の代表疾患は，①が虚血性視神経症，②が視神経炎，③が下垂体腫瘍など，④が外傷性視神経損傷で，その他として鼻性視神経症がある．

視神経・視路の疾患では，障害されている部位によって，特徴的な視野変化があることが多い．以前は，視野の形から視路のどこの障害か部位診断することが重要であったが，現在は画像診断が進んでおり，さほど重要でなくなった（5ページ，図3参照）．

C 検査

個々の疾患に応じていろいろな検査があるが，視神経・視路の検査としてとくに重要なのが対光反応の検査である．対光反応の左右差を

みる swinging flashlight テストはペンライト1本で誰にでも簡単にできるので，ぜひ覚えておいてほしい検査である．

swinging flashlight テスト

用意するものは，十分に明るいペンライト1本．倒像鏡の光源でもよい．光を右眼，左眼と1〜2秒ずつ，交互に数回当て，瞳孔の縮瞳状態をみる検査．正常なら，当然，光を当てられた眼は縮瞳するが，病的なら，光を当てられた眼が散瞳してくる（RAPD〔relative afferent pupillary defect〕陽性，マーカス・ガン〔Marcus Gunn〕瞳孔陽性）．この眼は，網膜に異常がなければ視交叉より末梢の視神経障害である．健眼に光を当てられ間接対光反応で縮瞳していた患眼が，患眼に光を移された途端，光を感じにくいために散瞳してくるということである．

検査上の注意としては，近くを見ると輻輳に伴う縮瞳（近くを見ると瞳は小さくなる）が生じるので，遠方を向かせること，そして，検査の光源自体を見ないよう下方などから光を当てることである．

I 視神経炎

視神経に起こる炎症，場合によっては視神経の障害をすべて視神経炎とよぶ．つまり，視神経症とほぼ同義として使われることがあり，炎症性疾患以外に，脱髄疾患，変性疾患なども含まれる．また，狭義の視神経炎として，視神経乳頭部に変化の生じる視神経炎のことをいう場合もある（図1）．

A 症状

特発性視神経症は，比較的急激な視力低下が通常片眼に起きる．時間的には突然〜数日間ぐらいで，程度は0.1以下となるものが多い．そして，典型的な視野変化は中心暗点である．また，視力が正常でも，色覚障害やものが暗く見えるなどの症状が生じることがある．しばしば，目の奥の痛みを伴う．

実際の訴えとしては，「急に，真ん中が暗く

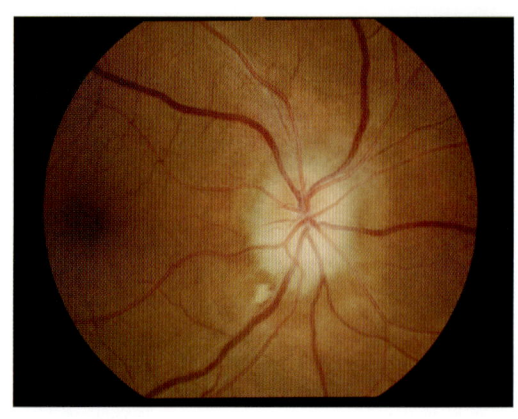

図1 視神経炎

なった」「字が読めなくなった」「字を読もうとすると影が字にかかってしまう」などがある．

B 発症機序・病態

特発性視神経症は原因不明である．多発性硬化症の初発や部分症状であることもある．多くの場合，片眼性で，青壮年に多く，まれに小児にも生じる．

眼科領域の疾患は，直接その疾患を目で見ることができることが多い．たとえば，白内障なら水晶体が混濁しているのを細隙灯顕微鏡で見ることができるし，程度がひどければ肉眼でも見ることができる．視神経の疾患では，その所見を直接見られるのは，視神経乳頭部のみである．ゆえにこの部分の所見が重要となる．乳頭部の病的所見は，①その色の変化つまり発赤か蒼白か，②外縁や陥凹部の鮮明度つまり浮腫の有無，そして③出血の有無，が主なものである．乳頭陥凹の程度も大事な所見だが，これは緑内障性の視神経障害でとくに重要となる．

視神経症急性期の乳頭部所見は，発赤の程度はさまざまだが軽度のことが多く，外縁や陥凹部が鮮明でなく浮腫状となり，そして時に乳頭部出血を認める．

これらの所見のカルテ記載は次のように書かれることが多い．

- **乳頭の色（disc color）**：発赤→ redness, reddish，蒼白→ pale
- **外縁や陥凹部の鮮明度**：disc swelling, edem-

atous（浮腫状），margin dull（外縁不鮮明）

乳頭部の病的所見における鑑別では，視神経症によるものとうっ血乳頭の鑑別が重要である．前者はあくまで視神経の病気なので，視機能障害が残っても命に別状はないが，うっ血乳頭は髄膜炎や脳圧亢進など原因によっては命取りになりうる．

もっとも，鑑別が重要な理由は眼底の視神経乳頭部所見が似ていることがあるためで，つまり医師の診断上の問題である．看護側で得られる情報としての症状は，むしろ両者で異なっていることが多い．

視神経炎は，片眼性で視力障害がほとんど必発であるのに対し，うっ血乳頭はほとんど両眼性で視力障害はほとんどない．

C 検査

視野検査（ゴールドマン動的量的視野，ハンフリー静的量的視野，アムスラーチャートなど），中心限界フリッカ値（中心 CFF），色覚検査，RAPD（求心性瞳孔障害，マーカス・ガン瞳孔）の検査，視覚誘発電位（VEP），コントラスト感度などがある．

視神経炎では，上記のような眼科学的精密検査で有意な情報を得られるが，問診，視力，視野，眼底所見など，どこの眼科でもできる日常的な検査で診断できることがほとんどである．

また，全身的検査として，神経学的検査，耳鼻科的検査，血液検査，髄液蛋白分画，ウイルス抗体価検査，頭部 X 線・CT・MRI などが重要である．

D 治療

自然寛解傾向がみられるが，薬物療法としてステロイドの大量投与が行われることが多い．

初発の視神経炎は自然寛解傾向も強く，比較的予後良好の例が多い．

II 球後視神経炎

A 発症機序・病態

視神経炎のうち，視力や視野の障害はあるが，視神経乳頭にまったく所見がないものを球後視神経炎とよぶ．ただし，ある程度の障害が残った場合は，発症後1ヵ月程度で，視神経乳頭の褪色がみられる．

視神経の比較的中枢側（脳に近いほう）に病変があり，急性期には病変が乳頭に及んでいないものである．

B 検査

多発性硬化症の一症状として現れることがあり，球後視神経炎を発見したら，頭部 CT・MRI などの検索を行う必要がある．また，多発性硬化症なら，他の神経障害が発症したり，視神経炎も再発してくる可能性が高いので，しばらくは経過観察を十分に行い，過労などを避けるような指導を行うほうがよい．

C 多発性硬化症

脳，脊髄，視神経などに多彩な神経症状を再発と寛解を繰り返して起こし，徐々に重篤な状態となる難病であり，根本的な治療法はない．原因不明の炎症性中枢神経系脱髄疾患である．視神経炎を初発とすることが少なくない．欧米では，視神経炎の原因の半分以上が本症といわれているが，日本では1割程度のようである．

III 乳頭炎

A 発症機序・病態

視神経炎のうち，乳頭の所見の強いものを乳頭炎とよぶ．乳頭は，発赤し，血管の怒張がみられ，浮腫上に腫脹して，出血もみられることがある．

B 症状

中心暗点や盲点中心暗点（マリオット盲点と中心暗点がつながったもの）が特徴的で，高度の視力障害を伴うことが多い．

C その他

視神経乳頭血管炎という疾患もあり，これは視力の低下は軽度で，一般に若年者の片眼に発症するもので，乳頭所見は似ている場合があるが，乳頭炎とは違う疾患である．

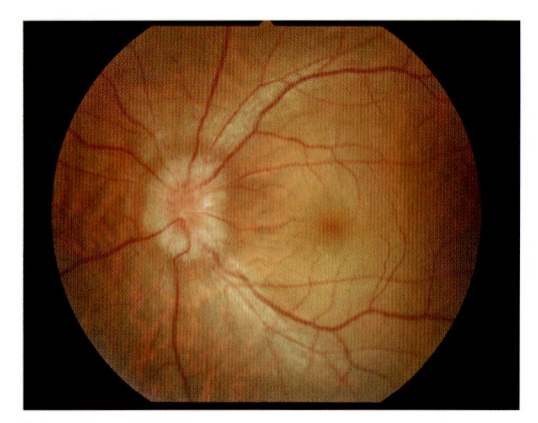

図2 うっ血乳頭

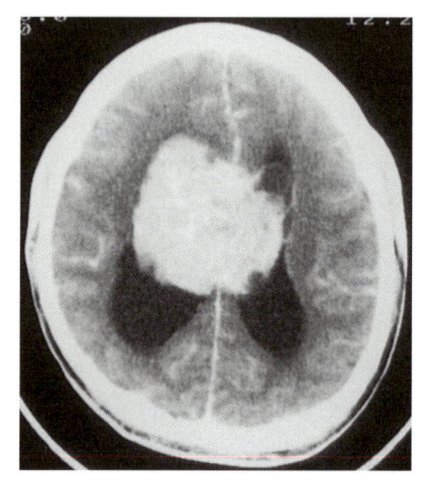

図3 うっ血乳頭から見つかった脳腫瘍

IV うっ血乳頭

うっ血乳頭とは，主に頭蓋内圧亢進によって視神経乳頭が発赤・腫脹・乳頭陥凹の減弱・消失など変化した状態のことである．脳腫瘍などで生じうる（図2）．

A 症状

腫瘍が視路を圧迫しているなどで視機能障害が生じていれば別だが，そうでないと，見え方には何の異常もないまま，うっ血乳頭が生じる．視神経炎では，程度はさまざまだが視力や視野の障害が伴うので，この点が大きく違う．

症状の少ない脳腫瘍では，偶然眼科を訪れ，眼底検査でうっ血乳頭を発見され，脳腫瘍が見つかることがある．コンタクトレンズ作製希望で外来受診した25歳の男性にうっ血乳頭を見つけ，約7cmの脳腫瘍が発見された例を示す（図3）．矯正視力は1.2であった．

もちろん逆に，うっ血乳頭がないから脳腫瘍がないなどということはいえない．

B 発症機序・病態

脳腫瘍などによる頭蓋内圧亢進で生じる．時に乳頭周囲の出血を伴う．多くは両眼性である．

C 治療

対処療法として頭蓋内圧の低下を図ることがあるが，眼科としては頭蓋内病変の検索をし，早急に脳外科へ依頼して原因治療を進める．

V 視神経萎縮

視神経萎縮は，乳頭の色が白〜黄色調となっていることが特徴的で，臨床的には，視神経が死んでしまっているか瀕死の状態をいうことが多いが，視機能が保たれているものもある．一般的には，視神経病変の結果もたらされる（図4）．

A 症状

多くは，高度の視力・視野・色覚の異常を伴っている．

B 発症機序・病態

原因にかかわらず，視神経線維の軸索に変性と機能消失をきたした状態である．

C 治療

視機能が保たれている場合は，その原因を探し，治療することになる．しかし，すでに生じている障害に対しては，ほとんどの場合不可逆性で，治療法がない．

しかし，大切なのは，このような高度の視力障害を生じていて，治療法の存在していない患者に対するケアである．とくに，両眼性に生じている場合は，本人にとってはわれわれの想像を絶するほど大変なことである．中途失明の患者は，ほとんどの場合，一度は自ら命を絶とうと考えたことがあるという．このような患者の

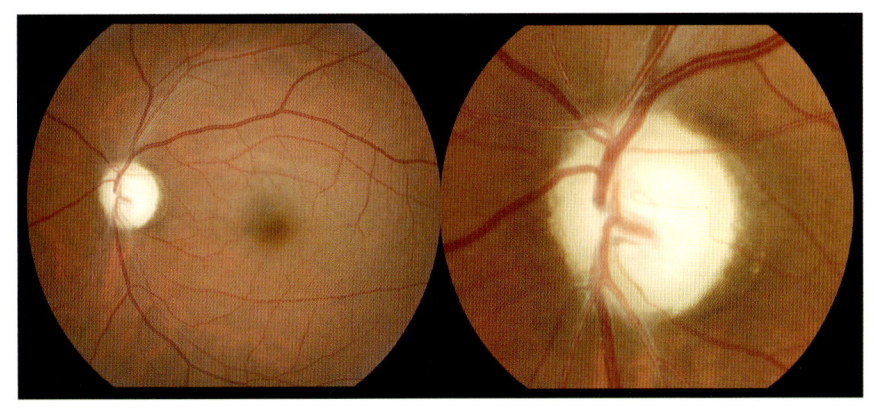

図4　視神経萎縮

気持ちを理解するのは簡単なことではない．失明している場合，もう治らない状態であることを受け入れることは容易なことではないし，わずかな視機能が残っている場合では，それがいつ失われるのかという恐怖と毎日のように対峙することになる．このような患者に対し，「自分の病状をなかなか受け入れられない」などという評価を下すのは厳に戒めるべきである．そして，本人自身から自分の病状を受け入れ，次のステップに進めるようになるのを待つべきである．また，医療側としては，身の回りをみている家族への心遣いも，忘れてはならないことである．

Ⅵ その他の視神経障害

A 外傷性視神経症

眉毛部外側の外傷によって生じることが多いのが特徴で，視神経管部の損傷によることが多い．治療は，できるだけ早く，ステロイドの全身投与や視神経管開放術を行うことによる．予後は外傷の程度による．89ページ参照．

B 虚血性視神経症

視神経の血管走行の関係から，水平半盲になることが多いのが特徴．老人に多く，視神経乳頭はときに浮腫状となり，うっ血乳頭との鑑別が必要になることがある．

C 鼻性視神経炎

副鼻腔の炎症が視神経に波及するなどによる．

Ⅶ 視路の障害

A 視交叉の障害

代表的疾患として，下垂体腺腫では下方から視交叉を圧迫し，両耳側半盲を呈することが多い．視交叉の圧迫によって視力低下も生じ，圧迫の程度や期間が長ければ視神経萎縮を生じる．

また，視交叉が外側から圧迫されていれば，両鼻側半盲を生じる．両耳側半盲，両鼻側半盲のことを異名半盲とよぶ．

B 視索の障害

単独の障害は少なく，さまざまな視野障害が生じるが，典型例では同名半盲になる．左右の視野欠損があまり似ていない（非調和性）場合が多い．RAPDは陽性の例が多く，黄斑回避は少ない．

● 原因：鞍部腫瘍，動脈瘤など．

C 視放線の障害

視野は同名四半盲型が多い．視放線末梢側（起始部側）の障害では，下方視野の障害が強く，左右であまり似ていないことが多い．後頭葉に近づくにつれ，左右の形が似てくる．

7) 水晶体

I 白内障

白内障とは，水晶体，つまりレンズが「にごる」ことである．水晶体組織中における白内障の主な発症部位によって前囊下白内障，後囊下白内障，核白内障と分類される．

白内障は，あくまで水晶体のにごりであり，角膜の混濁は白内障ではないが，角膜が白くにごっていると，肉眼では一見，白内障のように見える．このため，ときどきそれを白内障と勘違いしている患者や医療スタッフを見かける．本書でもそうだが，掲載される写真はほとんどが散瞳しているもので，散瞳していないときの実際に肉眼で見られる白内障の眼とは様子が違う．角膜が白くにごっているほうがむしろ散瞳した白内障の写真に似て見えることがある．通常の瞳孔の状態では，瞳孔の奥，中央にわずかに白内障が見えるだけである．

A 分類

白内障の原因には，老人性，外傷性，糖尿病，併発，放射線性，内分泌代謝異常性，薬物性などがあるが，もっとも多いのが老人性である．

老人性の場合，水晶体の「にごり」は老化現象として生じるもので，50〜60歳を過ぎれば，程度の差はあるがほとんどの人に生じている．しかし，疾患として考えるには，白内障のあるなしではなく，見え方に影響を及ぼしているかどうかが重要である．老人性白内障は，水晶体の老化現象であるから「にごる」だけでなく，その他の老化現象も生じる．それは，水晶体が，①硬くなり（硬化），②膨らみ（膨化），③色がついてくる（着色）ことである．

カルテを見ると，白内障のところにcatと書いてあるのをよく見かける．もちろん猫のことではない．白内障は英語でcataractなので，それを略して書いているのである．

また，G1とかG2とか，書いてあることも多いと思う．これは，白内障の硬さの程度を表しており，細隙灯顕微鏡所見で水晶体がどんな色に見えるかで分けられたエメリー・リトル（Emery-Little）分類に基づいて記載されている．超音波手術のやりやすさと合わせて次のような意味をもつことが多い．

・G1：透明〜乳白色．軟らかい白内障．手術は必ずしも容易でない．
・G2：白〜黄白色．やや軟らかな白内障．超音波手術の良い適応（図1）．
・G3：黄色．中等度の硬さ．超音波手術の良い適応．
・G4：こはく色．硬い．超音波手術はやや難しい．
・G5：茶色．きわめて硬い．超音波で手術するのはたいへん難しい（図2）．

B 症状

a.「にごり」による症状

曇りガラス越しの見え方となり，霞む，ぼやけるなどの症状が生じる．これは，眼内のレンズの「にごり」による症状であるから，眼鏡の調整によって症状の改善が得られることはない．また，「にごり」が後囊下に生じると，それが乱反射を起こし，羞明が生じて眩しいと訴える．

人の目には，カメラのしぼりにあたる瞳孔が存在するが，「にごり」がこの瞳孔の後囊下の中央部分にだけ存在すると，瞳孔が小さくなったとき（つまり明るいとき）だけ見えにくい．こうなると，夕暮れは瞳が広がっているから景色がよく見えるが，晴れの日中はよく見えない（昼盲）．通常の視力検査は屋内で行われ，直接光でないため，この状態では良好な視力という結果に終わることが少なくない．このため，眩

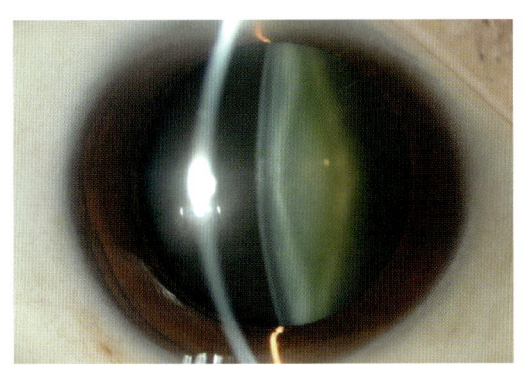

図1　老人性白内障（G2）

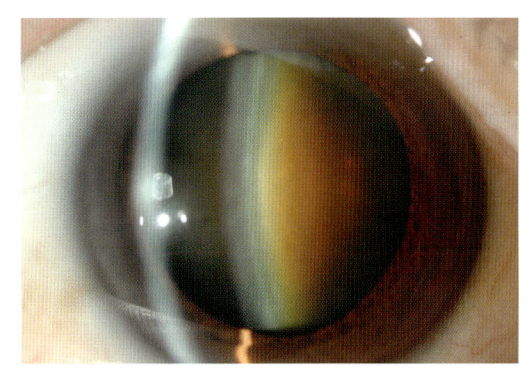

図2　老人性白内障（G5）

しい状況でどれくらい視力が下がるかを調べるグレアテスターという検査装置がある.

また，患者の中には，飛蚊症といわれる虫様のものがチラチラ飛んで見える症状も白内障によると思っている人が少なくないが，この症状は白内障では生じることはない．手術で視力が改善されるとかえって目立つことがあるので，術前の説明をするときに注意が必要である．

b. 硬化による症状

水晶体が硬くなると，そのレンズ作用が強くなり，より近くのものにピントが合うようになる．つまり，近視になる．これを水晶体性近視（核白内障）とよぶ．具体的には，本はよく読めるのだが景色が見えない，眼鏡が合わなくなったという症状が生じる．また，「新聞を読むのに最近は眼鏡がいらなくなり，目がよくなった」と訴えることもある．水晶体が硬くなる現象が強く生じていても，「にごり」が少ない場合は，眼鏡の調整だけでとりあえず見え方の改善が得られる．ただし，こういう場合は比較的短期間で近視が進行することが多く，すぐ眼鏡が合わなくなる場合が多い．水晶体性近視が進行すると，像の歪みも生じるようになる．症状としては歪みがない場合でも，医師が眼底を三面鏡などで水晶体越しに見ると，眼底が歪んで見える．

また，硬くなることは弾性が減少することであり，調節力の低下が生じるが，これは白内障による症状というより，いわゆる老眼である．

c. 厚みを増すことによる症状

水晶体が厚くなるのが進行すれば，前房を浅くし，ついには狭隅角緑内障を生じることがある．とくに眼軸長の短い遠視の眼では注意したい．

d. 色がつくことによる症状

白内障では，水晶体が文字どおり白っぽくなるばかりでなく，茶褐色になることが多い．また水晶体は加齢に伴って徐々に黄色に変色していく．20代からこの変化は起こっている．変色だけならば，水晶体に混濁がないので視力は良好である．この状態では，茶系のサングラスをかけているのと同じ見え方となる．このため色が変わって見えるはずだが，多くの場合，徐々に色がついてくるため，自覚症状はない．注意すべきは，むしろ白内障手術後である．今まで茶系のサングラスをかけたように見えていたのが当たり前だったのが，急に水晶体の色がなくなり，白色が青色に見えるという訴え（青視症）が少なからずある．最近の眼内レンズはこれを考慮し，紫外線カットの目的も含め黄色の着色をしているものがある．紫外線や青系の可視光が網膜に悪影響を及ぼすということがいわれており，このような光をカットする色を着色するのは合目的的ともいえる．

C 発症機序・病態

白内障の発症機序はいまだ解明されていない．

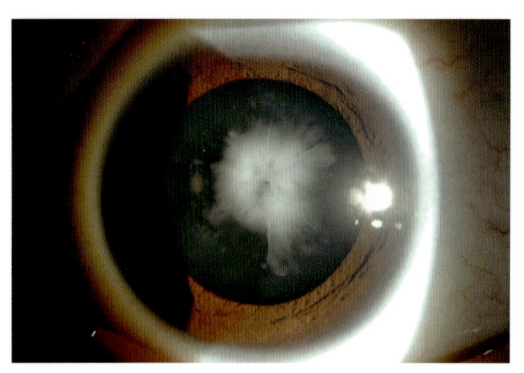

図3　先天白内障

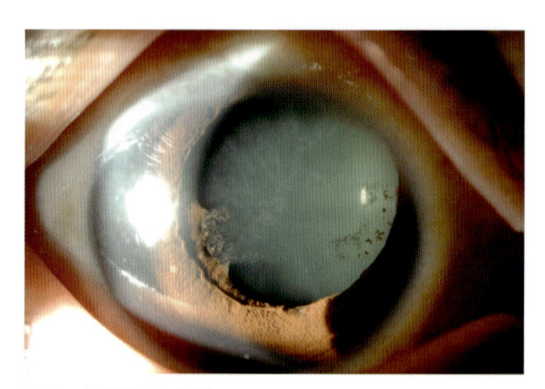

図4　外傷性白内障

成因から考えると先天性，老人性，外傷性，糖尿病などの代謝性，続発性などがある．

a. 先天白内障（図3）

生まれつき水晶体混濁を認める白内障．両眼性のことが多い．原因としては，遺伝や，先天性風疹症候群などの胎生期の感染，代謝疾患，外傷などがある．

幼児が自分から見えないと訴えることはないので，両親が子どもの様子が変だとか目が白いなどといって病院に連れて来ることがほとんどである．混濁が軽度で，気づかないで成長すると，子どもは自分の見え方が当たり前なので，やはり見えにくいという訴えとなることは少ない．混濁が強く視力への影響が強いと，弱視の原因となるため，できるだけ早期の手術が必要である．

b. 老人性白内障（図1，2）

すでに記したとおりである．

c. 外傷性白内障（図4）

穿孔性の外傷（目にものが突き刺さる）などで水晶体囊（水晶体のいちばん外側の袋）が破れることや，鈍的眼外傷で水晶体に衝撃が伝わることで生じる．

硝子体手術では，手技的必要上から，まれに手術器具が水晶体に触れてしまうことがあり，そうすると徐々に白内障が生じるが，これも外傷性白内障である．また，硝子体手術後はこのような接触がなくとも白内障の進行が早まることが知られている．

d. 糖尿病白内障

糖尿病に伴って発症する白内障である．糖尿病状態の悪化により，進行が早まることが多い．視力障害が軽くとも，網膜症の診察や網膜症に対するレーザー治療に困難をきたすことが問題となる．

治療は，他の白内障同様，手術であるが，老人性などと比べて術後感染や術後の炎症が生じやすい傾向がある．

e. 併発白内障（図5）

他の眼疾患が原因で生じた白内障．ぶどう膜炎が多く，他に網膜剥離などによっても生じる．ぶどう膜炎では，眼内に炎症があるためその白内障の手術時期をどうするかが問題となる．ぶどう膜炎の再燃などで，術後炎症が強い場合が多い．

f. 後発白内障（図6）

白内障の手術後に，残された水晶体後囊上に生じる混濁である．水晶体前囊に残された水晶体上皮細胞が増殖して起こる．視力低下の原因となっている場合は，YAGレーザーなどで水晶体囊を切開することで治療する．レーザーによる切開なら，通常，外来で数分で終わることが多く，痛みもほとんどない．

D 治療

白内障治療は現在のところ，手術が主である．薬物療法はその進行を遅らせることはあっ

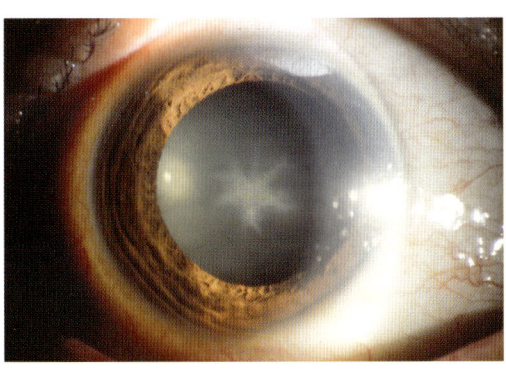

図5 ステロイドによる併発白内障

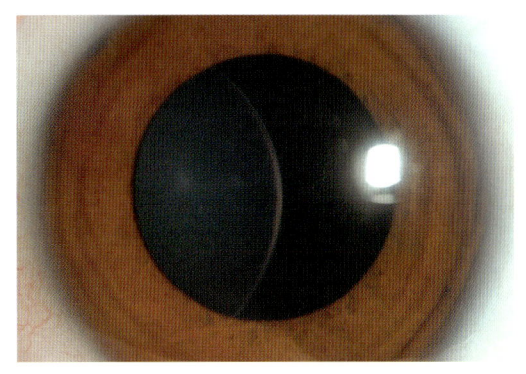

図7 水晶体位置異常
マルファン症候群に生じた水晶体偏位

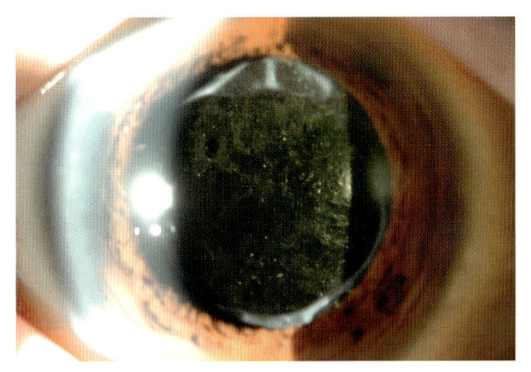

図6 後発白内障

ても，いったん生じた混濁を減少させる効果はない（185ページ参照）.

予防としては，白内障の進行に紫外線との関連が指摘されていることから，紫外線を避けることは予防に役立つ可能性がある．

II 水晶体位置異常

A 分類

水晶体の位置がずれている状態である（図7）.先天性と後天性がある．

B 症状

ずれの程度が大きく瞳孔から水晶体が完全に外れてしまえば，レンズがなくなってしまう状態で，強度の遠視となるため，ピントが合わなくなり，高度の視力障害をきたす.

C 発症機序・病態

a. 先天性

マルファン（Marfan）症候群（常染色体優性遺伝），マルケザーニ（Marchesani）症候群，ホモシスチン尿症など．

b. 後天性

水晶体を支えるチン小帯が外傷によって切れるなどの原因で生じる．前房に水晶体が位置するようになった場合は，急性緑内障を生じたり，角膜内皮障害が生じることがある．

D 治療

根治的には，手術によって水晶体を摘出する（水晶体囊内摘出術）．とくに合併症が生じていない場合は，経過観察することもある．

III 水晶体形態異常

水晶体の形態異常には，先天無水晶体，小球状水晶体，円錐水晶体などがある．いずれも比較的まれな疾患である．前房に水晶体が位置するようになった場合は，角膜内皮障害が進行するので，早急に手術が必要である．

8）硝子体

I　硝子体混濁

A 分類

　硝子体はゲル様組織で透明で，眼球の形を保っている．硝子体混濁は生理的な変化と病的な変化に分けられる．

a. 生理的なもの
- 強度近視や加齢による硝子体の液化・変性による糸状・塊状の混濁．
- 後部硝子体剥離：視神経乳頭縁の硝子体付着部が剥離して起こる混濁．
- 鋸状縁の硝子体基底が剥離して起こる混濁．
- 硝子体閃輝融解（図1）：硝子体中に析出したコレステロールの結晶．

b. 病的なもの
- ぶどう膜炎による炎症性混濁．
- 糖尿病網膜症・網膜静脈閉塞症などにより硝子体出血が古くなり器質化したもの．

B 症状

　飛蚊症・視力障害を訴えるが，硝子体閃輝融解など無症状のものもある．網膜に近い硝子体混濁は，症状として自覚するが，少し離れると無症状となる．

C 治療

　病的なものは原疾患の治療を行う．硝子体混濁が激しい場合は硝子体手術を行うこともあるが，後部硝子体剥離・硝子体閃輝融解など生理的なものには治療は行わない．

II　硝子体出血

　硝子体出血は，網膜血管からの出血が硝子体中に侵入したもの，または硝子体中に侵入した血管が破れることによる．

A 症状

　飛蚊症および急激な視力低下．赤いものが見えるという赤視症を訴えることもある．

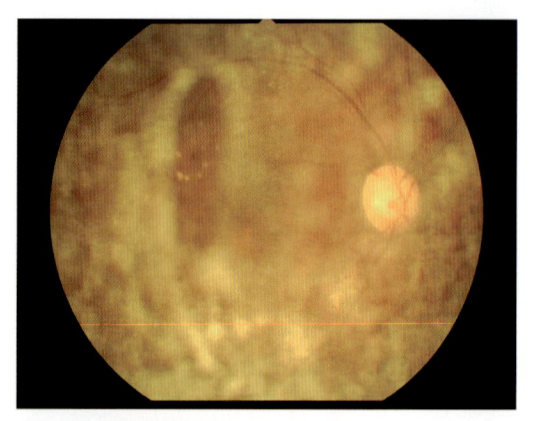

図1　硝子体混濁（コレステリン）

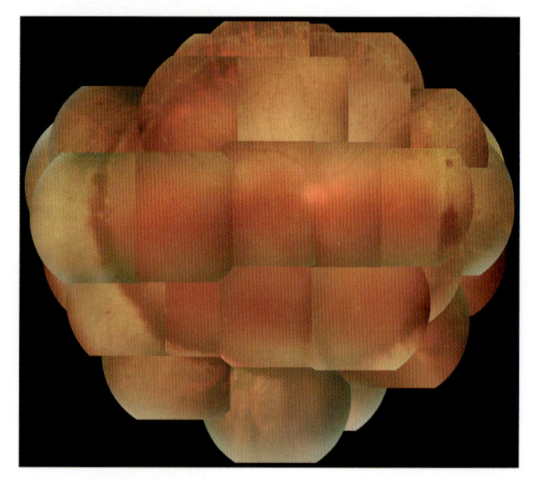

図2　硝子体出血

B 発症機序・病態

　糖尿病網膜症や高血圧・動脈硬化による網膜静脈閉塞症の新生血管破綻（図2），または外傷によるものが多い．その他，くも膜下出血の際に起こるターソン（Terson）症候群，外傷，手術，血液病，後部硝子体剥離，幼児では網膜芽細胞腫などで起こる．
　徹照法で検査すると，大量出血では眼内は暗黒で眼底は見えず濃赤色の反射を認めることが多い．少量出血では黒い網状に見える．
　硝子体出血はだんだん下方に沈下し，上方の

眼底は透見可能となり，出血は吸収される．このとき自覚的に下方の視力は回復する．しかし，大量出血や頻繁の出血の場合吸収されず，増殖性網膜症となり続発性網膜剥離を起こすこともある．

C 治療

原疾患の治療を行う．新鮮例では，安静と止血薬，循環促進薬などで経過観察する．出血が吸収しにくい場合は硝子体切除術を行う．

9）緑内障

I 原発開放緑内障

原発開放緑内障とは，原因不明で隅角の広い型の緑内障である．慢性に進行する．

A 症状

初期に自覚症状はない．肩こり，眼部不快感，頭重感，眼精疲労などの不定愁訴を訴えることがある．また電灯を見ると色の輪がまわりに見える虹輪症や視野異常を伴うこともある．視力低下，視野狭窄を訴える場合は，病態が進行した例である．視野狭窄は徐々に進行し，末期まで中心視力と色覚は保たれるが，やがて失明する．眼圧上昇（21 mmHg 以上）を認め，視野検査（図1）では，マリオット（Mariotte）盲点が拡大し，上下暗点（傍中心暗点）が生じ，これは固視点を囲むような帯状の暗点（ブエルム〔Bjerrum〕暗点）となる．さらに進行すると鼻側視野欠損となり，さらに進むと高度の求心性視野欠損となり失明する．眼圧の上昇を認めず，同様の症状を呈する型があり，これは正常

左正常視野

ブエルム暗点出現

鼻側視野欠損

求心性視野欠損

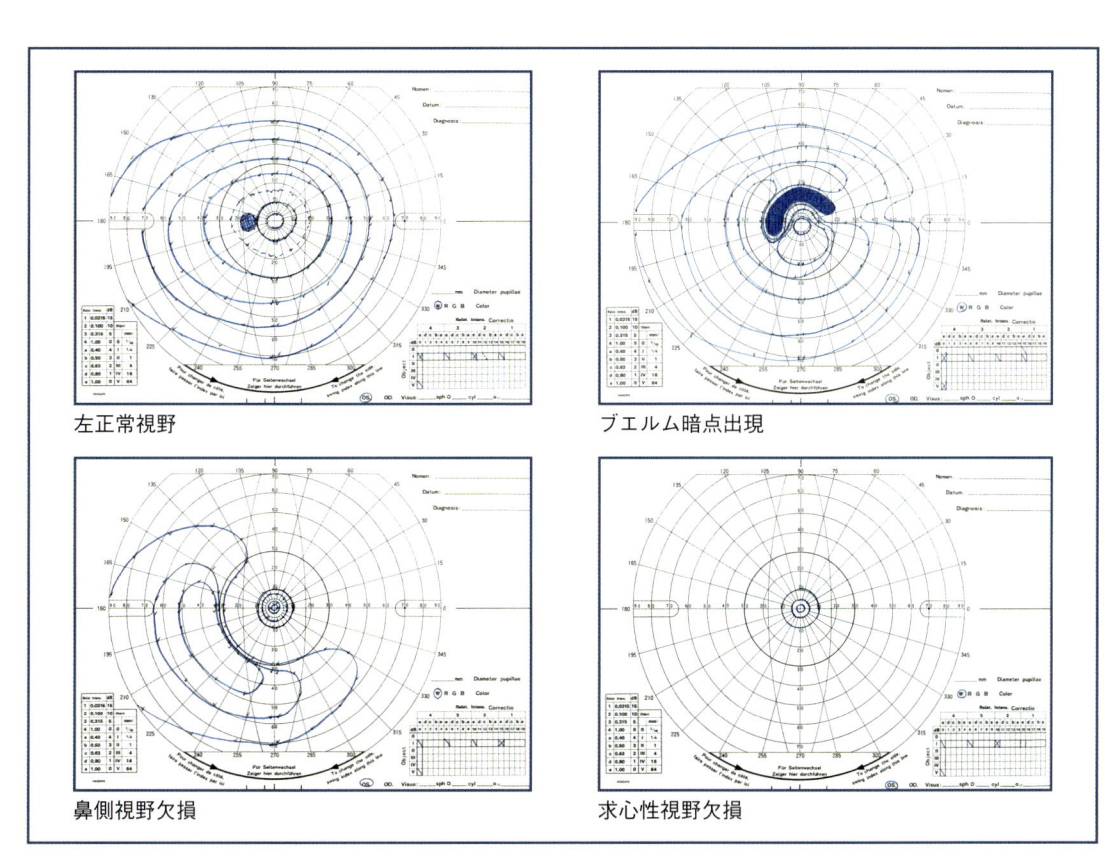

図1 緑内障の視野検査結果

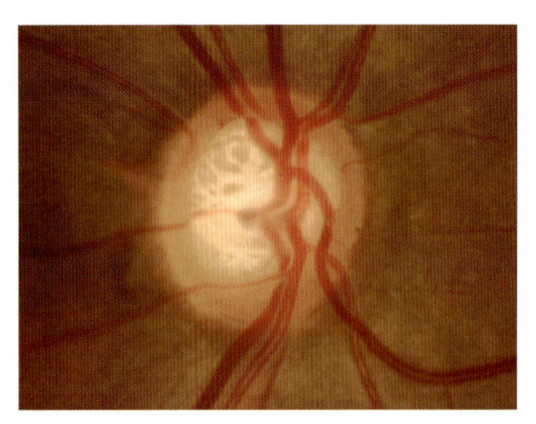

図2　視神経乳頭の緑内障性陥凹

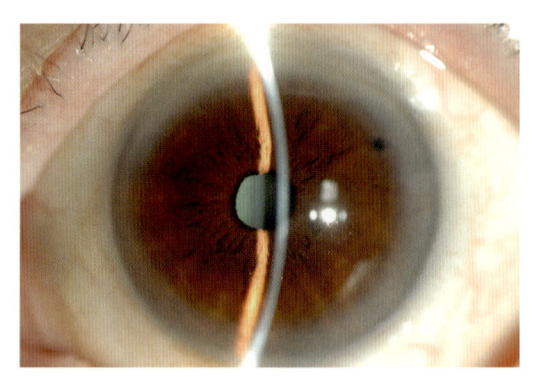

図3　浅前房とレーザー虹彩切開術
2時の位置にレーザーイリドクトミーが施行されている．

眼圧緑内障と分類される．

B 発症機序・病態

原因は不明であるが，房水の流失抵抗が増大して，眼圧が上昇してくる．このため視神経乳頭の緑内障性陥凹の拡大および萎縮が起こり，緑内障特有の視野狭窄が進行する（図2）．陥凹の大きさは，陥凹/乳頭の直径比（C/D比：cup/disc ratio）で表される．正常値は 0.3 以下が多い．緑内障の進行例は 0.6 より大きく 1.0 に近くなる．また陥凹部の網膜血管は鼻側に偏位し，陥凹部は蒼白に見える．

C 治療

眼圧をコントロールすることである．第一選択は点眼薬による薬物療法である．これで眼圧のコントロールができない場合，内服療法を併用する．薬物療法にて眼圧のコントロールができない場合や，内服療法の副作用のため長期に投与できない場合は，線維柱帯切除術・切開術・形成術などの手術療法の適応となる（138, 191ページ参照）．

II　原発閉塞緑内障

原発閉塞緑内障とは，虹彩周辺部により隅角が閉塞したために起こる緑内障である．高度の眼圧上昇が突然起こる急性緑内障発作を起こすことがあり，持続した場合失明にいたる．中年以上の女性に多く，遠視の人に多い．

A 症状

急性緑内障発作の自覚症状には，急激な視力低下，強い眼痛，強い頭痛，悪心，嘔吐がみられる．このため，内科や脳神経外科を受診することも珍しくない．他覚症状としては，球結膜の充血，毛様充血，角膜浮腫，浅前房，散瞳，前房の混濁を認める．

B 発症機序・病態

加齢による水晶体の増大により後房から前房への房水の流通障害（瞳孔閉塞）が起こる．このため後房圧の上昇が起こり虹彩周辺部により隅角が閉塞される．急激な眼圧上昇を伴う急性緑内障発作を起こすことがある．

C 治療

急性緑内障発作と判断したら，患眼に縮瞳薬（4％サンピロ®）の頻回点眼を行い，僚眼（患眼と反対側の眼）にも縮瞳薬（2％サンピロ®）の点眼をする．そして，炭酸脱水酵素阻害薬（ダイアモックス®）の内服・点滴注射や，高浸透圧薬（グリセオール®，マンニットール）の点滴注射により眼圧の下降を行う．次に角膜浮腫が軽減したらレーザー虹彩切開術を行う（図3, 4）．角膜浮腫が強くレーザー虹彩切開術を行えない場合は，観血的な手術として周辺虹彩切除術を行う．

急性発作を起こしていない僚眼に対しても後日急性発作を起こす可能性があるため，レーザー虹彩切開術を行うべきである．また，慢性

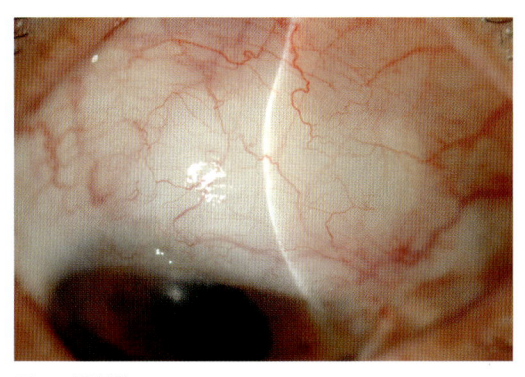

図4　濾過胞
術後，結膜下に濾過胞が形成され，眼圧が調整される．

的な原発閉塞緑内障には，線維柱帯切除術，隅角癒着解離術を行う（138, 191ページ参照）．

III 発達緑内障

発達緑内障とは，先天的な隅角形成異常に起因する緑内障である．従来より牛眼とよばれていた角膜径増大，角膜混濁などの病態を呈することが多い．

A 症状

乳幼児で，角膜の拡大や混濁，流涙，羞明，結膜充血などに親が気づいて受診することが多い．角膜径は12 mmを超し，前房は深く，高眼圧，角膜浮腫，デスメ膜断裂を認めることが多い．

B 発症機序・病態

先天性の隅角発育異常のため房水の流出障害が起こり眼圧が上昇する．このため乳幼児期の眼球壁が比較的軟らかいときに，緑内障が発生する角膜径が拡大する．隅角検査では隅角の発育異常が認められ，眼底検査では緑内障性の視神経乳頭陥凹を認める．

C 治療

観血的手術の適応であり，線維柱帯切開術，隅角切開術が適応となる．

IV 続発緑内障

続発緑内障とは，さまざまな眼疾患により眼圧が上昇し，緑内障が二次的に起こることをいう．原発性と同様に開放隅角と閉塞隅角に大別される．

A 症状

原因となる眼疾患により異なる．

B 発症機序・病態・治療

a. 続発性開放隅角緑内障

- ぶどう膜炎による緑内障：炎症産物により線維柱帯が閉塞して眼圧が上昇する．
- 水晶体偽落屑緑内障：水晶体落屑様物質が線維柱帯を閉塞し眼圧が上昇する．
- 水晶体融解緑内障：過熟白内障となり乳化した水晶体蛋白質が線維柱帯を閉塞し眼圧が上昇する．
- ステロイド緑内障：ステロイドの全身投与または点眼によって眼圧が上昇する．早期の場合は薬の中止により眼圧は正常化する．
- ポスナー・シュロスマン（Posner-Schlossman）症候群：片眼性で発作的な眼圧上昇と虹彩炎を伴う．自然寛解と再発を繰り返す．
- 出血による緑内障：外傷による前房出血により線維柱帯が閉塞して眼圧が上昇する．また硝子体出血が前房にまわっても起こる．
- 外傷性隅角後退緑内障：外傷により隅角の損傷（隅角後退）を起こした眼の後遺症として起こる．

b. 続発性閉塞隅角緑内障

- ぶどう膜炎による緑内障：ぶどう膜炎により虹彩癒着，瞳孔閉塞，周辺虹彩前癒着を起こし閉塞隅角緑内障が起こる．ぶどう膜炎と緑内障の治療を並行して行う．消炎のため散瞳薬（アトロピン）の点眼を用いる．
- 血管新生緑内障：糖尿病網膜症の末期や網膜中心静脈閉塞症に起こる．眼内の虚血によって虹彩や隅角に新生血管が出現し房水の排泄を阻害するために起こる．原疾患の治療が第一であるが難治性である．
- 悪性緑内障：緑内障の濾過手術後などに起こる．前房が消失し房水が硝子体腔に流れ込むことにより起こる．

10）眼球・眼窩

I 全眼球炎

全眼球炎とは，眼球組織全体の急性化膿性炎症で，テノン囊および眼窩軟部組織まで炎症の波及したものである．

A 症状

眼瞼の浮腫・腫脹，球結膜の充血浮腫，視力低下が生じる．眼球突出，激しい眼痛を訴える．角膜混濁，前房蓄膿，硝子体混濁がみられ急速に進行する．発熱もみられる．

B 発症機序・病態

開放性眼球外傷や白内障・緑内障・硝子体手術などの眼内手術後，眼内異物，角膜潰瘍などにより化膿菌が直接侵入して起こる場合，眼窩，副鼻腔など眼球に隣接している組織の炎症，化膿性髄膜炎などからの眼内への進展が起こり発症する場合，眼以外の身体の感染巣から血行性に眼内に侵入し発症する場合などがある．直接侵入した外因性眼内炎症例では，受傷後（術後）早ければ1日，多くは3，4日で発症し，予後不良で重篤な疾患である．また，内因性眼内炎のうち真菌性の感染では，悪性腫瘍や術後などの免疫低下や経中心静脈高カロリー輸液（IVH）中の場合が多い．

起炎菌では，黄色ブドウ球菌（*Streptcoccus aureus*），表皮ブドウ球菌（*Streptcoccus epidermidis*），緑膿菌（*Pseudomonas aeruginosa*）などが多い．メチシリン耐性黄色ブドウ球菌（methicilin-resistant *Staphylococcus aureus*：MRSA）やメチシリン耐性表皮ブドウ球菌（methicilin-resistant *Staphylococcus epidermidis*：MRSE），真菌などに注意が必要である．

C 治療

前房水や硝子体液により培養を行い起炎菌の培養を行うが，起炎菌の同定結果が出る前に治療を開始しなければならない．そのため，広い抗菌スペクトルを有する薬剤を選択して使用する必要がある．全身投与としては，βラクタム系抗菌薬の点滴静注が第一選択となる．

緑膿菌などをカバーするためにノルフロキノロン系とアミノ配糖体を併用する．眼局所にはノルフロキノロン系薬の頻回点眼，結膜下注射を行う．真菌によるものを除きステロイドの全身投与も併せて行うと効果的である．真菌性眼内炎では，抗真菌薬の全身投与を行う．

前房内，硝子体内への薬液注入を行うこともあるが，網膜毒性などに十分注意が必要である．改善傾向の認められない症例では，硝子体手術を考慮する．

II 眼窩蜂窩織炎

眼窩蜂窩織炎とは，眼窩内組織における急性化膿性炎症である（図1）．

A 症状

球結膜の充血，眼瞼の腫脹，眼球突出，眼球運動障害による複視，発熱，ときに悪心，嘔吐をきたし，疼痛を訴える．

B 発症機序・病態

外傷後などの化膿菌の直接的感染，副鼻腔疾患からの波及，歯牙疾患からの波及，周辺組織の化膿性炎症の波及などが原因となる．

小児では，篩骨洞または上顎洞の副鼻腔炎からの波及によるものが多い．

副鼻腔疾患では，急性副鼻腔炎，上顎骨骨髄炎，副鼻腔膿囊胞などによるものが多い．起炎菌としては，黄色ブドウ球菌（*Staphylococcus aureus*）が多く，肺炎球菌（*Streptoccocus pneumoniae*）などがある．

眼窩内圧が上昇し，炎症が眼窩に及ぶと眼球突出や視神経炎，高眼圧症なども起こるため，数日で視力低下を起こす．

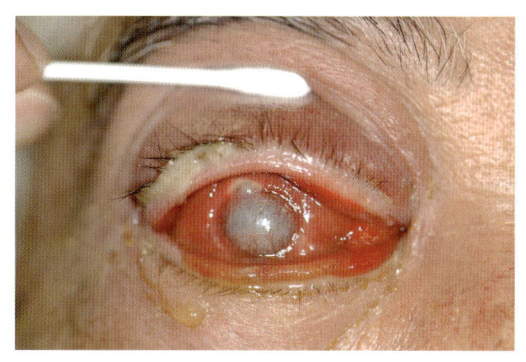

図1　眼窩蜂窩織炎

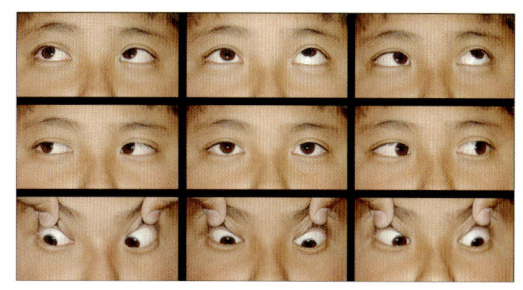

図2　眼窩吹き抜け骨折（9方向眼位）

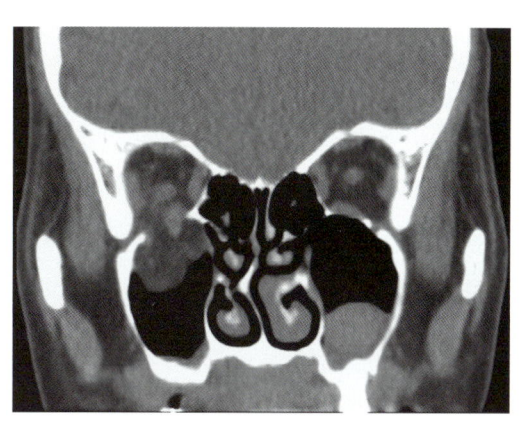

図3　右眼窩底骨折（CT所見）

C 治療

症状の進行が速く，細菌感染であるため，早期に広域抗菌薬の全身投与を行う（全眼球炎に準じる）．切開，穿刺による排膿を行い，眼窩内圧の軽減，感染病巣の除去，起炎菌の培養をする．炎症の強い症例では，ステロイドの同時投与を行う．

III 眼窩吹き抜け骨折

A 発症機序・病態

鈍的眼打撲により眼窩内圧が急激に上昇し，眼窩下壁や内側壁に吹き抜け骨折を生じ，眼球運動障害による複視，眼球陥凹を生じる．診断は，臨床症状（図2）から容易であるが，確定診断は画像診断（CT，MRIなど）である（図3）．

B 処置

- 著しい眼瞼腫脹や皮下出血，皮下気腫などがある場合は1週間保存療法を行う．
- 画像診断にて骨折を確認し，眼球運動障害があり，日常生活に支障をきたす第1眼位（正面視）および下方視で複視を自覚する場合，手術の適応となる（214ページ参照）．

IV 眼窩腫瘍

A 発症機序・病態

眼窩腫瘍とは，眼窩に形成される腫瘍で，眼窩原発のもの，炎症性偽腫瘍，周囲組織からの浸潤，他臓器からの転移によるものなどがある．症状としては，徐々に進行する眼球突出，眼球運動障害，眼瞼腫脹，眼球変位などがみられる．

B 分類

a. 囊胞

先天性囊胞，先天性偽囊胞，封入囊胞，貯留囊胞，後天性偽囊胞，寄生虫性囊胞，リンパ性囊胞，囊腫．外科的摘出をする．

b. 奇形腫

眼窩領域では良性が多い．
- **皮様囊腫**：眼瞼，眼窩軟部組織，虹彩，毛様体などに発生．外科的摘出．

c. 涙腺部腫瘍

良性上皮性腫瘍，悪性上皮性腫瘍，リンパ腫，炎症性偽腫瘍．

悪性上皮性腫瘍の予後は悪く，確定診断されたら骨壁も含め眼窩内容除去術を行うことが望ましい．

d. 眼窩悪性リンパ腫

放射線感受性が高いため，放射線単独療法または手術療法との併用療法が有効となる．

e. 白血病

網膜出血（ロート〔Roth〕斑），綿花様白斑，黄斑浮腫をみることがある．硝子体出血から網膜剥離を引き起こす．さまざまな眼球運動障害がみられる．

f. 血管腫

眼瞼，結膜，ぶどう膜，網膜，視神経，眼窩などに発生する．治療を行わないことが多い．

g. 視神経腫瘍

視力低下，周辺視野狭窄，進行性眼球突出，眼球運動障害，視神経萎縮などが起こる．外科的摘出をする．

h. 炎症性偽腫瘍

局所ないし全身的な病因の明らかでない非肉芽腫性炎症．ステロイドがよく奏効する．

C 検査・診断

細隙灯顕微鏡検査，CT・MRI・超音波などによる画像診断，生検などにより診断する．

D 治療

原則的には，全摘出を目指す．試験切除をし病理診断を行い，炎症性偽腫瘍やリンパ性腫瘍では薬物療法，化学療法，放射線療法を行う．

手術におけるアプローチ法は，経結膜法，経眼窩骨膜法，経眼窩隔膜法，耳側切開クレーンライン（Krönlein）法，経頭部などがある．脳外科医，耳鼻科医と連携して行う必要があることもある．

11）涙器

涙道の構造は，上下10 mmの涙小管が合流して，2 mmの総涙小管となり，涙囊に開く．約10 mmの涙囊部から鼻涙管となり，下鼻道へ開く（図1）．

I 先天性鼻涙管閉塞症

A 発症機序・病態

鼻涙管末端は出生時に開放し，涙囊と鼻腔がこの管を介して交通するが，出生後も鼻涙管末端が膜様閉鎖していると先天性鼻涙管閉塞となる．

新生児において，片眼または両眼の鼻涙管の先天的な狭窄または閉塞により，流涙，眼脂を主訴とする器質的通過障害である．

B 症状

生下時より，主に片眼（時に両眼）に持続的な流涙および眼脂がみられる．

C 治療

- 涙囊部のマッサージと抗菌薬の点眼治療．
- 涙管ブジーにて膜様物を穿破し，鼻涙管を開放し，抗菌薬を点眼する（図2）（134ページ参照）．

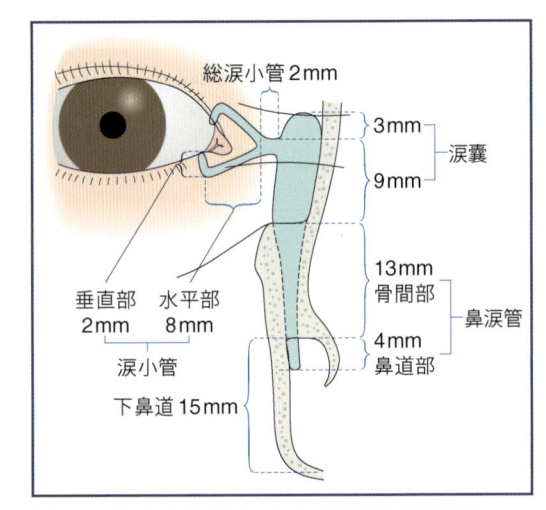

図1 日本人（成人）における涙道各部の長さ

II 慢性涙囊炎

A 発症機序・病態

鼻涙管の閉塞に続発した涙囊の細菌感染で，老人，とくに女性に多くみられる．起炎菌は肺炎球菌，ぶどう球菌，連鎖球菌などである．

B 症状

長期間にわたり流涙，眼脂がみられ，皮膚の上から涙囊部を圧迫して涙点から膿あるいは粘

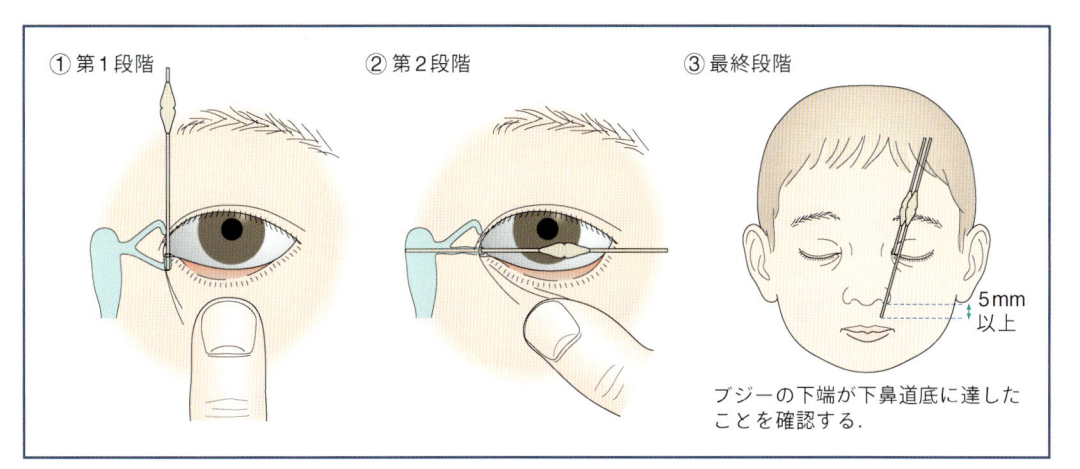

① 第1段階　② 第2段階　③ 最終段階

5 mm以上

ブジーの下端が下鼻道底に達したことを確認する．

図2　ブジー法（小児の場合）

液の逆流が確認されたら慢性涙囊炎である．時に涙囊炎が急性増悪し，上下眼瞼から鼻根部にかけて疼痛，発赤，発熱を起こす．

C 治療

急性増悪時は抗菌薬の全身および局所投与にてまず消炎させ，涙囊鼻腔吻合術を行う．

III 急性涙囊炎

A 発症機序・病態

慢性涙囊炎において涙囊内の細菌が涙囊周囲の蜂窩織炎を起こすことがある．この急性増悪を急性涙囊炎という．

B 症状

上下眼瞼から鼻根部にかけて疼痛，発赤，発熱を起こし，1〜2週間後に内眼角の下方に膿点を現し，自然排膿して治癒する．皮膚面に涙膿瘻を残すことがある．

C 治療

- 膿腫の切開，排膿．
- 抗菌薬の全身および局所投与．
- 急性増悪を繰り返すことが多いため，炎症が十分消退したときに涙囊鼻腔吻合術を行う．

IV ドライアイ

52ページ参照．

12) 全身疾患と眼

I 高血圧症

A 発症機序・病態

全身の臓器の中でも眼底は，動静脈血管壁を直視できる器官である．したがって，眼底検査を行い血管の変化を観察することで動脈硬化の程度を推測できるため，検診などで用いられている．

2009年度日本高血圧学会のガイドラインによれば，高血圧の診断基準は診察室血圧値で140/90 mmHg，家庭血圧値で135/85 mmHg，24時間自由行動下血圧値で130/80 mmHgであり，これ以上の場合に高血圧症となる．

B 眼症状

高血圧網膜症，眼底出血，視神経乳頭浮腫．

C 治療

内科的治療を第一に行う．食事・運動の非薬物療法やCa拮抗薬，利尿薬，β遮断薬，ACE阻害薬などの薬物療法が行われる．

眼科的には，高血圧が改善するとともに高血

表1 空腹時血糖値および 75 g 経口糖負荷試験（OGTT）2 時間値の判定基準（静脈血漿値，mg/dL）

	正常域	糖尿病域
空腹時値	＜110	≧126
75 g OGTT 2 時間値	＜140	≧200
75 g OGTT の判定	両者をみたすものを正常型とする	いずれかをみたすものを糖尿病型とする
	正常型にも糖尿病型にも属さないものを境界型とする	

[日本糖尿病学会編：糖尿病診断の指針．科学的根拠に基づく糖尿病診療ガイドライン 2013, p.7, 南江堂, 2013 より引用]

圧網膜症も改善することが多いため経過観察を行うが，硝子体出血に対しては硝子体手術を行う．

II 動脈硬化症

A 発症機序・病態

動脈壁の肥厚・硬化，伸展性の低下を示す動脈病変の総称を動脈硬化という．病理組織学的に①粥状硬化症，②中膜硬化症，③動脈硬化である．粥状硬化は，大動脈壁の内膜の脂質沈着，線維性肥厚，粥腫，血栓形成を生じ，とくに内頸動脈に生じると眼領域の灌流低下を招く．

B 眼症状

網膜中心動脈閉塞症，網膜動脈分枝閉塞症，虚血性視神経症，血管新生緑内障などの原因となる．

C 検査

頸動脈の循環障害を疑って，頸動脈超音波検査を行う．

III 糖尿病

A 発症機序・病態

糖尿病は，インスリン作用不足による慢性高血糖を主徴とし，種々の代謝異常を伴う疾患群である．①1型，②2型，③その他特定の機序・疾患によるもの，④妊娠糖尿病に分類される．1型は膵β細胞破壊を特徴とする．2型はインスリン分泌低下とインスリン感受性低下がかかわる．③は遺伝子異常が同定されたものと，他の疾患に伴うものとに大別される．

B 診断

空腹時血糖値，75 g 経口糖負荷試験（OGTT）2 時間値の組み合わせにより，糖尿病型，正常型，境界型に分ける（表1）．随時血糖値 ≧ 200 mg/dL も糖尿病型とする．また，HbA1c（NGSP）≧ 6.5％の場合も糖尿病型とする．

C 眼症状

糖尿病網膜症，白内障，外眼筋麻痺，視神経麻痺などがある．

D 治療

食事療法，運動療法が基本であるが，経口血糖降下薬，インスリン療法を行う．眼科的には，網膜症の進行に応じて網膜光凝固や硝子体手術を行う．

IV 甲状腺機能異常

A 発症機序・病態

内分泌性眼球突出は，眼球突出の原因疾患としてもっとも頻度の高いもので，大部分がバセドウ（Basedow）病を中心とする甲状腺機能異常である．眼球突出と付随する眼症も含めて甲状腺眼症とよばれる．

B 眼症状

眼球突出は，主として結合組織を含む脂肪組織の水分増量と外眼筋肥大による眼窩組織圧の上昇が要因とされている．TSH 受容体抗体の関与が眼窩軟部組織中にリンパ球の浸潤を促し，自己抗体を産生して眼窩症を起こすといわれている．また上眼瞼後退や眼瞼腫脹，眼瞼内反，睫毛内反などを続発する．さらに外眼筋が炎症性に癒着し筋の伸展性が低下し眼球運動障

害および複視を生じる．腫大した外眼筋が視神経を圧迫すると視神経症を発症する．

C 治療

内科的治療で甲状腺機能の正常化を図る．ただし甲状腺機能が安定しても眼症が完全に改善するわけではない．眼科的には，ステロイド局所療法，リニアックによる球後放射線療法，眼窩減圧術，外眼筋手術などを行う．

V 梅毒

A 発症機序・病態

梅毒の病原体はトレポネーマ・パリダム（Treponema pallidum）である．経胎盤感染による先天梅毒および性行為感染症（sexually transmitted disease：STD）の1つである後天梅毒として発症する．血行性に運ばれたトレポネーマが血管炎を起こす．

B 症状

- **先天梅毒**：角膜実質炎，永久門歯の M 型欠損，内耳性難聴（ハッチンソン〔Hutchinson〕の三徴候）を認める．
- **後天梅毒**：近年，再興感染症として増加傾向である．眼症状ではぶどう膜炎，角膜炎，強膜炎，視神経網膜炎などが生じる．

C 治療

ペニシリン系抗菌薬を投与する．眼症状に消炎目的でステロイドを併用する．

VI トキソプラズマ症

A 発症機序・病態

人畜共通感染症であるトキソプラズマ（Toxoplasma gondii）は，細胞内寄生性の原虫であり，ネコ科を終宿主とするが，他のすべての哺乳類が中間宿主になりうる．ネコの糞便から排出されたオーシストをヒトや動物が経口摂取すれば感染する．また感染動物の生肉摂取でヒトに感染することがある．

B 症状

- **先天感染**：妊娠前や妊娠中に初感染を起こした場合，約 40％で胎児に経胎盤感染を起こす．脳内石灰化，脳水腫，精神運動障害，網脈絡膜炎を起こす．眼科的には，小眼球，白内障，斜視・弱視などがみられる．両黄斑部に瘢痕性病巣を生じる．
- **後天感染**：出生後に初感染を受けた場合で，ほとんどが不顕性感染となる．

C 治療

先天感染の病巣は非活動性であり，治療は要さない．再発例と後天感染の滲出病巣が治療対象となる．スピラマイシン，クリンダマイシンを内服する．とくに妊婦の場合，野良猫に触れないようにし，肉は加熱調理することが感染予防に重要である．

VII スティーブンス・ジョンソン症候群

51 ページ参照．

VIII 多発性硬化症

A 発症機序・病態

多発性硬化症は，慢性，炎症性の脱髄性中枢神経疾患である．脳白質，視神経，小脳，脳幹部，脊髄を侵し（空間的多発），増悪と寛解を繰り返す（時間的多発）．

B 症状

しびれや感覚低下，運動障害，歩行障害などが生じる．眼症状が初発である場合が多く，視神経炎による視力障害，眼球運動障害を生じる．

C 治療

特異的な治療はない．急性期にはステロイドを投与する．

IX 重症筋無力症

A 発症機序・病態

重症筋無力症は，眼と顔と四肢近位筋の筋力低下を特徴とする神経筋接合部障害である．神経筋接合部の筋側に存在するアセチルコリン受容体に対する自己免疫疾患であり，抗アセチル

コリン受容体抗体がこの受容体と結合することで伝達障害を生じる．

B 眼症状

眼瞼下垂や複視で初発する．筋力低下は活動の持続により増悪し，朝よりも夕方に症状が悪化するのが特徴である．また胸腺腫を合併することが多い．

C 検査・治療

テンシロン試験や外眼筋の筋電図検査を行う．治療は抗コリンエステラーゼ薬が第一選択である．ステロイド隔日大量療法も行われる．胸腺腫合併例には胸腺腫摘出術を行う．

13）眼外傷

眼外傷の分類

眼外傷とは外的要因によって眼部に生じた疾患の総称である．時間，場所を問わず各世代に生じうる特徴をもつ．その病態は外的要因によるエネルギーが眼部に作用することで発生するわけだが，そのエネルギーの作用によって多様な病態を呈しうる．

病態の発生メカニズムを分析すると，mechanical injury（機械的外傷）と non-mechanical injury（非機械的外傷）に大別して考えることができる．mechanical（機械的）とは耳慣れない言葉ではあるが，「力学的性質をもつさま」と解釈されている．物理学の分野での，いわゆる「エネルギー保存の法則」の概念である．分類を表1に示す．機械的外傷には，鈍的外傷（concussion & contusion），裂傷（incised wound）による外傷，異物（foreign body）による外傷が，非機械的外傷には化学腐食（chemical injury）や熱傷（thermal injury）などが該当する．

眼外傷において重症疾患の多くは労働災害，交通事故，スポーツ，けんか，不慮の事故（転倒転落・衝突など）による．患者の現病歴を詳細に聴取することで，重症度を把握することができる．患者は被害者であることもあり，心情に配慮し接することも大切である．

以下，主な疾患について解説する．

I 強膜破裂・強角膜裂傷

A 発症機序・病態

強膜破裂，眼球破裂，角膜裂傷，強角膜裂傷といわれるものは，裂傷の程度の差はあれ，眼球内容物が眼外に脱出し出血や炎症を伴う．炎症は眼球内全体に及び，種々の合併症を生じ，細菌感染の可能性も高い．したがって，治療は，迅速な損傷組織の再構築と抗炎症，抗感染処置が重要となる．ぶどう膜の損傷が大きい裂傷では，交感性眼炎に注意する．

B 検査

損傷の程度をすみやかに把握する．
- 視力検査
- 細隙灯顕微鏡検査：結膜，角膜，前房，水晶体の状態の把握
- 眼底検査：硝子体出血，網膜の状況，異物の有無
- X線単純撮影：骨折，異物の有無
- 超音波検査：網膜剥離の有無など

C 処置・手術

a. 強膜裂傷・眼球破裂（図1）
- 眼球内容物の脱出を最小限に損傷組織の整復と創傷部の閉鎖を行う．
- 術後は抗感染処置として，抗菌薬の投与と安静を保つ．
- 外傷性白内障や硝子体出血，網膜剥離などに対する処置は，二次的に行う．

b. 強角膜裂傷（図2）
- 裂傷が小さく創口に嵌頓組織がない場合は，感染に留意し抗菌薬の点眼，医療用ソフトコンタクトレンズを使用する．
- 創口に嵌頓した虹彩は粘弾性物質やスパーテルを用い，前房内に戻す．創口は10-0ナ

表1 眼外傷の分類と代表的な疾患

		発生メカニズム			
		機械的外傷			非機械的外傷
		鈍的外傷	裂傷	異物	
眼球 (globe)	開放性 (open globe)	強膜破裂（眼球破裂）	強角膜裂傷 貫通 穿孔	眼内異物	化学腐食* 熱傷* 光障害 超音波 電気 放射線* 気圧 振動
	閉鎖性 (closed globe)	前房出血，毛様体解離 外傷性白内障，水晶体脱臼 外傷性硝子体出血， 外傷性網膜剥離・網膜裂孔 外傷性黄斑円孔，脈絡膜破裂 網膜振盪症	角膜上皮びらん 結膜裂傷 結膜下出血	角膜異物 結膜異物	
眼窩 (orbit)	骨	眼窩骨折 外傷性視神経症（視神経管骨折）			#
	眼窩軟部組織	眼窩血腫 眼窩気腫	視神経断裂 外眼筋断裂 眼窩先端部症候群	眼窩異物	
	付属器	眼瞼血腫 瞼板欠損	涙小管断裂 外傷性眼瞼下垂 瞼板断裂		

* エネルギーが眼窩組織に深達した場合に臓器損傷をきたす疾患
\# 放射線による放射線視神経症がある

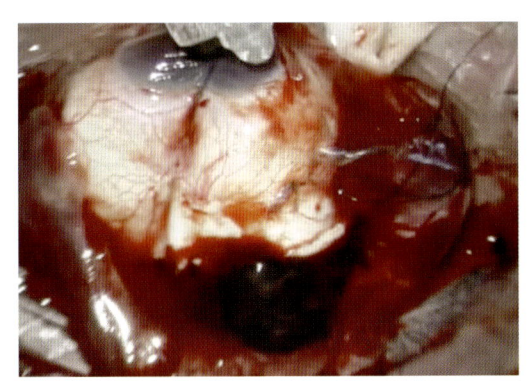

図1 眼球破裂
上直筋の下の創部よりぶどう膜が脱出している．

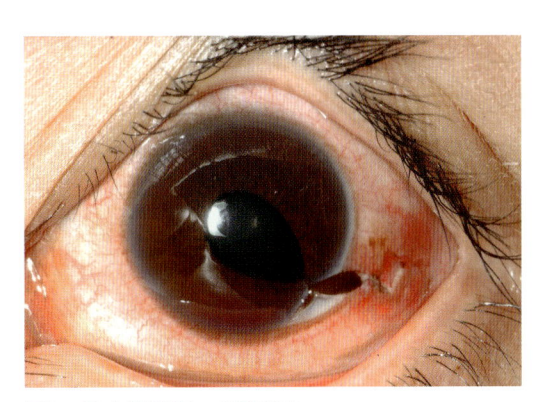

図2 強角膜裂傷・虹彩脱出
4時の創部より虹彩が脱出している．

イロン糸で縫合し，医療用ソフトコンタクトレンズを使用する．

c. 交感性眼炎

- 強角膜裂傷や強膜破裂で，ぶどう膜の損傷が大きい場合，およそ1ヵ月後に，受傷していない健眼に発症するぶどう膜炎である．
- 治療としてはステロイドの大量療法が有効

である．受傷眼の摘出術も有効で，原因としてはぶどう膜組織が関与した自己免疫疾患と考えられている．

II 外傷性前房出血

A 発症機序・病態

鈍的外力により，虹彩，毛様体の断裂による

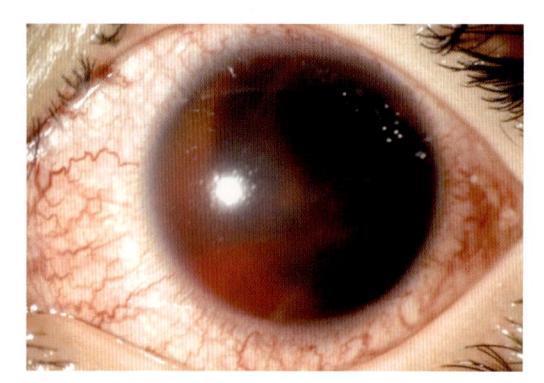

図3 外傷性前房出血

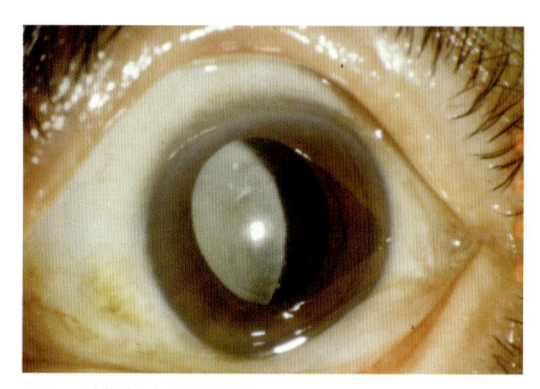

図4 外傷性水晶体脱臼

虹彩実質や，毛様体血管の破綻をきたし出血を生じる（図3）．

B 原因
- けんか（手拳，足など）や，テニスボール，サッカーボール，野球ボールなどスポーツによる眼打撲．
- 重傷例はエアガンやパチンコ玉など外力の質量が小さく，速度が大きいものによる場合が多い．

C 症状
- 視力低下
- 眼痛，羞明
- 高眼圧時には悪心，嘔吐

D 処置
- 軽度の場合は保存療法で約1週間で吸収されるが，小児では再出血することがあるので要注意．アトロピン点眼薬，止血薬の内服を処方し安静を心がけるように生活指導を行う．
- 眼圧が上昇する場合には，β遮断薬の点眼，炭酸脱水酵素阻害薬を用いる．
- 前房出血が高度の場合や眼圧が高いときは入院加療が必要である．

III 外傷性水晶体脱臼

A 発症機序・病態
　鈍的外力によって，毛様体小帯（チン小帯）が断裂することで水晶体の位置異常（前房内脱臼，亜脱臼，硝子体内脱臼）が生じる（図4）．

B 症状
- 視力低下
- 高眼圧症状：眼痛，羞明，頭痛，悪心，嘔吐

C 処置
a. 水晶体前房内脱臼
- 手術を目的に入院となる．
- 縮瞳薬の点眼により硝子体内への落下を防ぐ．
- 眼圧下降のため，β遮断薬の点眼，炭酸脱水酵素阻害薬の内服，高浸透圧薬の点滴静注を行う．
- 上記を術前処置として水晶体摘出術を行う．

b. 水晶体亜脱臼
- 水晶体の偏位がごく軽度な場合は経過観察．
- 水晶体の動揺が大きく，脱臼する可能性が高い場合，眼圧上昇や水晶体起因性ぶどう膜炎などを合併している場合は手術適応となる．
- 手術の前処置として高浸透圧薬の点滴静注を行う．

c. 硝子体内脱臼
- 硝子体手術により脱臼した水晶体を摘出する．

IV 網膜振盪症

A 発症機序・病態
　網膜振盪症とは，眼打撲により網膜に生じる局所的な浮腫であり，乳白色の混濁を呈する．時に網膜出血をきたすことがある．1～2週間で視機能障害を残さず消失することが多い．

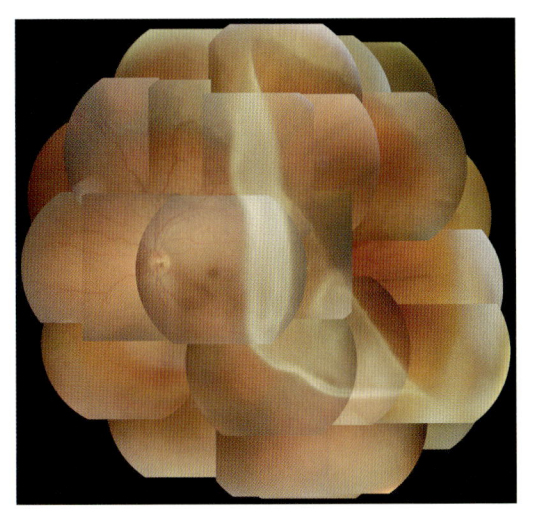

図5　外傷性網膜剥離裂孔

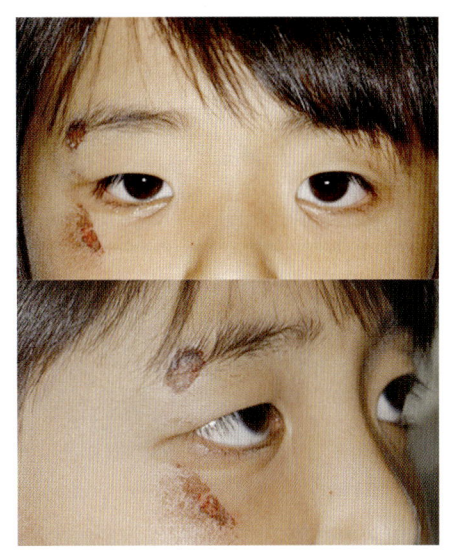

図6　外傷性視神経症

B 処置
- 経過観察．
- 網膜出血や硝子体出血を伴う場合は，止血薬および消炎酵素薬を投与する．

V 外傷性網膜剥離裂孔（図5）

- 外力によって網膜に剥離裂孔が生じる．
- 受傷直後に発生するものと受傷後1ヵ月以上経過して発生するものがある．
- 硝子体出血の合併も多く，眼底の観察が困難な場合，裂孔の発見が遅れることがあるため，超音波検査は必須である．

VI 硝子体出血

A 発症機序・病態
- 外力による硝子体出血の出血源は前部と後部である．
- **前部硝子体出血**：毛様体からの出血．
- **後部硝子体出血**：網脈絡膜の損傷による出血，硝子体剥離による網膜血管の牽引による網膜血管の断裂，網膜血管からの出血（76ページ，図2参照）など．

B 処置
- 長期間新鮮血様の鮮紅色を呈し可動性あり．吸収は遅く器質化しやすく，後嚢下の白色の沈着物となりうるため，硝子体手術を要することもある．
- 止血薬を内服する．
- 出血が多量の場合，増殖性変化を起こし裂孔形成や牽引性網膜剥離の可能性が高い．網膜光凝固により，裂孔から網膜剥離の発症を防ぐ．
- **脈絡膜破裂**：後極部に後発．受傷直後は網膜下出血や脈絡膜出血を伴うことが多い．保存療法として，止血薬，滲出性病変を伴う場合はステロイドの全身投与．新生血管形成の場合はレーザー光凝固術．

VII 眼窩吹き抜け骨折

81ページ参照．

VIII 外傷性視神経症（図6）

A 発症機序・病態

眉毛部外方を強打したことにより，間接的な外力で頭蓋内の視神経管に圧迫骨折が生じ，出血や浮腫により視神経が圧迫され，受傷直後から視力低下および視野狭窄，瞳孔の対光反射（マーカス・ガン瞳孔）の異常がみられる．

B 処置

- 緊急入院させ，ステロイドの点滴により視神経の浮腫を軽減する．視力改善が得られない場合は，早急に視神経管開放術を行う．

IX 角膜異物

A 発症機序・病態

角膜には種々の異物が飛入するが，代表的なものは鉄片であり（図7），コンクリート片，ガラス片，石，木片，植物などがある．鉄片異物の周囲の角膜は細胞浸潤などの炎症反応があり，時間を経過した場合は鉄錆の輪が形成される．虹彩炎や前房蓄膿を伴うことがあるため慎重に観察する．

B 処置

- 点眼麻酔後に，23G 針や異物針で異物を除去する．
- 角膜深層まで鉄錆が侵入している場合，無理をせず可能な限り除去し，抗菌薬の眼軟膏塗布や点眼を行い，数日おいて数回に分けて除去する．
- 異物が前房に達している場合には，異物除去後前房水の漏出を認めることがあり，医療用コンタクトレンズの装着，あるいは圧迫眼帯を行う．
- 虹彩炎に対しては，抗菌薬にアトロピンの点眼を加える．
- 前房蓄膿を認めた場合は，前房洗浄の処置を行い，入院加療が必要となる．

X 結膜異物

A 発症機序・病態

小石や植物，昆虫までさまざまな異物の飛入が原因となる．好発部位は上眼瞼粘膜，下方の結膜円蓋部である．症状は疼痛や流涙が著しく，角膜に一方向の直線的な創がある．異物を角膜上に認めない場合は眼瞼を翻転することで発見できることが多い．

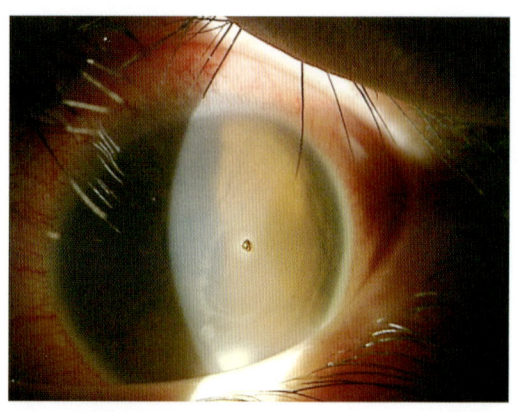

図7 角膜鉄片異物

B 処置

表面麻酔薬の点眼麻酔後に，細隙灯顕微鏡下で異物を除去する．

XI 眼内異物

A 発症機序・病態

異物はその種類や飛入してきた方向，飛入スピードによって，眼内の各部分（前房内，水晶体，硝子体，網膜上）にとどまる．異物の飛入路にあたる組織には損傷が生じ，異物そのものの化学反応（鉄錆症）や感染の可能性も高い．問診から異物の種類，飛入方向を情報として得ることができる．

B 部位診断

- 異物が前眼部や眼底に存在すれば発見は容易だが，眼外（眼窩内）の場合はローバック型異物撮影用コンタクトレンズを用いて，正面および側面撮影を行う．
- 超音波検査
- CT 検査（磁性異物が疑われる場合 MRI は禁忌）

C 処置

磁性異物はマグネットを用い，非磁性異物は直視下に硝子体鑷子で摘出する．基本的に金属片は摘出する．感染の可能性も高いため抗菌薬の局所および全身投与を行う．

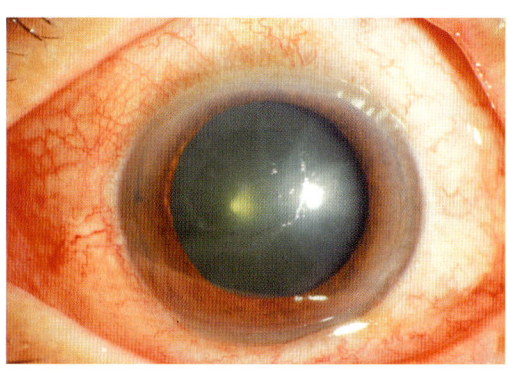

図8　酸による角膜びらん

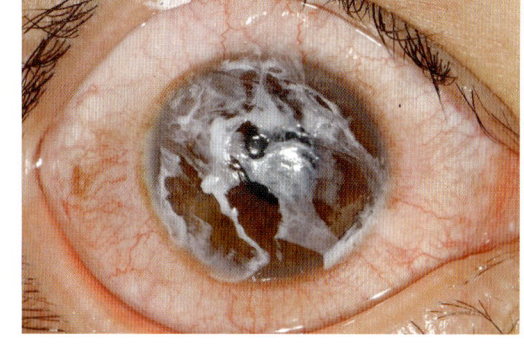

図9　熱傷
角膜上皮内の熱変性を認める．

XII 化学薬傷（眼薬傷）

A 発症機序・病態

　化学薬品による角結膜の薬物腐食は，酸とアルカリによるものが重要である．酸性薬品による場合は組織蛋白を凝固させ，組織の壊死が起こる．強い酸でなければ限局性の変化である．アルカリ薬品による場合は，細胞膜の脂質と結合し，細胞膜を破壊，融解して深部へ浸透していく．重篤な場合は角膜深部，前房内へ及ぶ．

- 酸性薬品：家庭用洗浄剤（希塩酸），バッテリー液（希硫酸）など（図8）．
- アルカリ薬品：白髪染め，漂白剤，生石灰，セメントなど．

B 処置

- 持続洗眼：ただちに生理食塩水などで大量持続洗眼（112ページ参照）を行い，角膜のみでなく結膜嚢を洗浄することが重要である．固形成分や壊死組織があれば早期に除去し，結膜嚢のpHも測定し，酸性・アルカリ性の確認，正常化への変化を確認する．
- 前房穿刺：結膜嚢のpHが正常化しない場合，27G針で前房穿刺を行い，前房のpHを確認する．数分間待つと前房が形成されるので，pHが安定するまで前房穿刺を繰り返す．
- アトロピン点眼，抗菌薬眼軟膏の点入，ステロイドの全身的投与を行う．

XIII 熱傷

A 発症機序・病態

　眼部の熱傷は，家庭内での熱湯，てんぷら油の飛来，花火による火傷，作業中でのガス爆発，高熱物への曝露など多様である．

　障害部位は，状況によって眼瞼皮膚の火傷，睫毛の焼失，角膜の白濁（図9）などが生じる．重篤な場合には瘢痕収縮を起こし，眼瞼外反や兎眼，二次的に乾性角結膜炎を併発し，治療に困難をきわめ高度の視力障害を残す場合もある．

B 処置

- 角膜保護剤の点眼
- 感染の可能性も高いため抗菌薬の局所および全身投与も行う．

XIV 光障害

A 分類・病態

　光とは，ヒトの目で見える波長の電磁波のことであり，可視光線ともいう．それに対し，ヒトの目には見えない電磁波で，可視光線より波長が短いものを紫外線，長いものを赤外線という．可視光線や紫外線，赤外線による障害を光障害という．

a. 可視光線

　大部分が眼底，とくに網膜色素上皮に吸収される．光線が強力であれば吸収された組織内で熱に変わり，組織の温度上昇が起こる．温度上

昇が軽度であれば組織蛋白の熱凝固や変性が生じる．強い光線を一定時間凝視すると，網膜中心窩に温度上昇が起こり視細胞が萎縮変性する．代表的な疾患は日光網膜症である．

b. 紫外線

波長の短い紫外線は眼球の表面で吸収される傾向がある．このため角膜に障害を起こしやすい．春スキーでの雪目（雪眼炎），電気溶接やガス溶接，殺菌灯で発症する電気性眼炎が代表的である．軽度の場合は，強い紫外線に曝されたあと3〜6時間して，微小点状の上皮のびらんが角膜のみならず球結膜にも発症する．

c. 赤外線

波長の長い赤外線は眼球の内部に到達する傾向がある．ガラス加工の従業者が長時間を経たあとに水晶体後嚢下に皿状の混濁が生じるガラス工白内障が有名である．

B 予防

光障害は，いずれもサングラスやゴーグル，作業中の保護眼鏡の装着などで防ぐことが可能である．

C 処置

- 抗菌薬の眼軟膏塗布後，眼帯．
- 眼痛に対して鎮痛薬投与．

XV レーザー眼外傷

A 発症機序・病態

レーザーによる眼外傷は産業用レーザーによる事故が多い．とくにYAGレーザーによる事故が増加している．YAGレーザーは，1,064 nmで近赤外線であるため中間透光体では吸収され

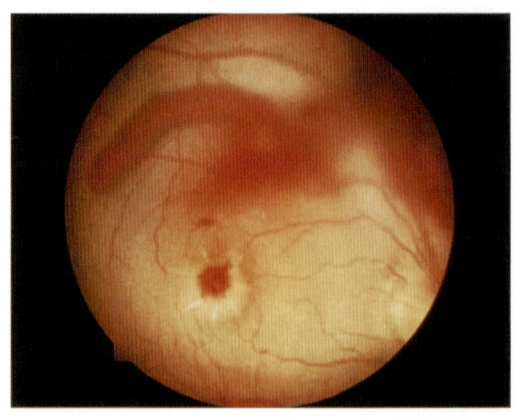

図10 レーザーによる黄斑出血と硝子体出血

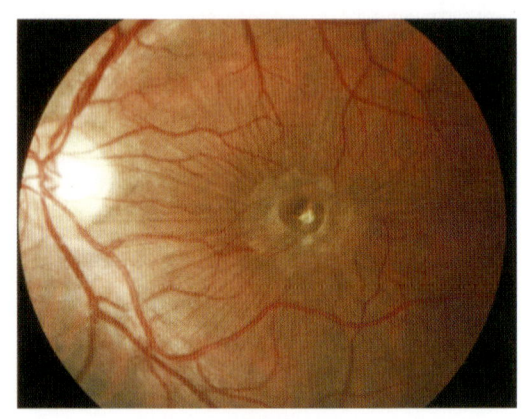

図11 レーザーによる黄斑円孔

ず，網膜での吸収率が高くなり，不可視光線であるためレーザーの走行がわからないうえに，パルスレーザーは瞬目（まばたき）により回避することが困難などの原因がある．

B 症状

照射後初期には黄斑部に浮腫や出血が認められ（**図10**），視力低下をきたす．黄斑円孔となり非可逆的な経過をたどる場合もある（**図11**）．

2章

眼科看護の基礎技術

1 眼科看護の特徴と専門性

I 看護の視点からみた視機能障害

　看護には，患者とのかかわりを通して，安らぎ与え，苦痛を軽減し，そして信頼関係を構築していく力がある．とくに視機能障害のような感覚器障害では，言葉の中に感じられる優しさや労い，励ましなどに重要な意味をもつ．

　視機能の障害は，その障害の発症時期や所要期間，程度，付随する症状などにより，その人の感じる見え具合の個人差が大きい．

　視機能障害が生じた人へのかかわりは，障害とは何かを認識して，対象者（障害が生じた人）はどうしたいのか，どうなりたいのかを理解してともに歩んでいくことが重要である．それは人を理解し，病気の成り立ちを把握していることを前提として，それから視機能について学習することが必要である．視機能の障害が生じるまでの過程には，さまざまな背景，環境，生じるまでの期間などがあり，時には一言では言い尽くせない凝縮された人生のドラマでもある．こうしたさまざまな過程を経て受け止め方が変化していくのであり，看護師はその障害を生じた人への理解を深めていくことが重要である．

　本項では，視機能障害が生じた人へのかかわりに視点をおき，障害の見方，考え方，とらえ方について看護実践の場面から検討する．

II 視機能障害が生活に及ぼす影響

A 視機能障害と日常生活行動

　視機能障害と日常生活行動（activities of daily living：ADL）とは，密接な関係にある．ADLは1人の人間が独立して生活するために行う基本的な毎日繰り返される一連の身体的動作群をいう．それは食事，更衣，清潔，排泄，移動動作など，日常生活に必須な動作である．

　一般的に視機能のみの障害では，ADLへの影響は少ない．ADLの低下を訴える患者は，多くの場合，急激な発症の視力障害や予期できなかった状況での視力障害，意欲がない状況での視力障害などである．精神的な衝撃が大きく意欲が消失しているときは，一時的にADLが困難となり，部分介助や全面介助が必要なこともある．

B 視機能障害と日常生活関連動作

　日常生活関連動作（activities parallel to daily living：APDL）とは，日常生活に関連した動作であり，たとえば近隣への移動（移動には段差があることもある）や，調理や料理の盛りつけ，あるいは更衣に関連して洗濯，衣類の干し物の整理整頓，排泄ではトイレ環境や排泄前後の身づくろいなどが含まれる．

　視機能が障害されると，確認・点検・識別が困難になるため，APDLの困難が伴う．日常生活に必要な視覚はその人に応じた視覚があり，視力検査数値のみでは表現し難い．家事動作な

ど生活習慣化している動作では，反復，訓練しているため，ある程度の判断できる視力があれば動作は継続可能であるが，仕事としてあるいは趣味として見ることへの意識やこだわりが必要な人にとっては，視機能障害は著しく苦痛に感じる．

このように生活に関連した動作では，視機能と生活環境との影響は大きく，また習慣化した見え方が急激に変化した場合には，見え具合の不便さを強く感じることがある．

C 視機能障害と社会生活

治療を継続しても視機能障害が生じたり，治療法が見出されなかったりした場合，仕事や学業継続の困難が生じ，職場の異動や失職に陥ることもある．また，本人に仕事継続の意思があったとしても，職場の理解や職場環境の調整，通勤時対策などにより，就業継続に困難が生じることもある．このように，視機能障害のある人にとって社会生活を維持していくことは，さまざまな問題がある．

さらに視機能障害に付随して，生活を維持していくことへの喪失感や周囲の協力が得られないことで，自らも対人関係を縮小しコミュニケーションの機会を狭めることで，孤独に陥っていく．

家事動作を主に行う主婦の場合，APDLがある程度可能になると問題はないが，子育て期間などは家族の理解と協力，また近隣地域の協力が社会生活の鍵となる．

Ⅲ 眼科看護師の役割

A 症状や障害をもつ人の理解者となり，心のケアを行う

眼の症状や障害をもつ人にとっては，視力低下や失明への不安を大なり小なり感じている．とくに急激に症状が発生したり，視機能障害が今までに経験したことのないほど著しくなったりして，さらに心の余裕がなくなると，焦り，不安が増大していく．このような患者とのかかわりでは，患者は今どのような思いでいるのかを推察し，患者の思いに寄り添うことが重要である．

障害の受容過程には，衝撃を受けたあとに，否認の時期，混乱の時期，落胆の時期，努力の時期，復帰への時期がある．その過程におけるかかわり方を理解しておく．

a. 否認の時期

障害を認められない，あるいは認めたくない時期であり，こうした時期は，寄り添いや見守り，1人にしない，たとえ1人にしてほしいという気持ちを表出しても距離感を保ちながら見守る看護が必要である．この時期は，その障害の社会生活への影響が大きいほど精神的にも衝撃が大きく，はかりしれない苦痛に対して，看護師は冷静な観察と判断により責任のある言動で対応する．

b. 混乱の時期

なぜこのような障害になってしまったのか，どうしてそれが自分なのかなど，収拾のつかない時期であり，状況により錯乱状態，拒絶など，多様な表現がみられるが，それらを否定や抑制することはしないで，ありのままの状態を受け入れる気持ちで接する．この期間は，人により長期間に及ぶこともある．外来通院時には，受け持ち看護師を決めて，信頼関係を築きながら，混乱状態を観察し，タイミングをみながら冷静な考え方への支援を行う．

c. 落胆の時期

障害を認めざるをえない状況を組み入れていく時期であり，温かく寄り添う気持ちでかかわる．この時期は，患者に配慮した言葉や仕草で対応する．また，タッチングなど非言語的コミュニケーションも活用する．

d. 努力の時期

徐々に落胆から気持ちの切り替えをしようとする時期であるが，前向きになろうとする反面，後悔の思いから意欲の低下もみられる．気持ちが前向きになったときには褒めて支え，気持ち

が後退しそうなときには成功したときの思いを伝えるなど，看護師は常に患者を支えていく気持ちを持ち続ける．

e. 復帰への時期

障害を受け止め，自分の障害を自ら語れる気持ちになったときには，復帰への段階にある．

この時期では，障害での困難について患者や家族とともに考え，生活，環境面の工夫や改善をしていく．復帰の時期においても，思うようにならないときには落胆や混乱に陥ることもあり，看護師は常にどのようにかかわることが必要なのかを探究することが必要である．

視機能障害からの復帰は，個々人によりその過程は多種多様である．その人の環境や性格，思想，家族背景など，理解して患者とのかかわりをもつ．

B チーム医療における相談窓口となり，連絡，調整，連携を図る

視機能障害者に関する問題は，身体的，精神的，社会的など，多岐にわたっている．これらの問題は，医師，看護師，視能訓練士，理学療法士，作業療法士，医療ソーシャルワーカー，（管理）栄養士など，専門職種が連携を図り，チーム医療としてかかわることが必要である．患者が障害と向き合いこれからの社会生活を送ることについて，医師がリーダーシップを図り，チームで方針を決めていく．看護師は患者のゴールに沿って，その優先度を考慮し，その調整役となり，すみやかに各職種との連携が図れるように調整する．

C 環境整備を図る……リスクマネジメント

社会生活には，視機能からの情報が不可欠である．視機能には，観察，判断，確認の要素があるが，視機能障害が生じ，それらの情報が得られにくくなると，社会生活にさまざまな支障が生じる．たとえば，歩行中に，段差に気づかずつまずく，往来する人や目の前の物を避けられないなど，危険回避が困難になる．個々人の視機能の状態に応じてリスクマネジメントが必要である．

一方，視機能障害に重複する障害が伴う場合や高齢者では，危険回避の困難さがさらに増していく．その視機能障害者にとって最大限に身を守るために，個人指導として日常生活関連動作の訓練や，補装具の情報提供，活用などでリスクマネジメントを図る．

D 感染対策・予防を推進する

眼疾患の代表的な感染症には，流行性角結膜炎，急性出血性結膜炎などがあり，時として大流行することがある．これらの感染源はウイルスであり，接触感染により感染を拡大する．

感染予防対策には，感染源，感染経路，そしてリスクに応じた対策が必要である．また感染予防対策は，院内全体で取り組むことが重要であるが，とくに眼科部門では，眼感染症の感染力が強いことや易感染性にある患者が多くを占めていることから，疑わしい患者が発生した場合には，ただちに院内感染予防対策に則した方法で，全職員が感染予防に徹する体制をとることが重要である．

E 情報提供と情報共有を図る

患者・家族に最適な眼科疾患の予防や医療の動向など，眼に関する情報は，医療チームの中で情報交換し共有する．それらは，眼の症状や障害が生じた人を理解するためにも必要である．

また，病気の説明や障害の介護対策を計画的に行う．そのためには，日ごろより他施設や近隣地域の社会資源活用の情報を把握しておく．とくに医療法改正の場合，すみやかに情報収集しておく．

F 継続看護のためにフィードバックする

長期間の治療が必要な場合や寛解と増悪を繰り返す場合などは，症状や視機能障害の変化がみられ，患者の眼の状態，全身状態の観察が必要である．また，患者が視機能障害を受容するまで長期間を要する場合は，患者の眼の観察のみならず身体面，精神面の変化を観察し，アセ

スメントして，看護する．継続看護する場合は，患者のゴールを設定し，そのゴールを達成するための生活面や精神的な問題などを整理して，チーム医療として検討し，患者とともに問題解決を図る．

IV ステージ別にみた眼科ケアの基本

A 予防のためのケア

a. 環境や患者の危険因子の把握

一般的に眼疾患や眼症状を予防するためには，症状の軽い早期に適切な治療を受けることが基本であり，その原因や誘因となる基礎疾患を悪化させないことや生活習慣の改善が大切である．

眼の症状は，生活習慣や生活環境，社会背景などの影響がある．また視機能障害が著明な場合は，生活環境全体に危険因子が隠れている．

- **危険因子**：糖尿病，高血圧症，膠原病，アレルギー疾患などの既往症，頭部・顔面の打撲などの外傷，有毒ガスなどの吸引，加齢現象など
- **生活環境**：住居の構造や素材，設備，物の配置，屋内外の段差，太陽光線，照明度，温度，湿度，色彩ストレスなど

b. 患者への説明

患者，家族に眼科疾患について理解を深めてもらうためには，医療者による説明が重要である．下記のような内容について説明を行う．

- 疾患への理解と，悪化の予防，視機能障害への対策（各項目を参照）
- 感染予防のための指導：流行性角結膜炎や出血性結膜炎などの感染力の強いウイルスによる眼科感染症は，接触感染で容易に感染が拡大する可能性があるため，手指の消毒，眼分泌物を直接手で触らない，タオルや洗面器を家族と共用しないなどの予防策が必要である．
- QOL（quality of life）を維持するための情報提供や工夫：生活グッズの紹介，室内の整理整頓，適度な眼の休め方，眼の保護，栄養バランスなど，視機能障害の誘因を軽減させる．
- 点眼方法（108ページ参照）

視機能障害は，その人の心身に影響し，生活面に支障をきたし，さまざまな障害が増大することが多い．そのため，生活習慣病などの基礎疾患が生じたときから，眼と体との密接な関係を説明して，基礎疾患の悪化予防を理解できるようにする．そのため，基礎疾患による視機能の異変に気づいたときや，頭部を外傷したときなどは，早期に眼科受診するように説明する．

一般に，治療により視機能が回復する場合は大きな問題を残さないが，治療が現状を維持することが目的の場合や，苦痛を伴う手術を受けても一時的な回復で視機能障害が伴う場合は，患者への説明は十分な理解と同意を得ることが重要である．たとえば慢性的に経過した糖尿病網膜症で硝子体出血を繰り返す場合，手術を受けても視力が回復しないこともある．患者は失明の不安が強く手術への期待が大きいが，現在の眼の状態を十分に理解できるよう，医療チームの一員として説明を行う．

B 急性期のケア

ここでの急性期とは，眼科的症状が急激に発症して，苦痛，疼痛を伴ったり，視機能障害の不安が生じたりする時期をいう．例として，外傷（打撲，鈍器や鋭利な物による創傷，熱傷，薬傷など），眼圧変動による急激な眼痛や頭痛，硝子体出血による視力低下，感染やアレルギーによる眼痛，開眼困難，流涙など，痛みや苦痛が持続ないし間欠的に出現する．

急激な外傷や症状，あるいは症状・障害の増悪が考えられる場合は，身体面，精神面からの観察を行い，疼痛や苦痛を緩和するための援助を優先する．眼症状のみならず身体的に重複する障害が生じる場合は，すみやかに医師に連絡する．著しく眼の症状を訴える場合，開眼困難な場合は，落ち着きをとり戻せる環境を整え，看護師は必ず患者サイドで接し，見守り，声がけ，タッチングなど冷静なコミュニケーション

を図る．必要時，眼周辺の冷却，温罨法などを行う．患者にとっては見えづらい状態が多く，精神的に不安定にあることもあり，看護師は，状況をアセスメントして冷静に対応する．

C 慢性期のケア

慢性期とは，一定期間を経て視機能が低下し，視力低下，眼圧変動，疼痛，流涙，開眼困難などの症状が継続，あるいは断続的に生じる場合をいう．代表的な疾患としては，原発性開放隅角緑内障，糖尿病網膜症，加齢黄斑変性などがある．

緑内障患者では，長期間において治療継続が必要であるが，指示された点眼が自己中断や放置されることもあり，点眼治療のアドヒアランスを高めることが必要である．

糖尿病網膜症患者の場合，食事療法，運動療法，あるいは薬物療法などを自己管理して糖尿病の悪化を防ぐことが重要である．一般に糖尿病網膜症患者は，10年以上の糖尿病歴をもつ患者が多く，「ここまで視力低下するとは思わなかった」と視力障害をきたして初めて糖尿病の怖さを実感したという患者も多い．糖尿病認定看護師が患者とかかわる医療施設も多くなっているが，視機能障害のみならず糖尿病から生じる重複障害についてリスクマネジメントに沿った看護を行う．

加齢黄斑変性は関心が高まっており，加齢に伴う疾患で，最近は硝子体注射により症状の軽減・改善や病状の悪化を延期させる治療が行われている．この治療は患者の理解と協力が必要である．

慢性に経過する患者では，視機能の回復を早くしたい要望から，セカンドオピニオンや患者自身に見合ったよりよい治療法を求めて複数の眼科施設を受診する場合もある．そうした患者の気持ちを理解して，冷静に患者を観察し，患者の思いを否定せず，継続する治療や生活習慣を適切にしていくことがQOLを維持していくことにつながることを説明する．

D リハビリテーション期のケア

視機能が，ある状況により改善が困難と診断される時期，徐々に視機能低下が認められるとされた時期，またそうした状況から患者がリハビリテーションに関心をもったときなどがリハビリテーションへの移行期として考えられるが，慢性期と並行して，あるいは遺伝性疾患で著しい障害を患者自身が感じとった時期からリハビリテーション期を経過していることもある．

視力低下に伴う障害が受容できない患者には，焦らずに身辺の関心のあることから自立して対処できるようにする働きかけが必要である．看護師は患者の障害受容過程を観察しながら，忍耐をもって見守り，自立に向けた援助を行う．

自立心を維持している患者には，障害の変化を観察しながら，日常生活の維持，仕事への復帰に向けた情報提供，訓練などを行う．順調な復帰にみえる場合も視機能障害への生活適応が十分でないこともあり，相談の窓口となり，チーム医療で支援していく．

E 小児の眼科看護の特徴

小児の眼科診療では，小児が自分の見え方をありのままに表現し伝えられるよう，支援することが必要である．

また，小児の発達段階を新生児，乳児，幼児，学童に分類すると，疾患の種類や診察時の介助のポイントも違う．そのため，小児の発達段階を理解して，検査の介助にあたる必要がある．

a. すみやかさの提供

小児が関心を示すような玩具や器具を用いて，なるべく集中できているうちに検査が終了できるように支援する．

小児の特徴や仕草を把握して，診療や検査が短時間で終了できるようにする．この場合，看護師から小児に馴染もうとする気持ちが必要である．

b. 信頼関係を築く

母親や保護者の付き添いがあるときは，小児

の性格や習性などを教えてもらい，小児の理解と協力が得られることに重点をおく．また，母親との信頼関係を先に築いておくと，小児とも信頼を築きやすい．

　長期にわたり通院治療が継続する場合，担当の看護師や視能訓練士が受け持つと信頼関係は築きやすい．また小児の観察を行い，すみやかに変化に気づくことが求められる．

c. 苦痛を伴う検査終了後は，しっかりとフォローする

　小児は，いったん苦痛や疼痛を体験すると，診療への協力が得られにくい．検査の理解ができる小児では，理解度に応じた説明と協力を求める．多少の苦痛が伴う場合は「少しだけ痛いけれどすぐに終わる」ことを伝えて，診療終了後は，よくがんばったことを褒めて抱いてあげるなど，診療後のフォローも大切である．

d. 感染予防の啓蒙

　小児は，室内周辺や設備に触れる機会が多く，接触感染などによる院内感染をしやすい．そのため，絵本やぬいぐるみ，玩具などを共有で使用する場合は，感染源とならないように消毒や滅菌対策が必要である．院内感染対策が困難な場合は，各自が愛用の玩具など持参するように保護者に理解と協力を求める．

e. 危険回避（リスクマネジメント）

　小児の診療環境は，危険防御の工夫を行う．診療室の角のある机，移動するスリットランプ，回転する丸いすなどは小児にとっては危険な設備である．常に小児の移動時には注意かけを行い，机の角は手で覆う，丸いすは押さえる，保護者に小児を抱いてもらうなど，十分な配慮を行う．

2 情報の聴き取り

I 外来

情報収集の目的は，看護の視点で，その患者に必要な援助は何かを明らかにすることである．

外来患者の年齢や症状はさまざまであり，誘導や隔離の対応を求められる患者もいる．緊急に診察・治療を必要とする急性期疾患と定期診察に来院した慢性期疾患の患者がいる．それぞれの患者に対し，限られた時間内で情報収集し，アセスメントし，適切な看護を行うことが求められる．以下の点に留意して情報収集することが必要である．

- 患者は不安を抱えていることがあるため，看護師は傾聴的態度や雰囲気で話しやすい環境を整える．
- 患者の訴え，症状，来院目的はさまざまであるため，その患者に適した聴き取りの優先順位を考える．
- 小児・高齢者の場合は家族から情報を聴き取る．

A 主訴の聴き取り

主訴とは，患者が問題と感じている主観的な訴えであり，来院の直接的動機である．その患者に必要な援助は何かを把握するために大切な情報である．

- いつから，どのような症状があるのかを的確に聴き取る．
- 患者の表情，態度，行動，身体的所見の観察をする．

B 現病歴の聴き取り

現病歴とは，視力低下，眼痛などその患者の訴える現在の眼症状，疾患の発生時期と経過，現在の程度などをいう．診断や今後の看護の方向性を決めるために重要であるため下記の4点を確認する．

- 初期症状の発現から現在までの経過
- 患者・家族の対応
- すでに検査・治療を受けている場合はその内容，診断名，疾病の段階（急性期・慢性期・回復期）
- 現在の障害の状況

C 既往歴の聴き取り

眼疾患は糖尿病，膠原病，アレルギー疾患などが関与していることが多い．また，小児では先天性であることも考えられるため，出生時の情報が必要である．

- 現疾患以外の既往歴，治療内容，およびその転帰
- 現疾患以外の治療中の病気，治療内容，およびその経過
- 薬物アレルギーや食物アレルギーなどの有無

既往歴は家族からも聴き取る．患者・家族の健康に対する見方，考え方，対処パターンが把握でき，援助の必要性や援助方法を決定するためのデータとなる．

D 家族構成の聴き取り

援助内容・方法を判断するために家族状況を把握しておく必要がある．

- 家族構成と同居の有無
- キーパーソンの有無
- 家族の健康状態
- 家族の中での患者の立場や役割
- 家族の病気に対する反応
- 医療費の支払い，経済状況
- 医療従事者に対する家族の反応

E 日常生活パターン，社会的役割の聴き取り

疾病や通院などによる日常生活パターンの変

化は最小限にすることが望ましい．元の生活行動パターンへの回復が困難な場合は，新しい行動パターンを獲得するための援助が必要となる．具体的には，自助具の紹介や介助方法の指導，視能訓練士・ソーシャルワーカーとの協力，社会資源の活用などである．生活習慣の変容のための援助も必要になる．このような観点から情報を収集する．

- これまでの日常生活行動の状況，疾病や通院などによる生活の変化
- 患者の社会活動における役割
- すでに視覚障害のある場合は，介助の方法や自助具（白杖，拡大鏡など）の使用の有無

II 病棟

　定期入院の場合は，すでに外来で診察を受けており，確定診断がつき治療方針が明らかになっている場合か，精査目的の入院である．したがって，外来で情報収集した内容と重複する聴き取りは患者の負担になるため避ける．入院中に必要な生活面や，入院に伴う精神面・社会面の援助に必要な情報を中心に聴き取る．

　緊急入院の場合は，患者・家族の不安は大きく，手術前の検査や手術の準備など慌ただしい状況下での聴き取りとなる．患者・家族の心理面を受け止め，優先順位を考慮した効率よい情報収集を行う．

A 入院生活に必要な生活面の情報
- 介助の必要性の有無
- 清潔面の状況
- 食習慣
- 排泄状況
- 睡眠状況
- 移動時の方法
- 常時使用している薬物の有無

B 家族または介護者の情報
- 家族の連絡先
- 家族の協力の有無，介護の協力の有無
- 退院後は入院前と生活環境が大きく変わる可能性がある．入院時から退院後の生活を踏まえた情報を確認する．

C 精神面の情報

　疾病・治療に関して，医師から説明は受けていても十分理解できなかったり，あとから出てくる不安がある．患者と良好な人間関係を築き患者が表現できるように情報の聴き取りをする．

> **Memo**
> **患者の見え方の訴え**
> 　患者に「急に見えない」と一言訴えられた時，この訴えをどうとらえるべきか．とくに眼科診察をすぐに行えない場合，緊急疾患かどうかの情報を得られるかが重要である．患者の訴えを鵜呑みにすることなく，いつから，どのように「見えない」のか，随伴症状はないかなどの緊急疾患をターゲットにした聴取を心がけるとよい．右眼と左眼どちらか，指は見えるか，指の本数はわかるか，色の判別はできるか，視野狭窄はあるか．充血や痛み（頭痛，眼痛，眼球運動痛），吐き気があるかを聴取できればよい．

3 検査の介助

1）視力検査の介助

視力は，内科における血圧・脈拍測定と同様に眼科に欠かせない情報であり，視力検査には，正確性が求められる．患者には検査の必要性を理解してもらい，その協力が必要となる．通常，視力検査は視能訓練士（orthoptist：ORT）が行う．医療チームとして看護師とORTは情報を共有し，患者の全身状態に配慮した検査がすみやかに行えるようにコーディネートする必要がある．

I 介助のポイント

- 初診患者には看護師が簡単な医療面接を行い，そこで得られた情報を検査前にORTに伝える．高齢，乳幼児，杖使用，車いす使用，移動可能か，介助の有無，難聴の有無，理解力の有無などを確認する．
- 高齢者や小児，他疾患を合併する患者の場合，待ち時間が長くなると疲労が増し，集中力の低下につながる．このため，視力などの自覚検査の正確性が低下してしまう．待ち時間の短縮や，その他の疲労の原因をできる限り除去できる環境を整えておくとよい．
- とくに高齢者では，検査の目的や方法が理解できない場合があり，わかりやすい言葉で納得するまで根気よく説明し，協力を求めることが重要である．
- 小児の場合も同様ではあるが，本人のみならず保護者の協力を得る必要がある．

II 感染症の注意

A 診察前

- 多くの施設では，医師の診察の前に，視力・眼圧検査が行われる．
- 眼科外来には，流行性角結膜炎などの感染性疾患を有する患者が来院することがしばしばあり，検査時に他の患者に感染するおそれがある．そのため，充血，眼脂が多い患者が来院した場合，流行性角結膜炎などの感染を疑い，いったん視力検査を見合わせ，医師の判断を仰ぐ必要がある．
- 患者に感染性の疾患の疑いが強いことを理解してもらい，他の患者への感染を防ぐために感染性疾患専用の診察スリットに案内する．
- 感染性疾患でないことが確認されるまでは，視力，眼圧などの検査は行わない．

B 診察時

- 医師の診察時に，アデノウイルス感染の判定を行う．その際に図1のような検査機器を使用し，陰陽性を確認する．
- 陽性の場合は，患者に仕事や日常生活上の注意点の指導を行い，患者が外来にいる時間をできるだけ短くするようにして2次感染の予防を心がける．
- また，陰性の場合でも，アデノウイルスに対する検査感度を考慮し，2次感染の予防を喚起する．

C 診察後

- 診察終了後は，器具を消毒し，患者が触れた場所の消毒などの処理を行う（148ページ，「外来における感染対策」参照）．

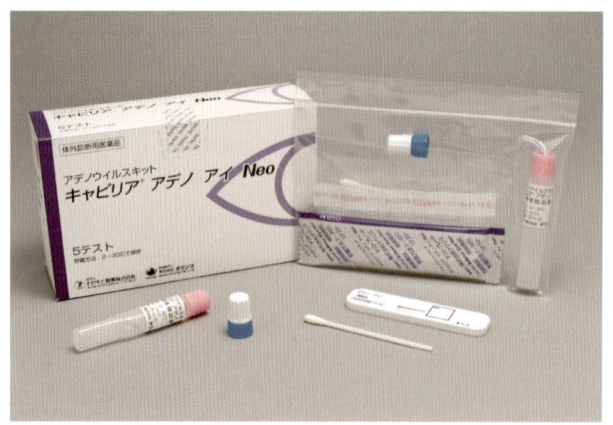

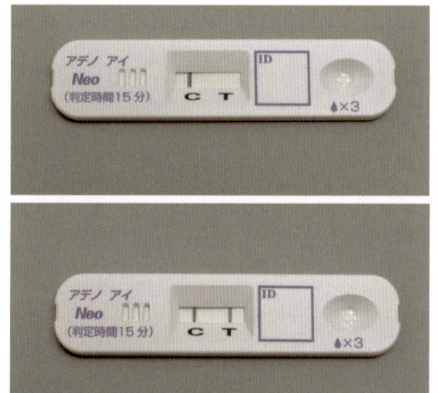

図1　キャピリア®アデノアイNeo（右上：陰性例，右下：陽性例）

2）細隙灯顕微鏡検査の介助

　細隙灯顕微鏡検査では，角膜，結膜，虹彩などの前眼部検査，水晶体などの中間透光体検査，隅角鏡を使用した隅角検査，眼底検査が可能である．医師自らが行う検査であり，診断に直結する検査でもある．三面鏡やパンファウンドレンズ，眼圧測定用のアプラネーションチップなどを使用するため，診察ごとに準備し，使用後はすみやかに洗浄・消毒を行う．散瞳を必要とする場合も多いため，検査の説明を十分に行い患者の不安の軽減を図る．

I　必要物品

- 点眼麻酔薬
- 散瞳薬
- アプラネーションチップ
- 特殊コンタクト装着補助剤
- フルオレセイン試験紙
- アルコール綿
- 肘台

II　介助のポイント

- 検査の内容をあらかじめ具体的に説明し，検査前に患者の不安の軽減に努める．
- 検査中は光があたるため眩しくなるが，できるだけ眼を開けていること，また医師の上下左右方向視の指示に協力すること，顔の位置を固定すること，検査中・処置中は顔を動かしたり，眼を動かしたりしないようにすることを説明する．
- 患者を暗室に誘導する場合は，暗室に入ることを説明し，周囲の危険を回避する．
- 患者に診察台の位置，いすの位置の説明を行い腰かけてもらう．重度視覚障害患者に対しては，診察台まで誘導し，診察台・いすの位置など手で触れて位置を確認してもらう．高齢者が多いため，暗室内での転倒，衝突に注意する．診察室の電気機器コードの整理や，診察台までの導線上に物を置かないなど日ごろから注意しておく．
- いすに腰かけるとき，機器の方向に体を向けるときは，診察台に顔をぶつけたりしないように声かけを行い，器具の角を手の甲でガードする．
- 医師が細隙灯顕微鏡の高さを患者に合わせたあとに，顎を置く位置の説明を行い（重度視覚障害患者には自分の手で触れてもらい，位置を確認してもらう），額を前方の帯に軽くつけてもらうことで，顔全体を固定する．そ

の際に患者の後頭部を軽く押さえるとよい（図2）．
- 診察中は額が離れないように後頭部を軽く支えることを説明し，介助する．ただし，この介助を好まない患者がいることに留意する．

III 注意点

- 検査前，検査中に点眼をする場合は，指示された眼（ミギ・ヒダリ）であるか確認し，患者に目的，作用を説明したあと点眼する．
- 検査中は，急に顔を動かしたりすると危険が伴うことを説明し，顔を動かす場合は言葉で伝えてもらうように説明しておく．
- 隅角鏡，アプラネーションチップなど患者に直接使用した器具はそのつど取り替えて，以下の手順で消毒する．
  ❶ 流水で十分に洗い流す．

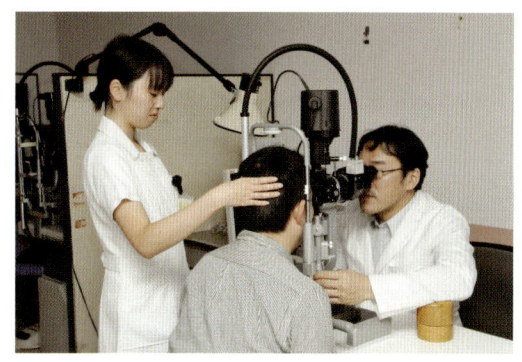

図2　細隙灯顕微鏡検査の介助

❷ 消毒薬に浸漬させる．
❸ 流水で消毒薬を完全に洗い流す．
❹ 清潔で柔らかいディスポーザブルの布で乾かす．

- 感染症（流行性角結膜炎など）が疑われる患者の場合は注意を要する（101ページ，「視力検査の介助」参照）．

3) 眼底撮影検査の介助

眼底検査は，眼底および硝子体などの病変の有無を確認するために行われる．眼底検査の方法には，①直像鏡検査，②倒像鏡検査，③細隙灯顕微鏡と前置レンズを用いた検査の3種類があり，必要に応じて重複して行う．主に散瞳薬を点眼し，瞳孔を拡大させたあとに暗室で行う検査であり，患者にとって眩しさを強く感じる検査でもある．そのため，本検査が安全，安楽に行えるために，事前に患者に説明をして協力を得ることが必要であり，さらに頭や体を保持する介助が必要となることもある．

I 必要物品

- 開瞼器（乳児〜小児の場合小児用開瞼器）
- 斜視鉤
- 麻酔点眼液
- 抗菌薬点眼液
- ガーゼ

II 介助のポイント

- 誘導には細心の注意が必要である．
- 散瞳薬のトロピカミド・フェニレフリン（ミドリン®P），フェニレフリン（ネオシネジン）などにより，散瞳までに30分〜1時間かかり徐々に霧視や近くが見えにくくなることを説明する．また，その状態が元に戻るまでには5〜6時間かかることを説明する．散瞳状態での運転は，事故を引き起こす可能性があるため，車・オートバイ・自転車などで来院していないか確認しそのうえで点眼する．
- 糖尿病網膜症などで散瞳しにくい場合は散瞳状態を確認し適宜（10〜15分おき）点眼を追加する．
- 眼底鏡を眼球に接触させて行う眼底検査の場合は，オキシブプロカイン（ベノキシール®）などの点眼麻酔薬が必要なことを説明する．

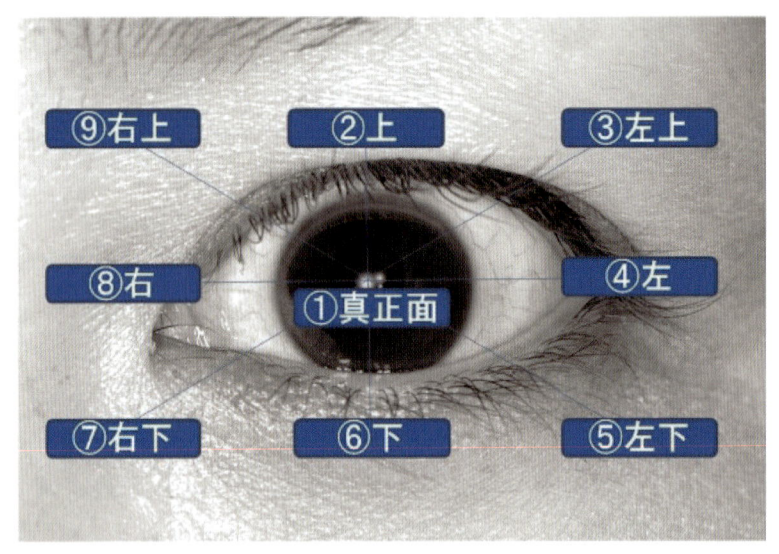

図3 眼球運動の方向（左眼）
医師により指示する順番は異なる．

眼位は9方向あるので順序立てて見てもらう（図3）．
- 検査中は，スリットの顎台に正しく顎をのせ，額が額当てから離れて動かないように説明する．眼に異物が入れられる不安や恐怖で顎が顎台から離れてしまうような場合は，リラックスするよう声かけをし，緊張を緩和させるとともに，患者の後頭部を軽く両手で支え保持する．
- 気分不快の有無を確認する．

III 注意点

- 閉塞隅角緑内障の患者は，散瞳による緑内障発作を起こす場合があるため，症状を観察する．緑内障発作は，眼圧が上昇し，眼痛，頭痛，悪心，霧視を訴えることがある．眼圧上昇を認めた時点で，眼圧降下薬の点眼をして経過観察する．
- 眼底検査中は強い光を当てるため，気分不快や悪心を誘引することがある．診察時の様子や体調の変化を観察するとともに，我慢せず言葉で訴えるよう説明しておく．

IV 乳幼児の場合の介助方法

- 患児を診察しやすいように診察台を準備する．診察台には，ストッパーをかけバスタオル（またはタオルケット）を広げる．
- 保護者には診察，所要時間，方法などについて説明し，診察中は，診察室の外での待機を依頼する．
- 患児をバスタオルで包み，手足が出ないようにし，顔が動かないように両手でしっかり固定する（図4）．
- 患児の泣き声，表情，呼吸状態を観察する．

＜注意点＞
- 介助者は患児を抱く際，危険防止のため白衣の胸ポケットの中身やネームプレートなどを取り除き対応する．
- 患児の体動が激しいことが予測されるので，しっかり固定することが望ましい．抑制中は患児の顔色を十分観察する．
- 親の不安軽減のため，抑制の必要性などの十分な説明や配慮が必要である．

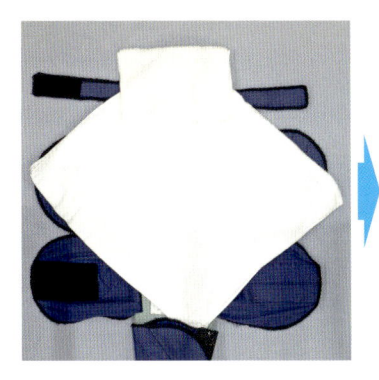

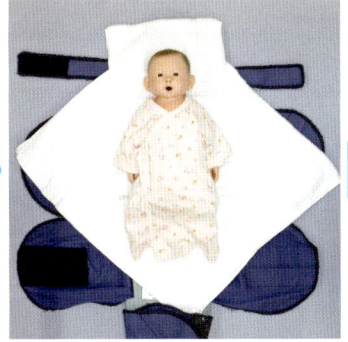

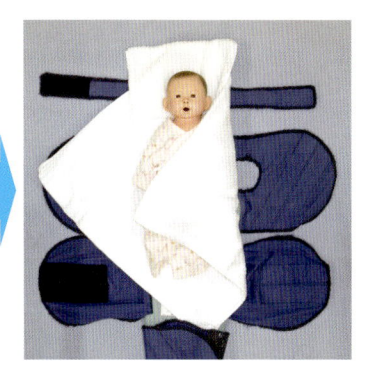

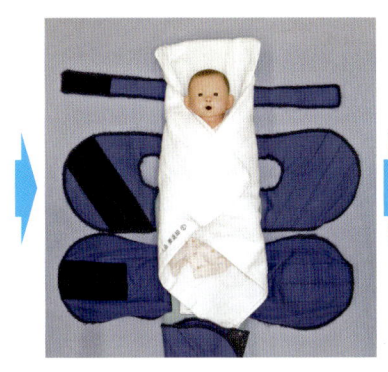

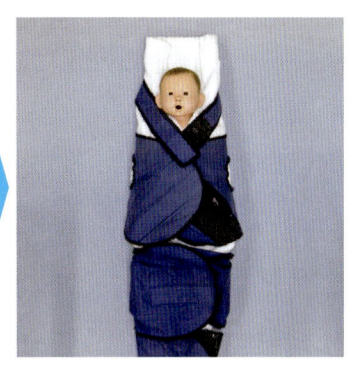

図4 患児（乳幼児）の固定法

4）蛍光眼底造影検査の介助

　検査の目的は，蛍光色素の静脈内注射と眼底カメラを用いて網膜脈絡膜循環系を視覚的に評価することである．

　血管造影検査（angiopgraphy）には，フルオレセイン・ナトリウム（fluorescein natrium：F-Na）を用いる FA と，インドシアニングリーン（indocyanine green：ICG）を用いる IA がある．

　FA は，糖尿病網膜症や網膜動静脈閉塞症での網膜血管の描出に有用である（図5）．一方，IA は加齢黄斑変性における脈絡膜新生血管など脈絡膜循環を描出することに適している．

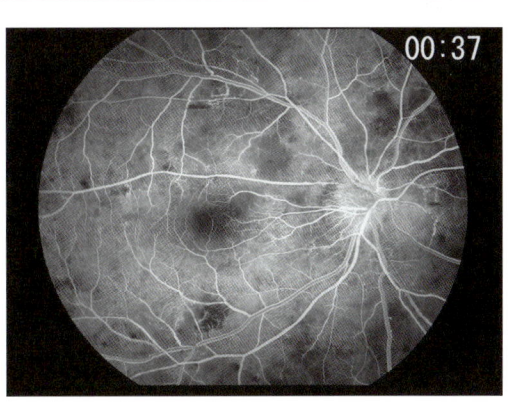

図5 高血圧性網膜症の FA 写真
フルオレセインを静注し，37秒経過後の右眼の蛍光眼底写真．網膜血管が白色に描出されている．

I｜FA

a. 必要物品
- フルオレサイト®静注 500 mg
- 2.5 mL ディスポシリンジ
- 生理食塩水 100 mL
- 輸液セット＋三方活栓
- 5 mL 注射器

b. 手順
❶ 2.5 mL ディスポシリンジでフルオレサイト®静注 2.5 mL を吸う．

表1 蛍光眼底検査を受ける患者への説明の例

- あなたの検査は（FAのみ，IAのみ，FAおよびIA）です．
- 腕の静脈に注射をし，蛍光色素を流します．
- 眼底を特殊な光で撮影し，網膜やぶどう膜の状態を観察します．
- 妊娠中の方には，この検査はできません．
- 検査はフラッシュ撮影をするため，大変眩しいと思います．検査中は両目を開けます．軽く瞬きすることは問題ありません．検査員の指示に従い，目を動かしてください．
- 造影剤により，気分が悪くなることがあります．ゆったりとした服装，着衣をゆるめることをお勧めします．意識が遠のく場合（ショック）がまれにありますが，医師が早急に対応します．
- 1つの検査が15分です．検査後に担当医師から結果を説明いたします．
- 検査後1〜2日は尿が黄色くなりますが，体には影響はありません．

❷生理食塩水容器と輸液セットを接続し，患者氏名とIDを記載する．

II IA

a. 必要物品
- オフサグリーン®静注25 mg
- 10 mL・2.5 mL・1 mL ディスポシリンジ
- 生理食塩水20 mL
- 輸液セット＋三方活栓
- フィルター（MILLEX® HA filter Unit 0.45 μm）

b. 手順
❶溶解液（日局注射用蒸留水3 mL）2 mLを2.5 mLディスポシリンジで吸い，粉末がダマにならないようにオフサグリーン®静注用内に静かに注入する．

❷フィルターを接続した2.5 mLディスポシリンジで溶解したオフサグリーン®をすべて吸い**検査用**とする．

❸10 mLディスポシリンジで生理食塩水7.1 mL吸い，空のオフサグリーン®のバイアルへ注入する．

❹1 mLディスポシリンジでオフサグリーン®を0.1 mL，生理食塩水0.9 mLを吸い，トータル1 mLとし，**テスト用**とする．

❺生理食塩水容器と輸液セットを接続し，患者氏名とIDを記載する．

III 検査の流れと介助のポイント

❶医師からの説明に対する検査の同意を確認する（あらかじめ同意書に署名してもらう）．

❷患者に検査の注意点を説明する（**表1**）．

❸血圧などのバイタルサインをチェックし，体調を確認する．

❹散瞳薬トロピカミド・フェニレフリン（ミドリン®P）を検査眼に点眼する．糖尿病網膜症，ぶどう膜炎の患者では散瞳が不十分であるため，医師の指示に従い，点眼を追加する．

❺十分な散瞳（瞳孔径6 mm）を確認したら，検査室に患者を誘導する．

❻静脈血管ルートを確保する．肘静脈に注射針を留置した場合は，検査中に腕が曲がることがあるため，注意を促す．

❼F-Naを急速に静注すると，15秒前後で網膜中心動脈に到達する．同時に連続撮影が始まるため，正しい頭位となるように患者を補助する．

❽FAのみの場合は，留置針を抜去し，検査を終了する．

❾続いてIAを行う場合，あらかじめ用意された低濃度ICG 1 mLを静注し，副作用の発現の有無を確認する．

❿FA同様に造影剤を注入し検査を始める．撮影が終わり次第，留置針を抜去する．

Ⅳ 注意点

- 検査に対する患者の不安・緊張を和らげることに努める．検査は患者の体調に影響されるため，前日には暴飲暴食を避けるように指示する．検査当日は，飲食を軽めにするように指示する．
- **薬剤アレルギーの既往，肝腎疾患，心筋梗塞の有無**を聴取する．FA，IA ともに妊娠中は避けるべきである．
- F-Na は腎排泄であるため，腎障害患者には，注意を要する．また，投与後，悪心，嘔吐が生じることがあり，膿盆を用意しておくとよい．**アナフィラキシーショックに対する準備も必要である**（35 ページ参照）．
- ICG は肝臓で代謝され，F-Na と比較し副作用が少ない．しかしながら，ヨードを含んでいるため，**ヨード過敏症患者**には投与を控えるべきである．
- IA は赤外線カメラで撮影するため，FA のような患者の眩しさは軽減される．

4 点眼の指導

点眼は，眼の消炎や鎮痛，安静，散瞳や縮瞳，眼圧の下降，角膜・結膜の保護，麻酔などの効果や感染症予防を目的とした治療や診察のために行う．そのため清潔で安全に実施できるよう患者や家族，介助者に指導を行う．

I 必要物品

- 点眼薬
- 点眼表（図1）：点眼する眼（ミギ・ヒダリ・両），点眼薬名，投与回数（投与時間）が記載された用紙
- ティッシュペーパーまたは清浄綿
- 必要に応じて点眼補助器具

II 点眼指導の手順とポイント

① 点眼表と点眼薬の説明をする．
② 点眼前に石けんで手を洗う．
③ 点眼薬名と点眼時間，点眼する眼を点眼表で確認する．
④ ベッドに仰臥位になるか坐位で上をしっかりと向き下眼瞼を引く（下眼瞼下垂法）．
⑤ 点眼薬の先が睫毛や下眼瞼に触れないように，1滴を滴下する．
⑥ 滴下後は瞬きせず薬液が眼の中に停滞し十分な効果が得られるよう静かに1〜2分間眼を閉じる．
⑦ ティッシュペーパーまたは清浄綿で目頭から目尻へと拭く．
⑧ 点眼後は，眼周囲の菌や点眼液が手に付着している可能性があるため，石けんで手を洗う．
※看護師はすべての過程で患者の実施している手技を確認する．本人が点眼を実施できない場合は，家族や介助者へ指導する．

<手術後点眼>	号室			様（　）眼		
クラビット	6:00	9:00	12:00	3:00	6:00	9:00
リンデロン	6:05	9:05	12:05	3:05	6:05	9:05

※点眼の前には手洗いをしましょう
※時間になりましたら点眼してください
※点眼薬は5分以上あけてから次の点眼薬をおさしください
※手術後は医師の許可があるまで洗顔ができません
※介助の方は看護師が順番に伺います

図1　点眼表の例

III 患者への注意点

- 点眼薬が2種類以上ある場合，5分以上間隔を空けて次の点眼薬をさす．間隔を空けずに次の点眼をすると，薬効が十分に浸透せずに流れてしまうためである．
- 点眼薬は1種類1滴で十分である．点眼薬は1滴30〜50μLであるのに対し，結膜嚢の最大保持用量は約30μLである．よって，点眼液の1滴量は涙液と混じり眼の外に排出される量であるため何滴も点眼する必要はない．
- 眼の周囲の皮膚がただれることがあるため，溢れた点眼薬は拭くこと．また，ティッシュペーパーは一度使用した面は不潔であるため使用しない．
- 眼をこすったり，押したりすると眼球を損傷することがあるため注意する．また，手術後に眼瞼の腫脹が強く開眼が困難な場合は，無理に眼を開けない．
- 散瞳薬点眼後は物がぼやけて見えたり，眩しくなったりするため歩行の際は注意する．
- 点眼薬は他人の物は使用しない．開封後は使用期限にかかわらず1ヵ月で使用することを説明し，未開封の場合は使用期限を守る．

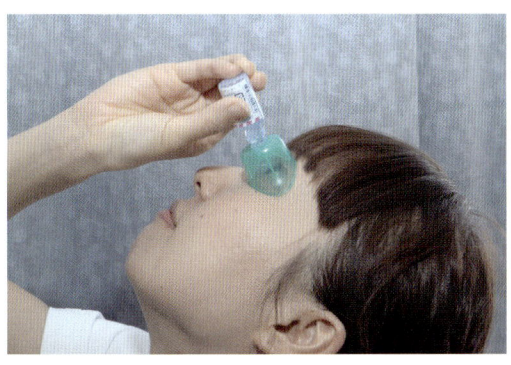

図2　点眼補助器具

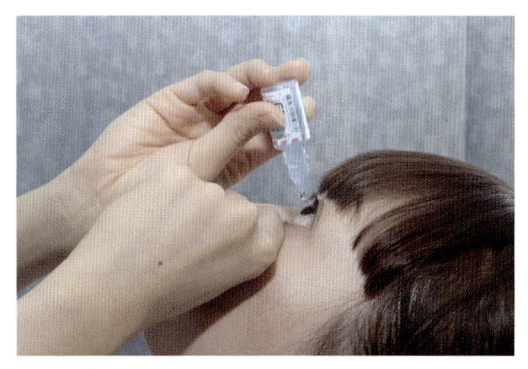

図3　げんこつ法

- 決まった時間に点眼を忘れた場合は，気づいた時点で行う．
- 点眼順序は医師の指示どおりとするが，基本的に水溶性点眼薬→懸濁性点眼薬→油性点眼薬→眼軟膏の順に点眼する．懸濁性点眼薬は水に溶けにくく吸収されにくいため，あとに点眼する．さらに油性点眼薬および眼軟膏は水溶性点眼薬をはじくため，最後に点眼する．

Ⅳ 視覚障害者の点眼確立へのポイント

視覚障害の患者では点眼の手技だけでなく，点眼時間や点眼薬の種類の識別が困難な場合がある．そのため，患者の視力状態を考慮しながら，実施方法を工夫して指導する．

- 点眼薬の先が睫毛や下眼瞼に触れてしまう場合は，点眼薬の汚染や眼球を傷つける可能性があるため，点眼補助器具（図2）の使用を患者と検討する．
- 点眼方法には下眼瞼下垂法の他に，げんこつ法がある．げんこつをつくり点眼する眼の下眼瞼に当て，その上に点眼薬をもった手を乗せ安定させると点眼しやすい（図3）．
- 患者が見やすい大きさの点眼説明用紙を提示する．
- 点眼薬名が見えず点眼薬の識別が難しい場合は，患者が理解しやすい表示を工夫する．
  - 例）・各点眼薬の色に合わせて点眼表に色づけをして，識別できるようにする．
  - ・点眼薬と点眼表にそれぞれ番号を記載することで点眼の順番がわかるようにする．
- 点眼を決まった時間に行うためには，文字の大きい時計や音声機能つきの時計を準備し，時間を把握できるようにする．また虫眼鏡などの拡大鏡を準備し点眼薬名や点眼表を確認できるようにする．
- 点眼薬の保管場所は一定にし，患者自身が把握できるようにする．
  - 例）・点眼箱を作製し箱の位置を机などに固定する．
  - ・左右の眼で異なった点眼薬を使用している場合は，左右それぞれの箱を作製し，固定した場所から点眼を識別する．

5 眼軟膏点入の指導

　眼軟膏点入は，結膜・角膜病変や内眼病変の治療目的で行う．点眼とは異なり，眼軟膏の点入は馴染みの少ない治療といえるため，清潔で安全に実施できるよう患者や家族，介助者に指導を行う．

I 必要物品

- 眼軟膏
- ティッシュペーパーまたは清浄綿

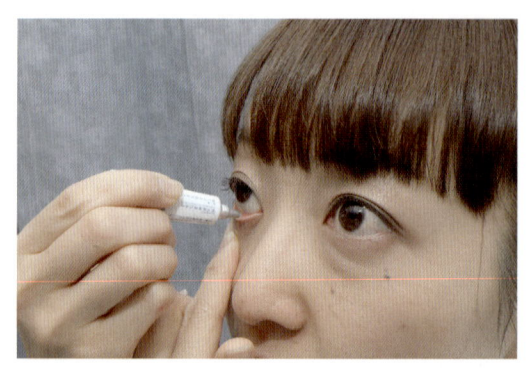

図1　眼軟膏点入の方法

II 眼軟膏点入指導の手順とポイント

① 点入前に石けんで手を洗う．
② 使用前にチューブの先から眼軟膏を少し出し，先をティッシュペーパーで拭く．
③ 鏡を見ながら下眼瞼を下に引き，結膜円蓋部に1cm程度軟膏を入れる（図1）．
④ 眼を閉じティッシュペーパーで軽く上から押さえる．
⑤ チューブの先の余分な眼軟膏をティッシュペーパーで拭き蓋をする．
⑥ 眼軟膏点入終了後，眼周囲の菌や眼軟膏が手に付着している可能性があるため，石けんで手を洗う．
※2回目以降からは患者が実施する．看護師はすべての過程で患者の実施している手技を確認する．本人が実施できない場合は，家族や介助者へ指導する．

III 患者への注意点

- チューブの先が睫毛や眼瞼，眼球に触れないように点入する．
- 眼軟膏点入により視界がぼやけるため歩行の際は注意する．
- 余分な眼軟膏がチューブの先に残ったまま蓋をすると不潔であるため，使用後は清潔なティッシュペーパーで拭きとってから蓋をする．
- チューブの先が睫毛や眼瞼，眼球に触れることで，眼軟膏の汚染や眼球を傷つける要因となるため注意する．
- 点眼薬を併用する場合は，軟膏の油分で点眼薬をはじいてしまうため，眼軟膏は最後に点入する．また，点眼後は5分以上間隔をあけてから軟膏を点入する．
- 眼軟膏は他人の物は使用しない．開封後は使用期限にかかわらず1ヵ月で使用し，未開封の場合は使用期限を守る．

6 洗眼の方法

I 目的

- 結膜嚢内の洗浄，消毒
- 異物や化学薬品を洗い流す
- 診察時に使用した薬液を洗い流す
- 処置や手術の前処置（術野を洗浄するため）

II 必要物品

- 洗浄液（生理食塩水）
- 洗眼ビン
- 受水器
- ガーゼ

III 方法

a. 坐位の場合

❶ 患者の顔を少し上に向け，鼻の下で受水器を固定し，患者に保持の協力を得る（図1）．説明しながら徐々に洗浄液をかけ，もれがないか確認し，注意して行う．

❷ 最初に結膜面を洗浄し，そのあと下眼瞼を下に引き，右上，左上，真上と眼を動かしてもらいながら，下方眼球，下眼瞼を十分洗浄する．上方眼球，上眼瞼を洗浄するときは，上眼瞼を上に引き，右下，左下，真下と動かしてもらいながら行う．

❸ 洗浄後は，受水器を外しながら水気をガーゼで拭きとる．

b. 仰臥位の場合

❶ 施行者，介助者の2名で行う．介助者は患者の側頬部に受水器を固定する．患者の顔を洗眼する側の方向に少し傾ける（図2）．

❷ 施行者は坐位の洗眼と同様の方法で行っていく．

IV 注意点

- 患者に目的，方法などをわかりやすく説明する．
- 坐位で行う場合は洗浄液で衣服の汚染防止に注意して，必要時タオルなどを使用する．また患者自身が受水器を保持できない場合は介助する．
- 十分開瞼できない場合は，点眼麻酔薬を点眼してから行う．

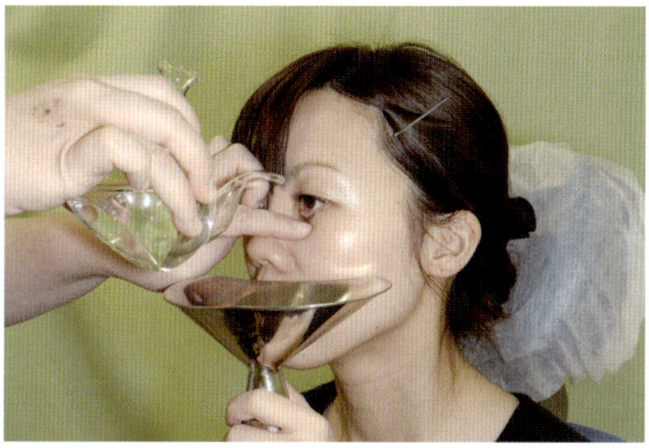

図1　坐位での洗眼

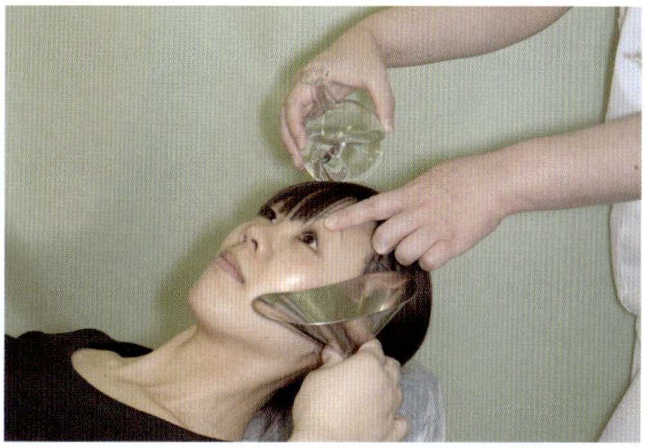

図2　仰臥位での洗眼

111

7 持続洗眼の方法

I 目的

酸，アルカリなどの化学薬品が飛入した場合，眼球内への薬液の浸潤が刻々と進む．これを最小限に抑えるために，持続的かつ大量の生理食塩水で眼表面の洗浄を一定時間持続的に行う．最初に短時間で多量の洗眼を行ったあとに行うことが多い．

II 必要物品

- 洗浄液（生理食塩水）
- 点滴セット
- 開瞼器
- 洗眼ビン
- アイドレープ（白内障手術に用いる水受けが付属したものがよい）
- 受水器
- 膿盆（受水用バケツ）
- オキシブプロカイン（ベノキシール®点眼液）

III 方法

重篤な場合は入院して行う．点滴を行う要領で，長時間かけて多量の生理食塩水で眼表面を洗浄する．

a. 仰臥位の場合（図1）

1. 眼瞼皮膚の薬液の洗浄後に，アイドレープを洗浄眼につける．
2. 洗眼側に少し顔を傾け，洗浄液がもれないようにする．
3. 洗浄液がもれ，患者に不快感を与えないように排液の通りも確認する．
4. 点眼麻酔後に，開瞼器を使用し開瞼状態を保持する．
5. 点滴セットの先を前額に固定し，チューブ先端から洗浄液が確実に眼表面に滴下していることを確認する．
6. アイドレープの水受けビニールの先端を切っておくことで，水の重みによるドレープのずれを押さえることができる．水受け先端から受水用バケツに水が流れ込むように工夫する．

b. 坐位の場合

患者の顔をやや上方に向け，アイドレープを貼り付け，aと同様に行う．また長時間となるため腰部の安楽の保持に努める．

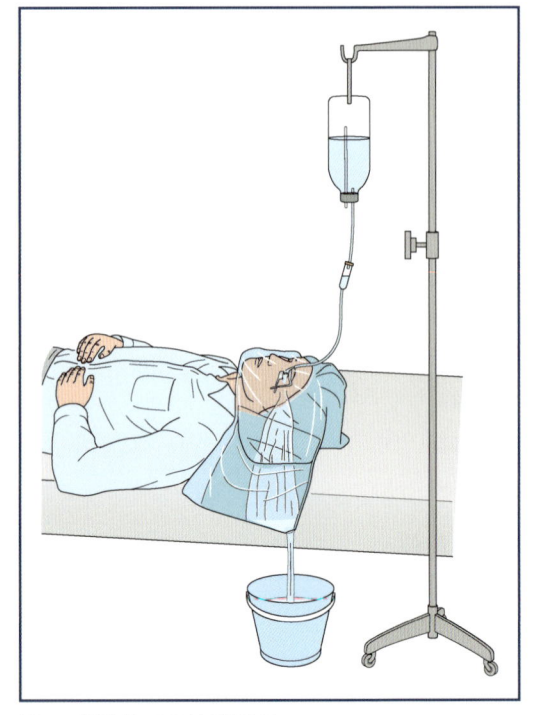

図1　仰臥位での持続洗眼

IV 看護のポイント

A 洗眼，受傷に伴う疼痛や同一体位保持の苦痛の緩和

- 点滴チューブの先端からの洗浄液が，確実に眼表面に滴下していることを頻回に確認す

る．角膜の乾燥が生じると，疼痛や角膜障害を惹起させるおそれがある．
- 疼痛の訴えがある場合，医師の指示によりオキシブプロカイン（ベノキシール®）点眼を行い，疼痛の軽減を図る．また長時間に及ぶため，声かけをし，励ましながら行う．
- 洗眼する際は声かけをしながら洗浄液を少量から開始していく．
- 洗浄液がもれることで患者に不快感を与えないよう，アイドレープの固定や洗浄液の流れなど細心の注意をする．
- 長時間，同一体位となるため，頸部や腰部などの状態を確認し，必要時安楽枕などを使用しながら苦痛の軽減を図る．
- 長時間の処置となるため，掛け物の調節などで全身の保温に努める．

B 持続洗眼，受傷に伴う不安の軽減
- 患者，家族に持続洗眼の目的，方法を十分に説明する．
- 患者は突然の出来事のため戸惑いも多く，家族，仕事のことなど今後に関する不安が強い．そのため少しでも不安を和らげるよう声かけや相談にのることが大切である．
- 頻回に訪室し，そのつど患者の訴えをよく聴き，不安の軽減に努める．
- その場を離れるときは，必ずナースコールの位置を説明してから退室する．
- 今後の治療方針などを医師に確認し，患者に伝えながら励ましていく．
- 持続洗眼が一時中止になった場合は，患眼の保護と清潔保持に努め，十分な休息が得られるよう援助する．

8 眼帯の方法

I 目的
- 小児斜視・弱視の治療
- 手術後の感染予防や安静保持
- 低眼圧や外傷時の眼球保護

II 必要物品
- ガーゼ眼帯（図1）
- 金眼帯（図2）
- プラスチック眼帯（図3）
- アイパッチ（図4）

など

III 方法
- ガーゼ眼帯は，固定用の紐がきつくならないように調節する．必要時，テープで固定する（図5）．
- 金眼帯は，内眼部手術後などの眼球圧迫や出血・滲出液の漏出を予防するために用いる．金属部分が直接皮膚に触れないようにガーゼで覆い使用する（図6）．その際，ガーゼの厚さで眼球圧迫しないように，眼に当てる側のガーゼは1枚にする．
- プラスチック眼帯を手術後に使用する場合は，幅の異なるテープを2枚用いて四隅を固定する（図7）．長期間眼帯の装着が必要な症例やテープかぶれによりガーゼ眼帯の装着が困難な場合には，テープを使用せず眼帯の穴に紐を通し，耳の後ろで眼帯がずれないように結ぶ．

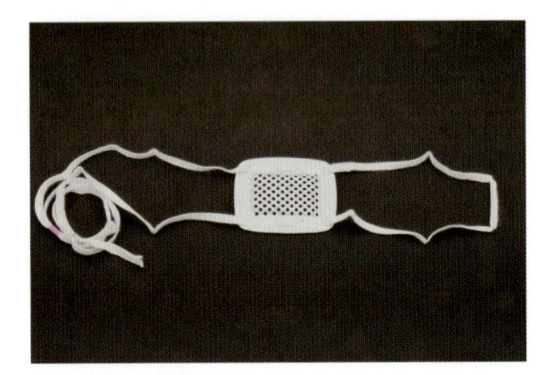

図1　ガーゼ眼帯

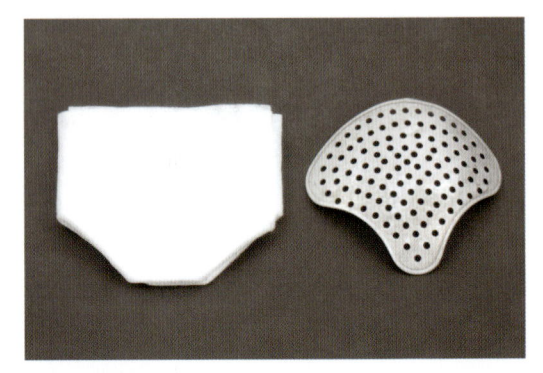

図2　金眼帯

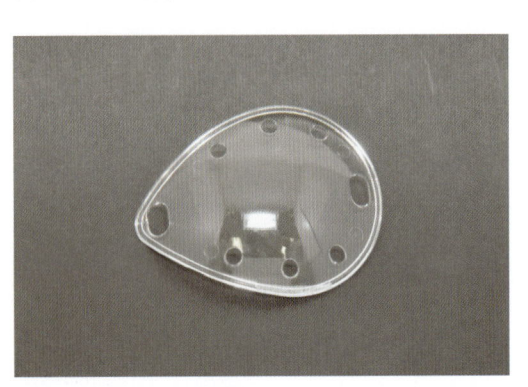

図3　プラスチック眼帯

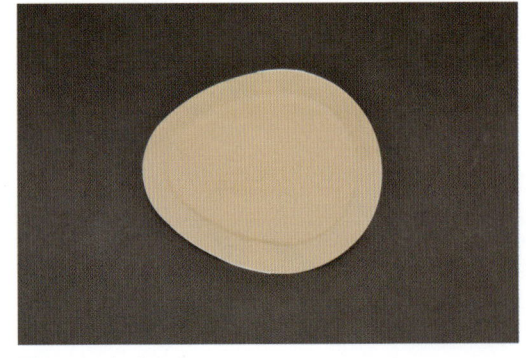

図4　アイパッチ

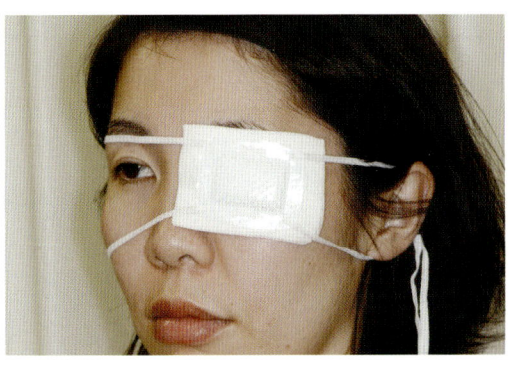

図5　ガーゼ眼帯の装着

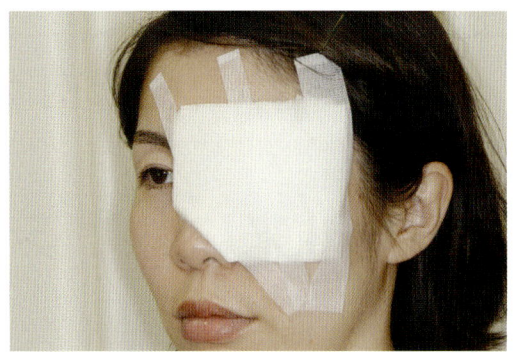

図6　金眼帯の装着

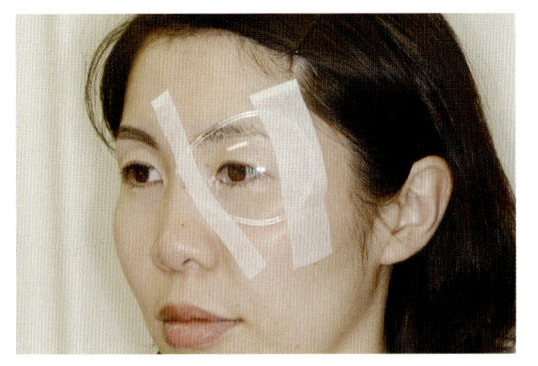

図7　プラスチック眼帯の装着

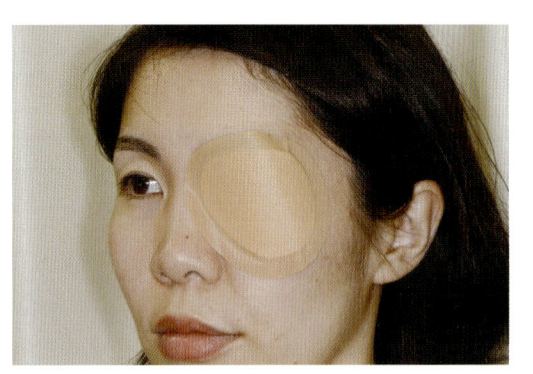

図8　アイパッチの装着

- アイパッチは，弱視治療目的で小児に主に使用する．健眼に隙間のないように1日1回貼付する（図8）．継続治療が必要なため，児の状態を観察しながら医師や視能訓練士の指導のもと実施する．

IV 看護のポイント

- 片眼になることで，視野が狭まり立体感も低下するため，活動時は十分注意するよう注意喚起を促す．
- 皮膚の弱い患者にテープを使用する際は，かぶれることがあるため種類や固定位置の工夫をする．また，使用可能なテープがない症例にはプラスチック眼帯の使用を考慮する．
- テープの固定には，手術後の滲出液の漏出を防止するため，耳側のみ幅25 mmのテープを使用し隙間をつくらないように貼付する．
- 折りガーゼを眼帯として用いる際は，ガーゼのほつれが外側に当たるように固定する．ガーゼのほつれが直接皮膚に触れると不快症状として自覚しやすいため配慮する．
- プラスチック眼帯を紐で固定する場合，顔の大きさに合わせて紐の通し方を工夫し，眼帯のずれや眼球を圧迫しないよう十分に注意する．
- 使用後のガーゼ類はスタンダードプリコーション（148ページ参照）の考えに沿ってすみやかに処分する．
- 使用後の金眼帯は洗浄後，滅菌する．

9 視覚障害者に対する介助

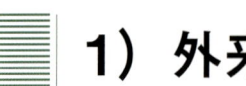

1）外来における介助

視覚障害の感じ方は患者1人ひとり違いがある．そのため視力・視野から判断するのではなく，患者のADL，歩行状況などを観察し，介助方法を患者に確認することが必要である．

I 基本的事項

初診患者は，病院の建物の構造，設備などのイメージができていない．したがって，口頭で建物の構造や設備などの位置関係について，トイレ，洗面所，診察室，待合室，会計場所など，外来通院に利用する場所，出入り口，利用上の注意事項，利用法などの説明を行ってから誘導する．足元が不安定な患者や不安感が強い患者は，車いすで誘導する．

視覚障害のために介助を必要とする患者には，医療者間で情報を共有し，常にすみやかに患者の誘導を行えるようにしておく．

II 歩行誘導

A 廊下などの誘導
- 患者に看護師の肘または肩につかまってもらい，患者に半歩後ろを歩いてもらい，患者の歩調に合わせて歩く．
- 両眼とも視力のわるい患者や小児の場合は，患者の前に立ち両手をとって誘導する．
- 方向を説明するときは，「右・左・前・後」と表現する．患者の頭の中でイメージができるように細かく説明する．曲がるときは，2～3歩手前で「右に曲がります」などと声をかけ，曲がる方向に患者の体が向くように介助する．
- 乳幼児の場合は，看護師や保護者が抱いて移動する．
- 重度視力障害の患者は，言葉に敏感であるため，何気ない一言によって勇気づけられたり，傷つけられたりするので，言葉は選んで明るい声で話す．

B 診察室内での誘導
- 診察室内では，患者がドアやいすの位置を手で触って確認する．
- 患者は，机の角など危険な部分や物品の位置情報が得られず，障害物を避けられない場合があるため，危険を回避するようにする．
- 盲導犬や介助犬は，患者と一緒に診察室に誘導する（図1）．

III 注意点

- 廊下・診察室は整理整頓し，とくに床に注意し，歩行の妨げとなる物は置かない（図2）．
- 患者への声かけを最初に行い，その次に誘導などの行動を行う．

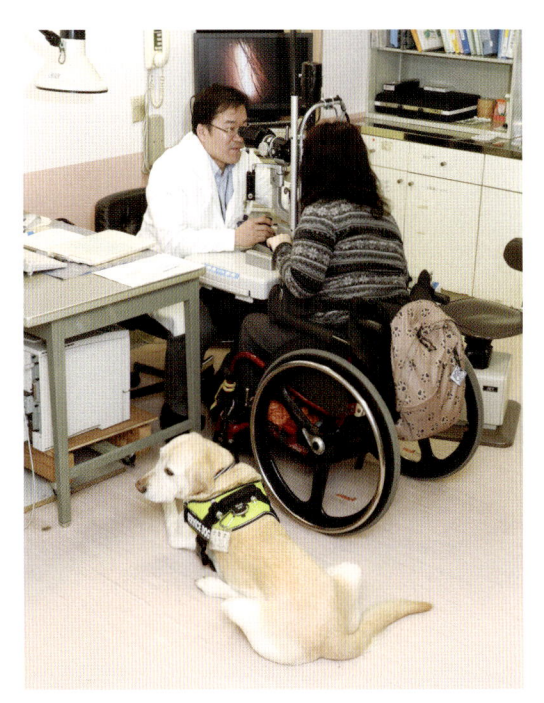

図1　診察室の介助犬

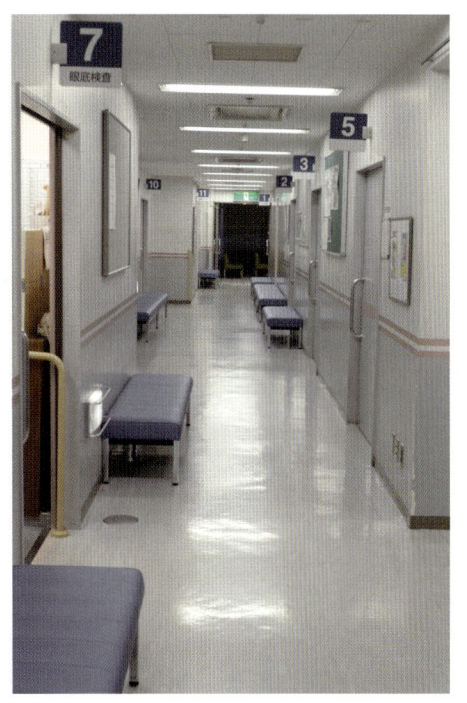

図2　整理整頓された廊下

2) 病棟における介助

　患者の視覚障害（視力障害，視野障害）に合わせた日常生活の介助を行う．①食事，②清潔，③更衣，④排泄，⑤移動のADLをアセスメントし必要な介助を行う．

I | 食事

- 食事をとることは，気分転換となるため重要である．患者にとって楽しみの1つである．
- 患者に食べやすいセッティングを確認しながら熱いものや汁ものには注意し，安全に配慮する．配膳の位置はクロックポジションで説明する．
- 必要に応じて食事介助を行い食べることに対する負担がないようにする．

II | 清潔

- 洗顔や歯磨きは使いやすいように洗面台に立つ位置を配慮する．
- 入浴はセルフケア能力に応じた介助となるが，シャワーの位置や温度設定，入浴中の見守りやいすのセッティングを患者と相談し安全に配慮して準備をする．また，水回りなどで転倒がないよう，使用する前には浴室の点検を行う．

III | 更衣

- 衣類の特徴，裏表，前後を説明する．その際，患者が触って理解できるものであれば，触りながら行う．また，着替えたものと新しく着るものを区別できるように，左右どちらかに分けてセッティングする．
- 履き物は，転倒防止のため，足にフィットするものを着用する．

IV | 排泄

- 事前にトイレ内の説明を行う．トイレ内は狭

いため，危険となるものは片づけ，可能な限りスペースを広げておく．
- トイレ環境は，センサー式やすべて手動式のものなどさまざまなので，不安のないよう十分に説明する．

V 移動

- 歩行による転倒の危険があるため，安全に移動できるように，付添者の肩に手を置く・腕を組む・手引き歩行などの介助方法を確認する．
- 歩行中は，段差や曲がり角など，周囲の説明を行いながら介助する．
- 病棟内の廊下は常に安全を確保できるように余計な物品は置かないようにする．

3章 眼科看護におけるスタッフ教育

I 眼科看護のスタッフ教育とは

　眼科看護の実践の場には，一般に外来，病棟，手術室部門がある．また画像検査や医療相談なども組織で構成されている施設もある．本項では，それらの部門ごとに一般的な教育について述べる．

　教育目標の設定は，医療施設の理念や方針，施設目標に沿って看護部目標が設定される．その看護部目標に沿って，各部署の方針や目標を設定する．とくに眼科看護の特徴や特性を理解し，さらに眼科看護の専門性を見出していく教育には，患者サービスの向上や業務の効率化を考えることがポイントとなる．

II 外来におけるスタッフ教育

　眼科，視機能について，患者のニーズや心理面を把握するアセスメント能力を養う．具体的には，自施設の特性や専門分野を理解して，視機能障害が生じた患者が何を期待しているのか，受診目的は何かなど，患者のゴールは何かを理解できることを習得する．また，診療報酬上での看護の評価や算定用件の理解を深めて，外来で提供されるケアの質が維持できるように看護を深めることも重要である．実施計画書の一例を示す（121ページ）．

III 病棟におけるスタッフ教育

　入院中の患者を中心とした看護の考え方を養う．具体的には，入院生活環境と診察，検査，治療などがすみやかに順調な経過となるように，患者へのインフォームドコンセントを重視したスタッフ教育を行う．とくに視機能障害者に対する危険防止と心理的影響を考慮した配慮が必要である．実施計画書の一例を示す（123ページ）．

IV 手術室におけるスタッフ教育

　眼科手術としての特性や専門性を理解して，手術室の目標である「安全の確保」，「安寧の提供」を行うスタッフ教育が重要である．また，眼科手術器材は緻密性が高く高額であり，品種も限定されることが多いため，器材の保管管理や感染予防を徹底した教育を行う．実施計画書の一例を示す（125ページ）．

V 画像検査室におけるスタッフ教育

　眼科の画像検査部門は，視能訓練士と看護師，フォトグラファーで構成され，各医療機関によって検査の種類や方法に特徴がある．また，網膜硝子体疾患などでは画像写真が重視されて，医師の専門分野においても検査種類の特徴がある．

　蛍光造影撮影中に急激にアレルギー反応が生じる患者もまれに見受ける．こうした異常反応が生じた患者の救急時の対応を実施できることが必要である．実施計画書の一例を示す（127ページ）．

VI 医療相談におけるスタッフ教育

　眼科の単科病院では，眼科に特化して医療相談が行われるため，医療相談を行うスタッフ教育も重要である．

　眼科疾患の患者や家族からは，さまざまな眼の症状や障害，生活面への影響や疑問，不安などの相談を受ける．また，最新の眼科医療の情

報提供や社会的な関心を相談されることも多いため，眼科の医療相談は看護師が行うことが望ましく，眼科看護を経験していることが好ましい．実施計画書の一例を示す（128ページ）．

なお，総合病院では，医療相談は医療全般にかかわる症状や障害，またそれらに付随する医療費，専門医制度などの相談を受ける部門の場合もある．その場合，眼に関することは，眼科看護に携わる看護師が相談にかかわることが望ましい．

> **Memo**
> **角膜移植術の看護**
> 【術前】
> ・ドナー角膜は厳重に取り扱い，冷蔵で保管する（冷凍は禁忌）．
> ・術直前には，硝子体圧を上げるために眼の上に重しを約10分置くため，圧迫感があることを説明する．
> 【術中】
> ・全層角膜移植術は全身麻酔で施行するため，全身管理に注意する．
> 【術後】
> ・内皮移植術では，術後は1週間程度入院し，経過観察する．

外来におけるスタッフ教育　実施計画書

【目標】
1. 眼科外来における患者の心理面を理解して，安全と安寧を提供できる援助を行う．
2. 緊急性の高い疾患での的確な対応と緊急を要する看護ができる．
3. 慢性期から回復期における患者の精神的な援助や視機能障害の過程を理解して，適切な看護ができる．
4. 外来受診される患者の身体的，精神的な症状を理解して，予防や現状維持，あるいは悪化を防ぐために支援策を対処できる．
5. 自己管理するための眼科に必要な在宅指導ができる．
6. ロービジョン者に応じて看護の立場からロービジョンケアの実践ができる．

【実践項目】

項目	自己評価	他者評価
1. 外来看護業務の特徴，特性の理解 ・外来患者の流れ ・診察室と処置室の業務役割と連携 ・クリニカル・パスの理解と実施		
2. 眼科処置室の看護 ・術前検査の理解と実施（問診表，術前採血，心電計） ・患者観察と異常の早期発見，情報提供		
3. 眼科処置の準備，患者説明，介助，処置の観察，片づけ ・洗眼 ・眼帯法（軟膏点入，点眼を含む） ・眼瞼抜糸 ・結膜抜糸 ・結膜縫合 ・涙嚢穿刺，切開 ・涙嚢ブジー法 ・涙点プラグ法 ・角膜異物除去 ・角膜掻爬 ・涙点焼灼 ・ニードリング ・前房穿刺 ・検体培養提出 ・病理検査提出 ・点滴（眼圧降下目的の説明，観察，ステロイド点滴の観察など） ・硝子体注入の介助 ・処置後の注意事項の説明 ・生活指導		
4. 検査，処置前後の患者の援助 ・視機能障害者の介助		

・ロービジョンケア ・点眼指導 5. 被治験者へのかかわり ・治験コーディネータとの連携 ・検査項目の実施 ・患者観察 ・所定用紙記載とその後の管理 6. 救急時の看護 ・診察待ち時間中，処置中などに意識レベル低下などが生じたときの声かけ，全身状態観察，搬送時の注意など救急時の初期対応ができる． ・状況に応じて，医師への連絡，急変時の看護，家族へ連絡，救急隊の連絡など，臨機応変に対応ができる． 7. 感染予防対策 ・流行性角結膜炎などの症状を理解し，疑われる場合の患者には，感染対策委員会の規定事項に沿って診療を行い，その後の感染対策をすみやかに実施することができる． ・地域全体に感染疾患が流行している場合，手洗い，うがいの励行を掲示して来院者に働きかけを行うことができる． 8. 医療安全対策 ・患者の氏名，左右眼，など診療においてダブルチェック，重複確認など対策を講じることができる． ・個人情報保護を理解して，外来業務ができる．		

病棟におけるスタッフ教育　実施計画書

【目標】
1. 入院患者の基本的看護が実践できる．
2. 眼科の特殊性を理解して，アドバイスを受けながら眼科看護（急性期，慢性期，回復期）が実践できる．
3. 入院患者の視機能障害を理解できる．
4. 視機能障害が生じた患者の入院中のかかわりができる．
5. 患者をとおしてチーム医療の連携を図ることができる．

【実践項目】

項目	自己評価	他者評価
Ⅰ　病院の理念，方針，目標と看護部の方針，目標 1. 当院の基本理念，基本方針が理解できる． 2. 当院の看護部の理念，方針，目標に沿った看護ができる． 3. 当院の組織構成ならびにその機能，役割を理解できる． 4. 病院看護部の方針に沿った看護目標を設定して，目標達成までの計画，実施，評価までの流れを理解できる． 5. 看護倫理について理解して倫理的配慮ができる． 6. 個人情報や守秘義務を理解し，実践できる． 7. 看護職員として，自己の役割を理解できる． Ⅱ　基本的看護実践ができる 1. 環境整備 　• 整理整頓（危険防止と所定位置） 　• 感染予防の実施 2. 日常生活動作の援助 　• 食事：クロックポジションの説明 　• 排泄：方角，トイレの使い方，手洗い場所 　• 清潔：シャワーの利用法，清拭用タオルの利用法 　• 更衣：衣類の置き場所，衣類の説明 　• 移動：視機能障害者の介助法の習得 3. 薬物療法の看護 　• 創傷管理：眼帯の種類と注意事項 　• 点滴管理：眼圧降下薬，パルス療法 　• 点眼指導：作用，副作用の説明，点眼法， 4. 眼科看護の知識・技術の実践 　• 点眼の必要性，手技，注意事項 　• 視機能障害者へのかかわり 　　（衝撃―落胆―否認―混乱―落胆―受容過程の看護） 　• 家族への支援，退院以降の社会資源活用 　• 身障手帳申請，取得後の活用法 　• ロービジョンケア：生活上のグッズ，精神的支援 　• 地域包括支援センターの活用法		

5. 周術期の看護 　• 術前：手術に対する不安の軽減 　• 術後：術後の苦痛の軽減，術後の不安の軽減，術後の体位維持の支援 6. 退院指導 　• 日常生活の注意事項 　• 緊急時の連絡体制 　• 外来通院時の説明 7. 急変時の看護 　• 既往歴との関連性の疾患の看護 　• アレルギー反応に対する救急看護 8. 感染対策予防が実践できる 　• 流行性角結膜炎などウイルス性疾患の予防対策 　• 感染性胃腸炎，インフルエンザ流行時の注意喚起 9. リスクマネジメントが実践できる 　• 移動時の危険防止法 　• ベッド転倒転落防止 　• リスクマネジメントに関して調査，分析，対策の実施 10. 医療チームの一員として，情報を共有し，適宜，各職種と連携を図る．		

手術室におけるスタッフ教育　実施計画書

【目標】
1. 周術期における患者の心理面を理解して看護展開ができる.
2. 安全, 安寧に眼科手術が受けられるように援助できる.
   - 眼科手術のマイクロ器具の取り扱いを理解して器具の取り扱いと管理ができる.
   - 局所麻酔が大半であり, 意識下での手術に対して不安の軽減, 苦痛の緩和の援助ができる.
   - 緊急時の対応が冷静に俊敏に対処できる.
3. 周術期における感染予防対策ができる.
   - 周術期の感染対策を理解できる.
   - 感染症（＋）の場合の対応がすみやかにできる.
   - 術時の医材, 機器の洗浄, 消毒, 滅菌の保管管理ができる.
4. 周術期における医療安全対策, すみやかに, 簡便に, 確認作業を行うことができる.
   - 微細な医材, 医材の取り扱い, 管理ができる.
   - 周術期の取り決め事項を理解して実践できる.

【実践項目】

項目	自己評価	他者評価
Ⅰ. リカバリールームの看護業務 ・視機能障害者を安全に誘導できる. ・患者氏名, 左右眼の確認 ・薬剤の準備 ・病棟, 外来からの引き継ぎを受けることができる. ・必要事項, 観察事項を記録できる.		
Ⅱ. 疾患別の観察, 処置, 記録ができる ・白内障手術 ・緑内障手術 ・斜視手術 ・眼瞼手術 ・鼻涙管手術 ・網膜剥離手術 ・硝子体手術 ・角膜移植手術　　　　　　　　　　　など		
Ⅲ. 薬剤, 器械, 器具の取り扱いと管理 1. 薬剤（表面麻酔薬, 散瞳薬, 点滴） 2. 器械出し ・白内障（超音波乳化吸引装置の操作, ハンドピースの取り扱い, 眼内レンズに応じた器械の取り扱いなど） ・緑内障（手術進行に沿った器械出し, 使用薬剤の管理） ・斜視手術（洗眼, 消毒, 手術に沿った器械出し, 筋の移動距離の把握） ・眼瞼手術（洗眼, 消毒, 手術に沿った器械出し, ゴアテックスの適切な取り扱い）		

- 鼻涙管手術（手術進行にあった器械出し，エアトームの準備，薬剤の取り扱い）
- 網膜剥離手術（手術の進行に沿った器械出し，クライオの準備と取り扱い，ジアテルミー，排液の準備と取り扱い，スポンジ，バックル，エンサークリングの準備）
- 硝子体手術（手術に沿った器械出し，硝子体手術装置の各種プローブ接続，薬剤の取り扱い，バックフラッシュの接続，BSSとエアの切り替え，ガス置換の準備と切り替え，シリコンオイルの準備と取り扱い，パーフルオロカーボンの準備と取り扱い）

3. 助手業務
- 顕微鏡の操作と理解
- 水かけ，MQA（吸水スポンジ）の操作
- 術野の確保（手術に応じた鉤の取り扱い）
- 糸きり

画像検査室におけるスタッフ教育　実施計画書

【目標】
1. 患者の不安や苦痛を最小限にして，診断に必要な画像検査ができる．
2. 画像検査の目的を理解して検査の基準，手順が理解できる．
3. 眼科診療に必要な画像検査を適切な知識，技術を習得して診断学に支援できる．
4. 異常の早期発見，早期対応ができる．

【実践項目】

項目	自己評価	他者評価
Ⅰ．画像検査の特性，必要性の理解 ・眼科病院の特徴や専門分野を把握して，眼科解剖生理ならびに画像検査の必要性を理解する． ・撮影前・中・後の説明ができる． ・検査に関して，疾患の理解と使用する薬剤の作用，副作用が理解できる． ・安全・安寧に患者の撮影ができる． ・撮影が困難な場合の患者への声かけや，その説明が適宜できる． ・検査データの処理ができる． Ⅱ．検査 1. 眼底カメラ撮影： ・無散瞳でのカメラ撮影を習得する． ・機種に沿った操作法を習得する． 2. 眼底造影撮影： ・視度調整の理解，各種操作の理解ができる． ・羞明感の配慮ができる． ・臥床時，坐位での点滴の留置部位に注意し，点滴もれを防ぐ．造影時検査の説明ができる． ・病変に応じて必要部位の撮影ができる． 3. 前眼部撮影（Photo Slit） ・基本設定と各種操作を理解できる． ・感染症疾患においては，感染予防対策委員会での規程に準ずる． ・疼痛を伴い疾患が多いため，すみやかな撮影を行う．手間どるときにはそのつど患者に説明し，理解と協力を求めることができる． 4. テンシロンテスト 5. 超音波検査：Bモード検査の介助ができる 6. パキメーター測定		

医療相談におけるスタッフ教育　実施計画書

【目標】
1. 眼症状や眼の障害など，さまざまな眼の相談に対応できる．
2. 眼症状や障害が生活面に与える影響や，患者の不安や焦燥感，喪失感などについて理解する．
3. 眼科医療に関する患者および家族の不安や疑問などの相談に応じて，不安の軽減や信頼関係を築いていくことができる．
4. 医療に関する要望やクレームなどについて，適切な対応ができて，患者，家族の満足度を高めることができる．
5. 医療相談内容の集計，分析から病院全体のシステム，接遇，環境面など実態を把握して，関連部署へ問題提議し，病院内の改善を図ることができる．

【実践項目】

項目	自己評価	他者評価
1. 直接訪問者の相談や電話での対応ができる ・個々の患者の特性や背景，既往歴などを考慮して相談の目的を把握できる． ・問題解決型志向過程を理解して，患者の相談内容を客観的に整理して，問題点を整理することができる． ・病院内での解決策，院外の福祉資源活用，地域包括支援センターなど活用手段を習得できる． 2. 医療相談の知識，技術が習得できる ・適宜アドバイスができる． ・患者の話を傾聴して，必要時にはカウンセリング，コーチングなど対応ができる． ・病院内の診療システムを把握して，適宜専門医の予約体制など説明できる． 3. 医療相談の集計，分析から，患者の実態や問題を明確化して対策が講じられる． ・患者の不安や相談内容から，問題を明確化できる． ・改善案を講じて，関連部署との連携が図れる．		

4章

外来における看護

1 外来手術と看護

1）基本的処置と準備

I 術野（眼瞼周囲皮膚）の消毒

眼瞼の睫毛は，異物が眼内に入ることを防いでいる．涙腺から分泌される涙液は，角結膜を潤し，表面のちり・埃を流し，また涙液中のリゾチームにより角膜を殺菌している．しかし，眼周囲の皮膚には常在菌，病原菌も存在している．手術前後や，外傷時に眼周囲の消毒を行わなければ，眼内炎などを引き起こす可能性が高くなり，感染予防のためにも術野や眼瞼周囲の消毒が必要となる．

A 方法

a. 手術時

❶ 手術物品を広げたトレーの隅に0.05％ヂアミトール®水を軽く絞った綿球を3個ほど用意しておく．

❷ あらかじめ，クロルヘキシジン（ヒビスクラブ®），ポビドンヨード（イソジン®）などで手指の消毒を行い，滅菌水で洗浄後，ディスポーザブルの手袋を着用する．

❸ 手術眼を中心に円を描くように前額部から唇の近くまでできるだけ広く，適度な圧力をかけ消毒する．この方法を3回繰り返す．

b. 手術翌日および外傷時

❶ 滅菌トレーに0.05％ヂアミトール®液を軽く絞った綿球を3個用意する．

❷ 眼帯を外し，目頭から目尻にかけ消毒する．これを3回行う．

B 器具の消毒・滅菌法

手術や処置に使用した器具，機械などの物品類は流水で十分洗浄する．付着した血液などはブラシやスポンジを使用し，丁寧に落とす．その後，消毒液に30分以上浸したうえオートクレーブで滅菌する．

熱に弱い器具類の滅菌方法には，EOG（ethylene oxide gas：酸化エチレンガス），過酸化水素ガス低温滅菌がある．EOGはすべての微生物に対して効果があるが，残留毒性があるため，滅菌後にはエアレーション（残留物の空気による置換・除去）が必要である．

II 麻酔

「11）日帰り手術の麻酔」（143ページ）参照．

III 必要物品 （図1）

①河本氏開瞼器
②マイクロ鑷子 PH
③マイクロ鑷子三島
④バラッケ氏持針器
⑤強角膜剪刀
⑥直剪刀
⑦反剪刀

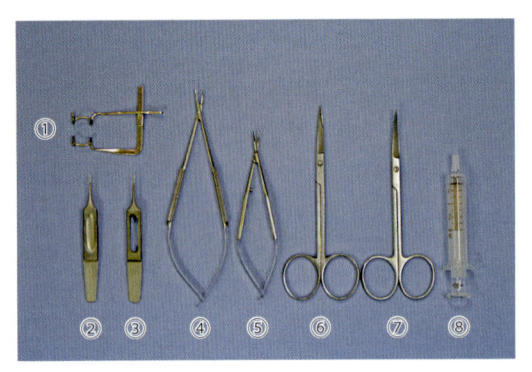

図1　基本セット（外来）

⑧ 2 mL 注射器

IV 看護のポイント

A 手術決定日
- 手術の必要性を十分理解のうえ同意を得ているかを確認する．
- 患者には，化粧によって消毒効果が弱まるため，手術当日は化粧をせずに来院することを説明する．
- 急遽，当日手術になった場合は，洗顔し化粧を落としてもらう．
- 手術当日は，入浴，洗髪が不可となるため，前日まで済ませておくよう説明する．

B 手術当日
① 手術同意書の有無を確認する．
② 患者をよび名前の確認をする．
③ 血圧，脈拍などを測定し，一般状態の確認をする．
④ 事前に排泄を済ませておくよう説明する．
⑤ ワゴンに清潔操作で手術セットを準備する．
⑥ 患者を診察台に案内する．
⑦ 消毒の前に，オキシブプロカイン（ベノキシール®）麻酔薬を点眼する．
⑧ 消毒する際，消毒液によって冷たく感じることを説明する．
⑨ 手術中は常に声かけを行い，気分不快や痛みの有無を確認し，不安の軽減に努める．
⑩ 手術終了後，薬の服用方法など，帰宅後の注意事項についての指示書（図2）を渡し説明する．

C 手術翌日
① 創部のガーゼは丁寧に取り外し，出血，疼痛の有無の確認をする．
② 消毒する際，消毒液が結膜嚢内に入らないように注意しながら行う．

図2　帰宅後の指示書（一例）

2）結膜下注射

I 目的
- 全身投与の薬物を眼内に局所投与し，迅速な薬効を得る．
- 前眼部へ非常に高い局所濃度を得たい重篤な症例に用いる．
- 角膜透過性が低いため，点眼では有効濃度に達しない薬剤を投与する．

II 必要物品

- 点眼麻酔薬
- 消毒液
- 1 mL 注射器
- 注射針（26G）
- 開瞼器（必要時）
- 結膜把持鑷子（PH鑷子など）
- 眼軟膏（必要時）

III 手順

1. 患者を手術台や処置用ベッドに案内し，仰臥位を保持する．
2. 眼周囲を消毒する．
3. 患者の自力開瞼が困難な場合や，医師が必要と判断した場合は開瞼器を用いて，開瞼させる．
4. 1 mL 注射器に26G針を装着し，ステロイドや抗菌薬などの薬剤を準備する．
5. 患者に，オキシブプロカイン点眼液（ベノキシール®点眼液0.4％）やリドカイン点眼液（キシロカイン®点眼液4％）などの点眼麻酔をする．
6. 薬液注入部位と反対側を見るよう指示し，鑷子で結膜を把持した上で薬液を注入する．
7. 必要時，オフロキサシン（タリビッド®眼軟膏0.3％）を眼内に塗布する．

IV 看護のポイント

- 患者は程度の個人差はあるものの痛みを自覚する場合が多く，恐怖感も出現しやすい．全身状態を把握し，方法をわかりやすく説明することで，不安の除去および緩和に努める．
- 点眼麻酔の作用時間を考慮し，事前に麻酔を行う．
- 処置中に頭部および体幹を動かさないように説明し，動く場合は事前に申し出るように声かけをする．眼球が動いてしまう場合には，可能な範囲で指示方向を見るように声かけをする．また，閉瞼時も眼球が上転するため処置中は閉瞼も禁止の旨を説明する．
- 注射後，多少の出血や結膜下出血などが生じる可能性もあるが，一時的であり心配ないことを説明する．
- 眼球穿孔などの合併症を念頭におき援助する．

3）霰粒腫，麦粒腫切開

I 適応・目的

A 霰粒腫

霰粒腫の外来手術は，腫瘤による刺激の除去および美容観点上の適応となる．

小児では，大きくなって整容的適応のある場合に切除を考慮する．成人でも同様である．手術は切開または摘出となる．

しかし小児の場合は，全身麻酔下に行うことが多いので，外来手術の適応は多くない．

B 麦粒腫

麦粒種の治療は，抗菌薬の局所・全身投与が主である．抗菌薬の効果が薄く，腫脹発赤が強くなってきた場合に，その腫脹が若干退いたころ切開排膿する．美容観点上も適応となる．眼瞼の腫脹をとり，疼痛を軽減することが目的である．

II 必要物品

- 角板
- 狭瞼器（図1上）
- 替刃ホルダーおよび替刃
- 鋭匙（図1下）
- マイクロ反剪刀
- マイクロ鑷子三島
- マイクロ鑷子PH

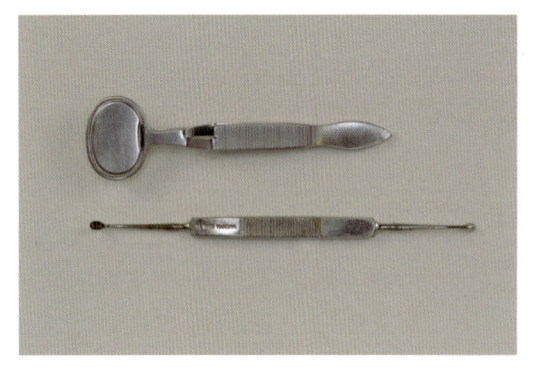

図1　挟瞼器（上）と鋭匙（下）

- 2 mL 注射器

III 手技・方法

A 霰粒腫

a. 切開

1. 麻酔：角板を挿入し2%キシロカイン®にて霰粒腫の周囲に浸潤麻酔を行う．
2. 霰粒腫の大きさに合わせた挟瞼器をかけ眼瞼を翻転，結膜側から縦方向に切開する．中の粥状物を小鋭匙（えいひ）で除去する．
3. 10分程度圧迫止血を行う．
4. 止血したら，抗菌薬眼軟膏を点入，眼帯をする．

b. 全摘出

1. 麻酔：角板を挿入し2%キシロカイン®にて霰粒種の周囲に浸潤麻酔を行う．
2. 小・中挟瞼器をかけ眼瞼を翻転，結膜側から縦方向に切開する．替刃あるいは小円刃刀にて結膜と霰粒腫被膜との間を剝離する．有鉤鑷子にて霰粒腫をつかみ，眼科用剪刀にて霰粒腫を周囲組織から剝離し摘出する（図2）．皮膚に穿破しそうな場合は，皮膚側から摘出する．皮膚切開線は横方向に（皮膚の皺に沿って）行う．摘出後は7-0ナイロン糸にて皮膚縫合する．
3. 10分程度圧迫止血を行う．
4. 止血したら，抗菌薬眼軟膏を点入，軽く圧迫眼帯をして帰宅させる．中学生以上では鎮痛薬を処方しておく．

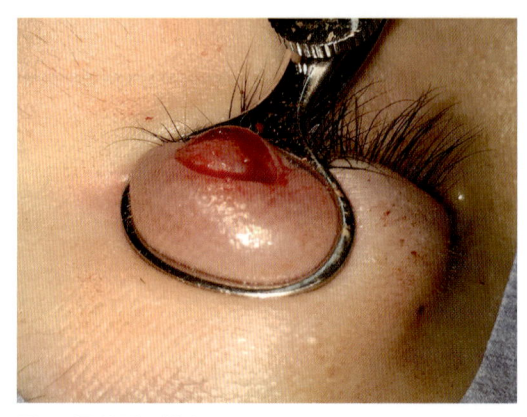

図2　霰粒腫の摘出

B 麦粒腫

1. 麻酔：2%キシロカイン®を皮下に浸潤麻酔する．
2. 切開：鋭利な先の尖ったメスで切開を入れて排膿する．外麦粒腫では眼球と瞼結膜の間に角板を挿入し，皮膚側から皮膚の皺に沿って横切開し，十分排膿する．内麦粒腫では瞼結膜側から縦に切開する．
3. 抗菌薬眼軟膏を塗布または点入，眼帯する．

IV 看護のポイント

1. 手術同意書の有無の確認をする．
2. 患者をよび名前の確認をする．
3. 血圧，脈拍などを測定し，一般状態の確認をする．
4. 事前に排泄を済ませておくよう説明する．
5. ワゴンに清潔操作で手術セットを準備する．
6. 患者を診察台に案内する．
7. 患側にオキシブプロカイン（ベノキシール®）を点眼する．手術中は手を顔にもっていかないなどを説明する．
8. 医師の準備ができたら，指示に従って介助を行う．適宜バイタルチェックや声かけをし，状態観察をする．
9. 終了後，5分間患者自身の手掌で患部の圧迫止血をしてもらう．
10. 5分後止血確認をしたら，オフロキサシン（タリビッド®眼軟膏）を点入し，ガーゼを

当て絆創膏でとめる．
⓫ 診察台を起こし，眼帯をする（眼鏡の有無を確認し，眼鏡の場合はガーゼのみとして眼帯は不要）
⓬ 薬の服用方法など，帰宅後の注意事項についての指示書（図3）を渡し説明する．

V 注意点

- 局所麻酔時，注射による痛みがあることをあらかじめ説明し，理解と協力を得る．
- 眼瞼を切開することにより内出血し，術後に眼瞼周囲が暗青色になることがあるが，数日で戻ることを説明する．
- 切開し，縫合した場合には抜糸まで1週間かかることを説明し，その間は洗顔せずタオルで拭くように説明する．

●手術を受けられた方へ
<お薬について>
・抗菌薬が3日間分処方されます．薬局で引き換え後から飲んでください．
・痛み止めも処方されます．痛みがひどい場合は我慢せずに飲んでください．
・点眼薬は翌日の診察後から開始してください．
<傷について>
・出血がガーゼにしみて止まらない，痛み止めを飲んでも痛みが止まらない場合はお電話をください．
・感染予防のため，眼帯は翌日の診察まで外さないでください．
・翌日外来時に傷を消毒して医師が診察をいたします．
<手術後について>
・洗顔はせず，タオルで拭くだけにしてください．
・お風呂はシャワー程度にしてください．
・手術当日は禁酒です．
・手術当日の激しい運動はおやめください．

図3　帰宅後の指示書の文例

4）翼状片切除術

A 適応・目的

翼状片（50ページ参照）が瞳孔領に侵入すると視力障害や不正乱視の原因となるので，その前に切除する．

B 必要物品

- 河本式開瞼器
- 直剪刀
- 反剪刀
- マイクロ直剪刀
- マイクロ反剪刀
- 強角膜剪刀
- 三島式スパーテル
- 佐藤氏刀
- マイクロ鑷子PH
- マイクロ鑷子三島
- モスキートペアン
- バラッケ氏持針器
- 2mL注射器

C 手技・手法

翼状片の手術自体は古くから行われており，手術方法は非常に多い．一例を挙げる．

❶ 点眼麻酔をする．
❷ 開瞼器をかけたあと，場合により注射用2%キシロカイン®を，切除しようとする翼状片とその周囲の結膜下に注入して麻酔する．
❸ 翼状片を剥離する際，その頭部の角膜から剥離していく方法と，体部を剥離してから角膜上の癒着を剥離していく方法がある．剥離の際は替え刃，スパーテル，強角膜剪刀などを用いる．
❹ 角膜上の付着物を除去する．翼状片下の角膜輪部から内直筋付着部付近までを，強膜が露出するまで除去する．これらが術後の仕上がりに影響する．
❺ 結膜弁を作製するため角膜輪部の結膜をさらに切開剥離する．切開した端で角膜から垂線方向に結膜に割を入れる．

❻ 作製した結膜弁を 8-0 バイクリル糸などの吸収糸で縫合する．さらに翼状片を切除した結膜断端と結膜弁をそれぞれ縫合する．
❼ 抗菌薬眼軟膏を点入後，眼帯をする．

D 看護のポイント
- 基本的な手順としては，「霰粒腫・麦粒腫切開」に同じ．
- 約 20 分前から 5 分おきに点眼麻酔を数回行い，麻酔を十分に効かせる．

5）涙嚢洗浄・通水テスト，涙管ブジー

I 涙嚢洗浄・通水テスト

A 適応・目的
涙嚢感染症に伴う涙嚢内膿排出目的・涙道通過障害の有無確認で行う．

B 必要物品
- 涙嚢洗浄針
- 2 mL 注射器
- ブジー各種
- 洗浄液（生理食塩水，抗菌薬など）
- 受水器
- 点眼麻酔薬
- ガーゼ

C 手技・手法
❶ 小児に行う場合，小児用抑制帯を使用する．
❷ 点眼麻酔を行い，通水をする（図1）．涙嚢洗浄針には直針・曲針があり，一段針・二段針がある（図2）．状況により使い分ける．
❸ 洗浄中，逆流がある場合ガーゼ・ふき綿・受水器で処理する．

D 看護のポイント
- 処置中に喉に洗浄液のしょっぱさや苦みが流れ込んでいるかを医師とともに確認し，飲み込んでも心配ないことを伝える．
- 他は涙管ブジー参照．

E 注意点
- 涙嚢洗浄時，注入圧が高くなるため，洗浄針が注射器から外れ，洗浄液が飛散する可能性があるので，しっかり接続するよう注意する．
- 洗浄針の内腔は詰まりやすいため，終了後はすみやかに流水で洗浄しておく．

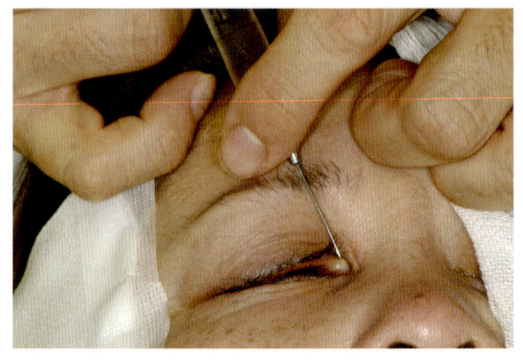

図1　通水

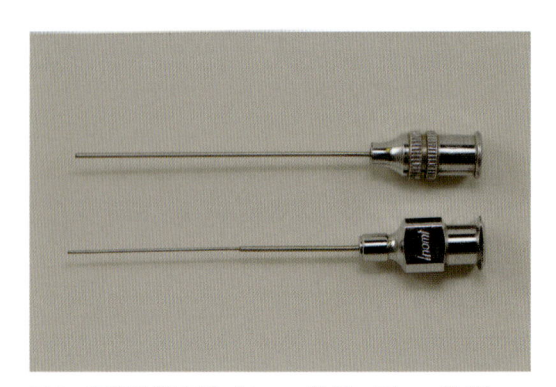

図2　涙嚢洗浄直針（上：一段針，下：二段針）

II 涙管ブジー・涙道内視鏡

A 適応・目的
乳児の先天性鼻涙管閉鎖症や成人の涙道（涙小管・鼻涙管閉塞）狭窄・閉塞症の涙液通過障害の改善を図る．成人では，涙道内視鏡を用いることが多くなってきている．また，シリコンチューブ留置術を併用することも多くなっている（図3）．

B 必要物品
「I．涙嚢洗浄・通水テスト」の必要物品に

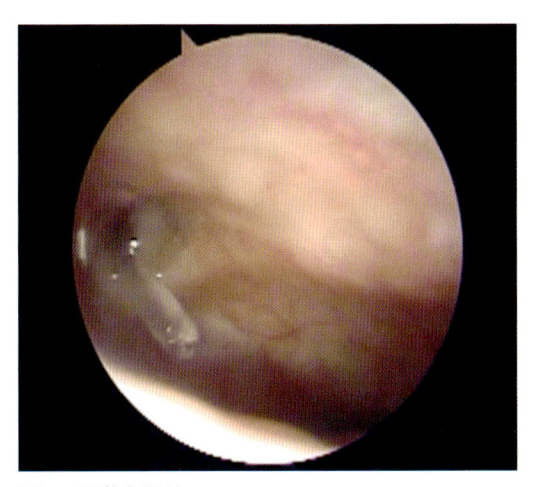

図3　涙道内視鏡
涙道内視鏡を用いて留置したシースが鼻涙管開口部から出ている.

加え，涙道内視鏡一式.

C 手技・手法
1. 顕微鏡下を基本とし，ベッド上仰臥位とする．点眼麻酔を基本とし，疼痛があれば滑車下神経麻酔または涙管内浸潤麻酔を行う．
2. 患者に合った太さの涙道ブジー・涙道内視鏡を涙点・涙小管・涙嚢・鼻腔へ通過させる．
3. 通水テストを行い，開通を確認する．

D 看護のポイント
- 点眼麻酔をする際は涙点を押さえず，麻酔薬が涙小管から鼻涙管へ流れるように行う．
- 狭窄，閉塞部を通過する際，強い痛みが予測されることをあらかじめ説明し，それに伴う患者の緊張，不安を軽減する．
- 処置中はときどき声かけをし，疼痛や気分不快などの有無を確認していく．
- 処置後，鼻出血を起こすことがあるが，自然に止まることを説明する．
- 乳幼児の場合，処置ベッド上にバスタオルやタオルケットなどを用いて身体全体と顔を固定する．両親には処置の内容を説明し，診察室外で待機を依頼する．

E 注意点
- 器材，鋼製小物は安全に使用できるように定期点検し，管理する．

6) その他の処置

I 角膜異物摘出術

A 適応・目的
角膜に異物が付着または刺入した場合は，できるだけすみやかに除去する．放置した場合は感染症の原因ともなり失明に至ることもある．

B 手技・手法
1. 麻酔薬を点眼後，細隙灯顕微鏡にて観察しながら，表層に固着しているような場合は23G針または異物針にて擦過すると容易に剥離，摘出できる．
2. 実質まで刺入しているような場合は23G針または異物針の先で異物を摘出する．場合によりハンド式マイクロモーター（**図1**）を用いて細かい残存異物や鉄錆などを摘出する．
3. 抗菌薬，ビタミン剤の眼軟膏を点入，眼帯

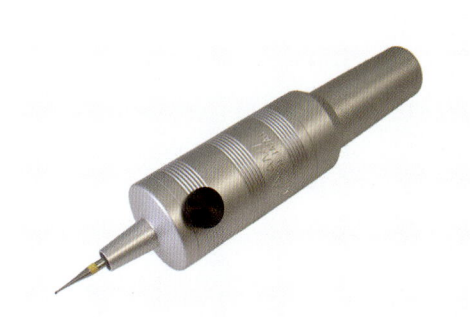

図1　ハンド式マイクロモーター
［画像提供：株式会社イナミ］

をして終了．角膜深層に達している場合は，前房内に刺入していなければ上記と同様の処置でよいが，前房に刺入していると考えられるときは手術室で角膜縫合の用意をしてから処置する．

C 看護のポイント

- 点眼麻酔をしっかり行っていても痛みを伴うため，処置中は頭が額当てから離れないようにそばで後頭部を固定し，声かけをしながら疼痛緩和を図る．
- 異物除去後は2次感染予防の経過観察のため，通院の必要性を説明する．

II 睫毛乱生に対する電気分解

A 適応・目的

睫毛による異物感や表層角膜炎の原因除去．睫毛の毛根を電気分解する．

B 手技・手法

1. 電気分解を行う眼瞼皮下に局所麻酔を行う．
2. 電極針を睫毛の走行と同方向に，毛根部に達するまで刺入する．
3. スイッチを入れ泡が出ることを確認し，電極針を抜いて鑷子にて睫毛を抜く．
4. 抗菌薬の軟膏を塗布し，眼帯をして終了．

C 看護のポイント

- 電極板を装着する際は，装着する部位の皮膚が乾いていることを確認し，クリームを塗った電極板を皮膚に密着させ，絆創膏で固定する．

7) 網膜光凝固

A 適応・目的

a. 適応

レーザー光凝固は，臨床の場において施行する頻度の高い治療であり（図1），以下の疾患に対し施行する．

- 網膜血管病変：糖尿病網膜症，網膜中心静脈（分枝）閉塞症など．
- 黄斑病変：中心性網脈絡膜症，加齢黄斑変性，嚢胞様黄斑浮腫．
- 網膜剥離：網膜裂孔，格子状変性など．
- 未熟児網膜症

b. 目的

レーザー光は網膜色素に吸収されて熱エネルギーとなる．したがって熱エネルギーで網膜に凝固斑をつくること（光凝固）で治療する（図2）．

- 糖尿病網膜症などで虚血網膜を瘢痕化することにより血管新生を抑制する．
- 透過性の亢進した血管の周囲を瘢痕化して網膜浮腫を抑制する．
- 感覚網膜と網膜色素上皮層を瘢痕化させ，網膜裂孔から網膜剥離への進行を抑制する．
- 網膜血管腫などの腫瘍病巣を直接熱凝固・破壊する．
- 色素上皮の血液網膜柵の障害を瘢痕化させ

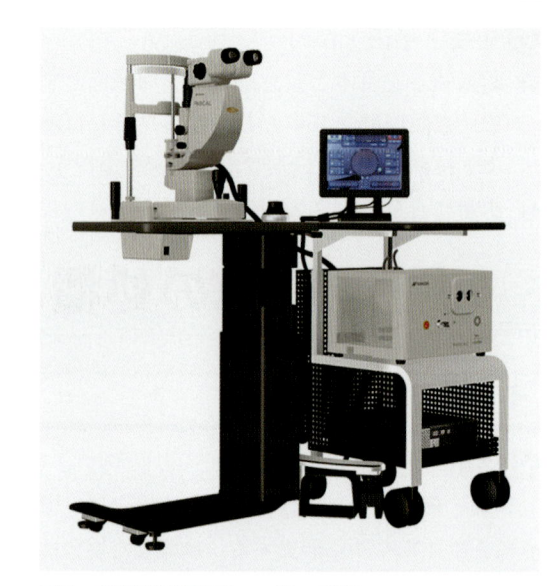

図1　網膜光凝固のレーザー装置
［画像提供：株式会社トプコンメディカルジャパン］

る．中心性網脈絡膜症に有効である．

B 必要物品

パンファウンドレンズ（図3），スリーミラー（三面鏡）レンズ（図4）などの眼底レンズを医師が選択する．

C 手技・手法

疾患によっては複数回の照射を必要とする．

1. 疾患の病態や治療の選択肢，具体的方法，

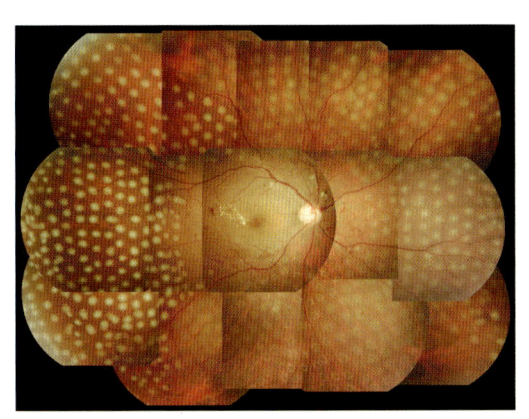

図2　網膜光凝固後

　リスク，費用などについて患者・家族にインフォームドコンセントする．
❷ 術前にトロピカミド・フェニレフリン（ミドリン®P）などの点眼薬で十分に散瞳させる．
❸ 細隙灯顕微鏡の顎台に患者の顔を固定し，オキシブプロカイン（ベノキシール®）などの点眼麻酔を行う．
❹ スリーミラーレンズまたはパンファウンドレンズを眼に挿入して，レーザー光を発射して病巣の光凝固を行う．

D 看護のポイント

- 医師から疾患，治療方法，治療費の説明を受け理解と同意を得ているかを確認し，同意書の署名を確認する．
- 患者のレーザー治療に対する不安の軽減を図る．レーザー治療はある程度痛み，羞明感を伴うことも多い．局所麻酔下では患者はとくに痛みに対する不安感が強いので留意する．
- 緊張感，不安感の強い患者は眼や体に力が入り，顎台から顔が外れたりすることがある．その場合，患者のそばに付き添い後頭部を介助者が支え，リラックスするよう声かけする．
- 緊張や眼に挿入したレンズの圧迫による副交感神経反射で吐き気やショックを引き起こすことがあるので，治療中の患者の様子に注意する．

E 注意点

- 糖尿病網膜症の場合は散瞳しにくいため，

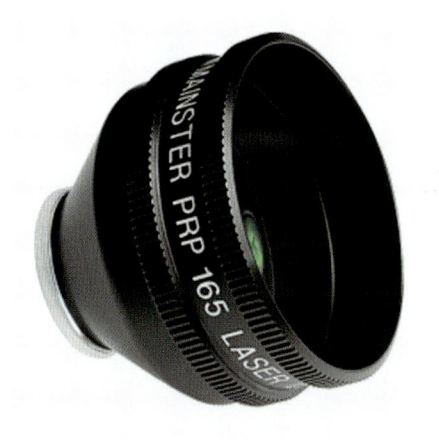

図3　パンファウンドレンズ
［画像提供：アールイーメディカル株式会社］

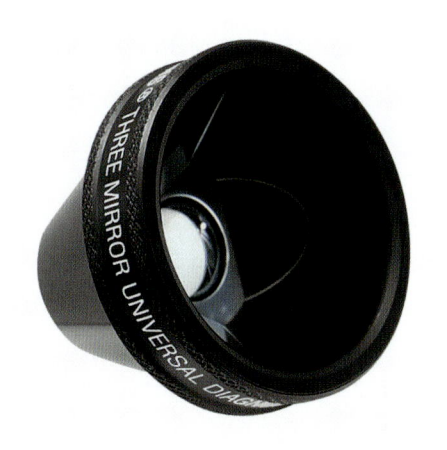

図4　スリーミラーレンズ
［画像提供：アールイーメディカル株式会社］

5～10分おきに2～3回散瞳薬を追加して，散瞳状態の確認をしてからレーザーを行う．
- 不安や緊張の強い患者は，痛みによって眼や頭を動かすことで目的の位置からずれたり，眼や体に力が入り，三面鏡が外れることがある．その場合はそばに付き添い，後頭部を支えながらリラックスするように声かけをし，また医師の指示に従うよう説明する．
- 気分不快などがあるときは，我慢せずに訴えるように説明し，治療中や治療後の患者の状態に注意する．

8）緑内障のレーザー治療

I 適応・目的

A レーザー虹彩切開術

　レーザー虹彩切開術の目的は，周辺部虹彩に人工的な穴を開けて房水の側副路を形成し（**図1**），瞳孔ブロックを解除または予防することである．

　瞳孔ブロックが原因となる原発閉塞隅角症や原発閉塞隅角緑内障，水晶体の膨化や脱臼，虹彩と水晶体の癒着，小眼球症などによる続発性閉塞隅角緑内障が適応となる．前房は深いが周辺虹彩が平坦で閉塞隅角を認めるプラトー虹彩とよばれる状態も，瞳孔ブロックを除去させるために適応となることがある．

　レーザー虹彩切開術の合併症として角膜内皮細胞減少による水疱性角膜症があり，術前にスペキュラーマイクロスコピーで角膜内皮細胞密度を確認して，細胞数が少ない場合には観血的周辺虹彩切除術など他の治療法を選択する．また角膜浮腫によりレーザー施行が困難な場合も他の治療法を考慮する．

B レーザー隅角形成術

　レーザー隅角形成術の目的は周辺虹彩をレーザー凝固で収縮させて隅角を開大させることである．プラトー虹彩に対する治療として有用性があるが，他の閉塞隅角眼にも施行されることがある．隅角に周辺虹彩前癒着（PAS）が広範囲に形成されている閉塞隅角眼への施行は控える．

II 必要物品

- ベノキシール®などの点眼麻酔薬
- 術後の眼圧上昇を予防するアプラクロニジン（アイオピジン®）
- ピロカルピン（サンピロ®）などの縮瞳薬
- 虹彩切開術用のコンタクトレンズ（アブラハムイリデクトミーレンズなど）

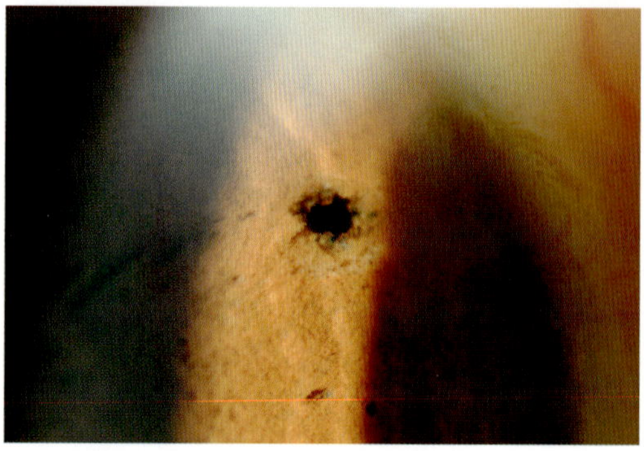

図1 浅前房とレーザー虹彩切開術

- スコピゾル®

III 手技・方法

A レーザー虹彩切開術

　術前からピロカルピンを点眼して縮瞳させ，周辺虹彩を十分に伸展・菲薄化させる．

　術後の眼圧上昇を予防するため，アプラクロニジンを術前後に点眼する．麻酔は通常，点眼麻酔薬を用いる．

　レーザーはアルゴンレーザー単独，YAGレーザー単独，もしくはアルゴンとYAGレーザーの併用による治療がある．

　アルゴンレーザー単独の場合は，レーザー照射を2段階に分ける（**図2**）．すなわち第1段階として虹彩を伸展させるため，照射径200〜500μm，出力200mW，照射時間0.2秒，照射数4〜6発，第2段階として虹彩を穿孔させるため，照射径50μm，出力1000mW，照射時間0.02秒，照射数100〜300発程度を施行する．

　YAGレーザー単独の場合，1〜3mJで1〜数発で虹彩を穿孔させる．時に虹彩から出血することもあるため，最近は止血効果を期待して，アルゴンレーザーでの第1段階および第2段階の30〜50発程度で前処置をしたあとにYAGレーザー1〜数発で穿孔を図る方法が行われるようになってきている．

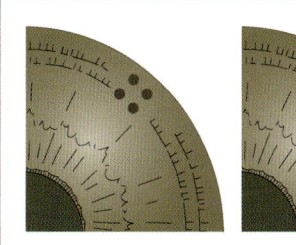

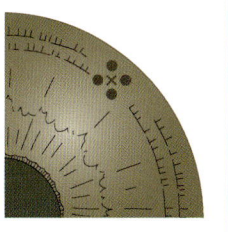

図2 アルゴンレーザー照射法（イメージ）
左：第1段階（●）；穿孔予定部位を囲むように照射する．
右：第2段階（×）；穿孔予定部位に重ねて照射する．
［山上淳吉：レーザー虹彩切開術．眼手術学6 緑内障（根木 昭，相原 一編），p.322，文光堂，2012より引用］

いずれの処置でも前房内に炎症が起こり，眼圧が上昇することがあるため，術後3～4時間程度までは眼圧測定を行うことが望ましい．術後炎症に対してステロイドや非ステロイド抗炎症薬の点眼を処方することもある．

B レーザー隅角形成術

術前からピロカルピンを点眼して縮瞳させ，周辺虹彩を十分に伸展・菲薄化させる．

術後の眼圧上昇を予防するため，アプラクロニジンを術前後に点眼する．麻酔は通常，点眼麻酔薬を用いる．

レーザーはアルゴンレーザーを用いる．照射条件は照射径200～500μm，出力200～300mW，照射時間0.2～0.5秒，照射数1象限6～8発で施行する（**図3**）．

術後に前房内に炎症が起こり，眼圧が上昇することがあるため，術後3～4時間程度までは眼圧測定を行うことが望ましい．術後炎症に対してステロイドや非ステロイド抗炎症薬の点眼を処方することもある．

IV 看護のポイント

a. 術前

- くり返し手術を受けている患者には，手術後の経過などへの不安があることがあるため，十分な説明を行う．
- 急性閉塞隅角緑内障症例に対しては，発作状態が解除されてから行う．高眼圧（50 mmHg

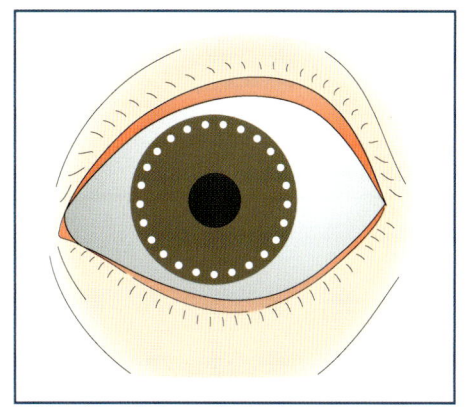

図3 レーザー隅角形成術施行部位
レーザー照射は虹彩の最周辺部の根部に照射する．照射間隔はレーザー照射径の約2倍程度の間隔を空けて照射する（白丸）．
［柏木賢治：レーザー虹彩切開術．眼手術学6 緑内障（根木 昭，相原 一編），p.334，文光堂，2012を参考に作成］

以上になることもある）により角膜浮腫を起こしているため，レーザー実施が困難である．そこでまず，眼圧を下降させることを試みる．

- 指示された濃グリセリン（グリセオール®），D-マンニトール（マンニットール）を急速に点滴する．事前に，利尿作用があるため点滴前に必ず排尿は済ませてもらうよう説明する．点滴をしている間，縮瞳薬（1～4％ピロカルピン）および降眼圧薬（β遮断薬）を5～10分おきに点眼する．房水産生を抑制する目的として，アセタゾラミド（ダイアモックス®）を内服させる．前房隅角が広がり，房水の流れが改善されることで眼圧が下降し，疼痛が緩和されてくる．
- レーザー室（暗室）に誘導の際は，縮瞳により患者の視覚は低下しているので，患者の足元に注意をする．

b. 術後

- 眼圧上昇による眼痛や頭痛が起こりやすくなるため，点眼や安静を保つよう指導する．
- 術後は炎症による眼圧上昇が1～2時間以内に始まり，虹彩炎が起こりやすい状態のため，ステロイド点眼を処方する場合もある．
- レーザー終了後もできるだけ安静を保つように指導する．

9）屈折矯正手術

I 適応・目的

　近視，乱視，遠視などの屈折異常を，眼鏡やコンタクトレンズを使わずに，裸眼でよい視力を得ることを目的とする観血的治療法である．

　一般には，コンタクトレンズや眼鏡の装用が難しい場合で，円錐角膜や角膜感染症などの眼科的問題点がない人が適応となる．また，コンタクトレンズや眼鏡装用に対して不快だったりコンプレックスから解放されたい気持ちの強い人や，地震や火災時に慌てないで対応できることを希望する人も適応になることがある．年齢は20歳以上40歳くらいまでで屈折度数が半年以上変わらない人，白内障を認めない人．屈折の度数は－3Dから－7Dくらいまで，乱視は2Dから－4Dくらいまでとなる．

II 手技・方法

A LASIK，PRK

a. LASIK（laser in situ keratomileusis）

　角膜の中央部に直径約9 mmの薄いフラップ（約100〜160 μm）を作製．この下の角膜実質部分にエキシマレーザーを矯正度数（減らす近視や乱視の量）に従って正確に照射し，角膜中央部分を薄くすることで屈折力を減らす方法（図1）．レーザー照射後にフラップを戻すので痛みが少なく，また早期（翌日）から裸眼視力の向上が期待される．現在この方法が世界の主流になっている．

❶ 角膜フラップ作製：点眼麻酔下でまずフラップする．マイクロケラトームまたはフェムトセカンドレーザー装置を用いる．両者とも眼球を専用の吸引リングで固定しなければならない．この際，患者にまっすぐ正面を見るように声をかける．

❷ フラップを翻転し，視軸と固視灯を確認しエキシマレーザーを照射する．

❸ フラップを元に戻す．この際，フラップと角膜ベッドをBSS plus®で洗浄する．

❹ フラップを元の位置に戻し，フラップ下のBSS plus®液をスポンジで吸引する．

❺ 2〜3分間待ち，フラップと角膜ベッドにずれを生じないことを確認して終了する．術後より瞬目を多くさせる．

❻ 眼帯はせず，サングラスなどで目を保護して帰宅させる．

b. PRK（photo refractive keratectomy）

　角膜の上皮をはがしたあとでエキシマレーザーを照射し，角膜を適切な厚みまで正確に削る方法．角膜上皮をはがすので痛みが強く，視

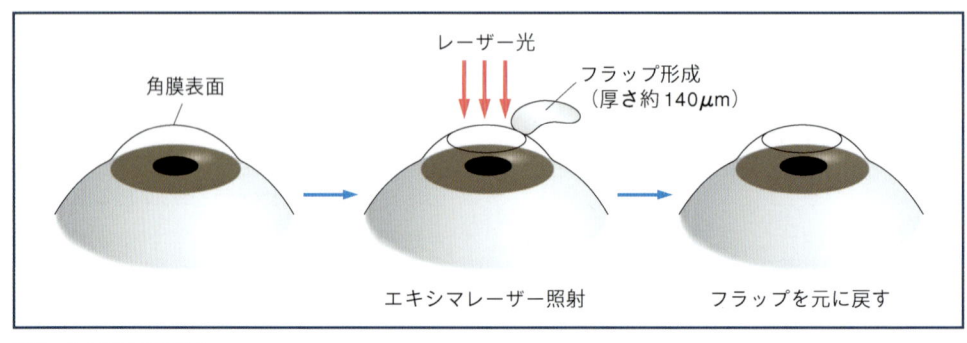

図1　LASIKの原理
マイクロケラトームまたはフェムトセカンドレーザーで角膜フラップを作製，これを翻転し，角膜ベッド（実質）にエキシマレーザーを照射し，中央が薄い角膜をつくる．このあと，フラップを戻す．

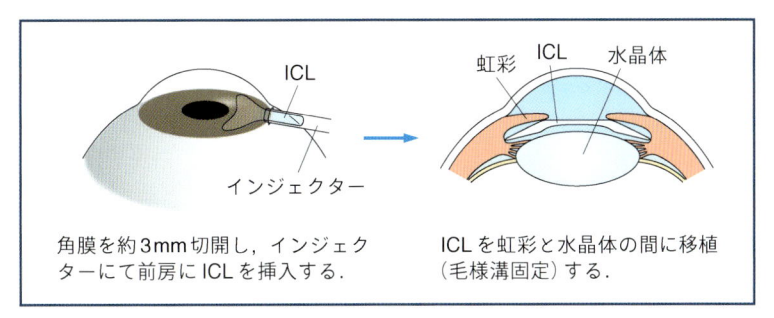

図2 フェイキックIOLの方法

力の安定までには数ヵ月かかる．また，特有の角膜のにごり（ヘイズ，haze）が術後に起こることがある．LASIKのできない薄い角膜などで使用される．

B フェイキックIOL（有水晶体眼内レンズ）

眼球内に小さなレンズを移植して近視や乱視を矯正するもの（**図2**）．虹彩と水晶体の隙間（毛様溝）に移植するICL®は，2010年に厚生労働省から認可された．LASIKでは－6Dないし－7D以上の近視は適応外であるが，ICLでは－3Dから－18D，乱視は4D程度まで矯正可能である．21歳から45歳が適応年齢とされる．LASIK，PRK同様，角膜疾患，白内障，網膜疾患をもつ人は適応外である．

LASIKは角膜表面の手術であるが，ICLは白内障，緑内障手術と同様の術後眼内炎の危険性のある眼内手術のため，使用する手術器具や術野消毒は正しく行わなければならない．なお，ICL®レンズの改良により，術後の白内障や続発緑内障などの合併症は極めて少なくなっている．

海外では，前房型フェイキックIOL（Artisan®）が長い歴史をもっている．虹彩前面にレンズをクリップする方法である．角膜内皮細胞が減少し角膜障害を生ずる危険性が指摘されているが，筆者の経験からはICLに劣らず安全性が高い．

III 看護のポイント

まず，これらの手術に対する理解（理論，精度，安全性など）が必要である．また，眼鏡やコンタクトレンズが不要になる生活を得るために，勇気をもって人生をかけて手術を受けていることを理解し，不安を減らし励ます姿勢が大切である．

過去にレーシックセンターで角膜感染症が多発したこともあり，手指衛生，術衣，手袋操作，術野消毒にも万全を期す．当然，標準予防策を順守し，手術器具は正しく洗浄・滅菌されたものを使用する．

A LASIKでの看護

- 術前は他の眼科手術同様，血圧や心電図測定を行う．必要に応じて血管確保もする．
- 手術の恐れを和らげるために，手術が終わったあとのよく見える世界がすぐそこにあり，手術のリスクが少なく，十分な点眼麻酔で圧迫感は感じるが痛みは少ないなどをソフトに説明する．
- 術中は目の上に大きな器械（マイクロケラトームやレーザー装置）がかぶさり，レーザー発振時は独特の音が出るので恐怖から目が動きやすい．あと何秒でレーザー照射が終わる，無事に手術が進行しているなどの声かけや，外回りの看護師が患者の手を握ってあげることも大切である．

B フェイキックIOLでの看護

- 眼内手術になるため，上記滅菌消毒は念入りに確認する．
- 微細な手術であり，術中に水晶体や角膜を傷めないよう医師は手術操作を丁寧に行う．看

護師もこのことを理解し，手術器械の手渡しや術野ドレープも思いがけない引っかけなどで医師の手の操作の妨げにならないよう，通常以上の慎重さと気配りが必要である．

C 術後の看護

- リカバリールームでバイタルを測定する．
- ノーパッチで日帰り帰宅することが多いが，帰宅前はまだ完全には見えておらず，徐々に見えだすことを説明する．
- 帰宅後の生活方法，点眼法，疼痛時の対応，緊急の連絡先を確認する．

10）日帰り白内障手術

I 適応・目的

近年では白内障手術は日帰り手術で行われる割合が増加している．日帰り手術は患者にとって早期の社会復帰が可能であることや自宅をあけなくてよいなどメリットは大きいが，周術期の管理は入院手術と大きく変わらない．白内障日帰り手術に対する患者の認識が外来処置程度と軽く考えられてしまうと，術後に思わぬ重篤な合併症を引き起こす可能性もあるため，外来の限られた時間の中で要領よく患者指導を行う必要がある．以下に日帰り手術の条件を述べる．

＜日帰り手術の条件＞

a. 本人の希望

まず，本人が日帰り手術を希望することが条件となる．

b. 通院が可能であること

術後の診察は当然通院となる．両眼とも視力が不良の場合や車いすなどで移動する患者などは，周囲の人に介助を協力してもらえることが条件となる．また，術後の眼痛や視力低下などがある場合にすぐに受診できるよう自宅との距離も大切である．

c. 全身合併症・眼合併症などがないこと

重篤な喘息や虚血性心疾患，糖尿病，高血圧などがある場合は，全身管理ができる施設での入院手術が望ましい．また，活動性のぶどう膜炎，重篤な緑内障や糖尿病網膜症などの眼合併症を有する場合も入院できる施設での手術が望ましい．

II 必要物品

白内障手術は入院・日帰りともに手術室で行っているため，必要物品は手術室における白内障手術と同じである（185ページ参照）．

III 手技・方法

185ページ参照．

IV 看護のポイント

a. 術前

- 白内障手術を受ける患者，その家族に対し，手術の概要の説明を行う．手術に対する心配，不安など質問を受け，必要時，情報収集を行う．医師や入院病棟へ情報を伝達して共有することで，患者・家族の不安や心配の軽減を図る．
- 手術前に体調を整えてもらうこと，術後の感染予防のための点眼薬の必要性や術眼に触らないこと，術眼に異変があった場合すぐに病院に連絡するなど，患者が理解できているかを把握しながら説明を行っていく．
- 日帰り手術の場合，クリニカル・パスの項目に沿って医療情報を収集し，患者パスを用いて術前指導を行うため，看護師の説明が重要である（クリニカル・パスについては219ページ参照）．

b. 術後

- 術後の注意事項を十分説明する．
- 手術翌日の診察の来院時には，痛みや見え方

を確認し，正確に点眼が実施できていることを確認する．
- 点眼薬の必要性や感染徴候に対して再度指導する．

11）日帰り手術の麻酔

　医療技術の進歩に伴い，眼科領域でも日帰りで白内障や硝子体の手術を行う施設が増えてきた．日帰り手術は，医療経済的な利点だけでなく，患者の日常生活を継続でき，院内感染の機会が減少することなどの利点もある．局所麻酔だけでなく，患者への負担が少ない場合は全身麻酔も適応となることがある．麻酔の種類にかかわらず，日帰り手術を行う場合にはいくつかの注意点がある．

A 適応
- 日帰り麻酔を行うにあたって，患者の選択に関しては，「日帰り手術の条件」（前ページ）を参照．
- 日帰り麻酔では，帰宅後に発生する合併症に迅速に対応することが困難なため，慎重な選択が必要で，患者および介護者に，術前準備，起こりうる合併症，帰宅後の病院への連絡方法などに関して十分な説明と理解を得る必要がある．

B 設備と体制
- 患者が来院後に手術までの時間を過ごす待機室が必要である．ここでは，患者，術式，術眼などの患者確認の他に，当日の病態を確認し，点滴や術前点眼を行える十分なスペースが必要である．清潔と安全が確保され，患者にストレスがないような空間であることが望ましい．
- 手術終了後に慎重に術後の状態を観察し，帰宅の可否を評価できる回復室（リカバリー）または観察室（ステップダウンリカバリー）を充実させる必要がある．

C 術後管理
- 日帰り麻酔後，24時間以内に生じる合併症としては，創部痛，頭痛，悪心・嘔吐，出血などがある．これらの症状が強いと入院の必要性が生じたり，患者の日常生活の復帰が遅れたりする原因にもなる．帰宅可能かどうかは，慎重に判断するべきである．
- 手術と麻酔の終了後の回復の状態は，回復室（リカバリー）または観察室（ステップダウンリカバリー）で十分に行う．

2 外来での患者指導

I 外来での患者指導とは

　患者指導の目的は健康管理や健康回復のために，患者のこれまでの生活習慣の変更や新しい生活行動の獲得などを支援することである．患者が指導の内容を理解し行動できるようになって初めて患者指導の目的を達成したといえる．

　看護師は，患者の病態・治療方針，治療内容，活用できる社会資源を関連づけ，患者を総合的に理解する．患者の病態・治療方針を踏まえて患者やその家族からの相談や問い合わせに対応していく必要がある．看護活動により患者に共感し，安心感を与え，療養意欲を高め，知識・技術を提供し，自己努力を促すなどの働きかけができる．

　患者指導を行う際の要素として，情報収集・アセスメント，計画立案，実践，評価を行う．これらの一連の看護を実践するときに，看護者の態度（患者との人間関係・患者への共感と励まし）も重要である．また，指導方法としてわかりやすい言葉，話し方，わかりやすい方法，家族・キーパーソンへの指導，スタッフの連携が重要である．眼科における患者指導としては，点眼などの薬物療法時における指導，日常生活の指導，環境における指導，感染予防の指導などがある．

　外来では限られた時間で看護の必要性を判断し対応することが求められる．とくに初診の患者では，心配なことや不安を理解し相談に応じながら必要不可欠な注意とその根拠を説明して理解を得る．理解困難な場合は指導方法を工夫し，具体例を示しながら丁寧に対応する．聴覚障害があったりコミュニケーションが困難な場合は，家族や介護者とともに説明する．可能な範囲で患者が自立できる方法を患者とともに工夫していく．

　生活習慣病が誘因となり眼症状が増悪する場合は，患者が実行可能な目標を掲げ，患者自身が意欲的に治療を継続できる方法を考えていく．

　期待する視力回復が困難となり，障害が生じた場合の患者指導は別項で述べる（223ページ，「ロービジョンケア」参照）．

II 具体的な指導内容

A 点眼・点入の指導
108，110ページ参照．

B 眼帯の指導
114ページ参照．

C 散瞳薬点眼時の指導
- 眼底検査のために散瞳薬トロピカミド・フェニレフリン（ミドリンP® など）を使用する場合は，瞳が開くため，眩しく見えたり物がかすんで見えることを説明する．
- 回復するまで5〜6時間かかるため，車・バイク・自転車の運転禁止について指導する．
- 太陽光や強い光を直接見ないようにし，日差しが眩しいときはサングラスを利用する．

D 流涙に関する指導
- 疾患については医師が説明するが，慢性に経過している患者は，持続する症状に不安をもつことがある．症状の変化，苦痛の程度，不快の有無などの訴えを傾聴し，症状に応じた援助を行う．
- 流涙が続く場合，手洗いを頻回に行い常に手を清潔にするように指導する．涙を拭く場合，目を強くこすらない，眼球を圧迫しないよう指導する．
- 眼帯を使用する場合，感染予防のために清潔なガーゼを用い，頻回に交換するように指導する．

- 手術後，流涙が続く場合，縫合糸が瞬き時に刺激となり，異物感が生じ流涙することを説明する．また，縫合部から前房水が流出して流涙する可能性もあるため症状観察を行う．
- ウイルス性結膜炎の疑いがある場合，診察を早急に受けるよう説明する．

E 眼痛に対する指導

眼痛は，患者の不安が大きく，場合によっては早急に疼痛緩和・不安の軽減が必要となるため，患者状況を適切にアセスメントし，すみやかに医師との連携をとることが重要である．以下の分類から眼痛のアセスメントを行い，眼痛を軽減できる援助や指導を行う（具体的援助や指導内容は各関連項目を参照）．

a. 眼痛の分類

(1) 発生時期
- 発作的か，徐々に増大するか
- 持続的か，断続的か

(2) 発生状況
- 交通外傷か，勤務中の外傷（薬傷，熱傷など）か
- コンタクトトラブル
- 眼手術の有無
- 眼疾患の既往

(3) 併発症状
- **眼症状**：充血，眼脂，羞明，視力低下の有無など
- **全身症状**：悪心，嘔吐，頭痛，めまいなど

(4) 種類
- **圧痛**：触れたり，圧迫したときの痛み
- **異物感**：異物の入った感じでゴロゴロするなど
- **眼球痛**：眼球自体の痛み
- **球後痛**（深部痛）：眼の奥の痛み
- **放散痛**：三叉神経領域の痛み
- 頭痛を伴う眼痛

(5) 眼痛の部位
- **眼瞼部の痛み**：麦粒腫・霰粒腫，帯状疱疹
- **涙囊部の痛み**：急性涙囊炎
- **表在性の痛み**：角膜炎，各種の結膜炎，角膜上皮剝離・潰瘍など
- **深部の痛み**：急性緑内障発作，眼内炎，ぶどう膜炎

F 羞明感に対する指導

- 羞明は，光を異常に眩しく感じる状態である．羞明感の原因は，水晶体の混濁（後囊下），虹彩炎，散瞳状態，眼の異物感や眼の痛みを伴っている場合がある．
- 原因が明確になっている場合は，事前にその症状を説明して必要な遮光用の眼鏡を使用するように指導する．
- 原因が不明の場合は受診を勧める．

G 眼鏡装用上の注意点

眼鏡はレンズによって屈折矯正を行う医療用具である．眼鏡の目的には以下のようなものが挙げられる．
- 屈折異常（近視，遠視，乱視）および老視の補正
- 紫外線の防止（サングラス）
- 花粉症防止，防塵
- 湿度保持（ドライアイ専用眼鏡）
- 眼球保護（術後保護眼鏡，スポーツ用眼鏡）

＜注意点＞

(1) 眼鏡はずらして装用しない

眼鏡の基本的なパラメーターはレンズの度数，瞳孔間距離，レンズの傾斜である．眼鏡をしっかりかけずに鼻の前方にずらしてかけたりすると，レンズの度数は角膜からの距離が12 mmに設定しているため，矯正効果が減少する．

(2) 瞳孔間距離を正しく

レンズの中心と瞳孔の中心を正しく合わせる必要がある．ずれていると矯正効果は減少する．

(3) 適切なフレーム眼鏡枠は顔の大きさにあったものとする．

眼鏡枠は顔の大きさにあったものとする．とくに小児おいては体の発育とともに顔も大きくなるため，1年ほど前に作製した眼鏡でも瞳孔間距離がずれたり，フレームが曲がったりする

場合がある．

(4) 装用検査は体調のよいときに受ける

　眼鏡の装用検査は，体調のよいときに受けるようにする．睡眠不足や体調不良の状態での検眼は避けたほうがよい．同様に眼精疲労の蓄積した状態でも，屈折値が普段と異なることがある．

(5) その他

　眼鏡は常にレンズ面を清潔にし油膜などの視界を遮るものを除き，快適に見えるようにする．眼鏡は，医療用具であり，正確に処方されないと適切な視力が得られないばかりでなく，眼の疲れ，頭痛，肩こりの原因となりうる．眼鏡装用者が頭痛などの症状を訴える場合はその可否についても考慮する必要がある．

H コンタクトレンズ装用上の注意点

　コンタクトレンズ（contact lens：CL）の目的は以下のようなものが挙げられる．

- **屈折矯正用**：近視・遠視・乱視の矯正
- **治療用**：角膜の保護・薬液を持続的に眼内に浸透させる効果など
- **美容用**：角膜白斑，虹彩異色などの美容的矯正

　CLは，材質によりハードコンタクトレンズとソフトコンタクトレンズに分類できる．装用方法には終日装用，連続装用，ディスポーザブルがある．CLの利点は，眼鏡に比べてレンズの収差やプリズム作用が起こらないので歪んで見えたり物の大きさが違って見えたりしない．また，角膜との距離がないため眼鏡より生理的であり，視野が広い．不同視（屈折状態に左右差があるもの）の矯正がしやすい．美容上よいなどがあげられる．欠点としては，異物感があり，角膜障害を起こすことがあり，眼鏡に比べて取り扱いや手入れが面倒であることが挙げられる．

＜注意点＞

- **装用時間を守る**：それぞれのCLには適切な装用時間が決められている．装用時間を守らないと角膜障害を起こす可能性がある．角膜障害が認められたときのCLの装用については医師の指示に従う．
- **洗浄を定期的に行う**：CLは装用前に必ず洗浄が必要である．レンズケアがきちんとされていないと，CL表面に油膜が付着したり，沈着物の付着により見え方や装用感が不良になることがある．さらに細菌やカビの発生，場合によってはアカントアメーバの汚染を生じることがある．そのようなCLを装用すると，角膜潰瘍など重篤な角膜障害を起こす可能性がある．ディスポーザブルのCLはレンズの汚染のリスクは低い．CL装着時の手指洗浄は必須である．
- **定期検査**：CLは角膜上に装用するため，眼科医師による定期的な診察を受ける必要がある．3ヵ月ごとに受診し，装用感，視力などの異常があればそのつど受診する．
- **その他**：一般的にCL装用時に点眼はしない．CL装用前に点眼し，装用中はいったんCLを外してから行う．

I 日常生活の指導

a. 視力障害に対する注意事項

- 屋内と屋外では障害の感じ方が違う．まず，屋内で移動動作や物の把握のしかたに慣れるように訓練する．その後，屋外訓練をするが，必要時はサングラスや杖を用いる．白杖は患者の意思を尊重し，杖に対する抵抗を示す場合は無理には使用しない．
- 視力障害により日常のコミュニケーションや家事動作に困難が生じてくると，意欲消失の誘因となりうるので，患者の到達目標を把握しながら，日常生活に必要な事柄を自立できるように工夫する．
- 視力障害の程度と日常生活の自立度は**表1**に示す．なお，視力障害の程度判定に用いる視力は矯正視力である．

b. 生活習慣病の悪化予防

- 基礎疾患の治療の継続が必要であり，視力は，

表1　視力障害の程度と日常生活の自立度

視力	程度	自立度
0〜0.02程度	盲	屋内の日常生活および屋外でも不慣れなところでは，ある程度の介助が必要
0.02〜0.04程度	準盲	屋内での日常生活に支障はなく，戸外でも慣れたところなら自由に歩行できる．とくに介助の必要はない
0.04〜0.3程度	弱視	不自由ではあるが，日常生活は可能．文字の判断は難しい
0.3〜0.7程度		詳細な図形や文字を判読するのに多少の支障はあるが，日常生活に支障はない
0.7〜0.8程度		日常生活にほとんど支障はない

［後藤佳子，星　律子：日常生活に対する援助．図説臨床看護医学第10巻 眼/耳鼻咽喉（内田幸男ほか編），p.23，同朋舎出版，1987より引用］

基礎疾患の影響が大きいことを理解してもらい，生活習慣を見直し行動変容ができるように指導する．
- 視力障害や手足の障害が伴っている場合の注意事項を説明する．

J 環境における指導
- 照明，湿度，室温，天候により視力障害を感じる場合，負担を少なくする工夫をする．
- 季節によりアレルギー疾患や感染症疾患が発生することがあり注意を促す．
- 危険防止，転倒防止に努める．
- 社会資源の情報は適宜提供する．

K 感染予防の指導

流行性角結膜炎や急性出血性結膜炎などの感染性疾患は，患者自身が被害を受けるだけでなく周囲にも迷惑をかけることになるので衛生上の教育に留意しなければならない．感染症の場合，外来が感染源とならないよう，感染予防の意義を理解し，スタンダードプリコーション（標準予防策）を徹底し，医療チームで情報を共有することが重要である．

a. 外来診察時の対応・指導
- 感染性の疾患の疑いがある場合は，患者にそのことを説明し，他の患者への感染を予防するため，専用のいすや診察室に隔離する．
- 眼に触らないように指導する．手指は常に清潔にするよう説明し，手洗いを指導する．

b. 日常生活の指導
- 自分が感染源とならないよう常に手指を清潔にし，眼に触った手で周囲の物に触れない．
- 2次感染防止のためには，点眼薬を感染眼のみに指示されたとおりに点眼する．
- 点眼時は点眼ビンの先端が睫毛や眼瞼に触れないようにする．
- 自分専用のティッシュペーパーを用意し流涙や眼脂は拭き取ったあと，すぐにビニール袋に入れて捨てる．
- タオルや洗面器は家族と別にする．
- 入浴は最後に入るようにし，公衆浴場での入浴はしない．
- 人出の多いところへの外出は避ける．
- 通園・通学は学校保健法により出席停止であることを説明する．可能なら職場は休むように説明する．
- 症状悪化時の対処方法・連絡先を説明する．

3 外来における感染対策

近年病院内における感染対策は，**感染対策チーム（infection control team：ICT）の設置**，感染対策マニュアル作成など，感染予防への対策がとられている病院が多く，医療者の感染予防への意識は高いといえる．一般的にも感染への意識は高まっていると思われるが，眼科外来は患者の年齢層が幅広い．また，これらの来院者は内科を受診する患者とは異なり自分自身や患者が感染とは無縁と考えがちである．そのため，来院者に対する感染予防への意識づけは非常に大切といえる．

スタンダードプリコーション（後述）に基づき，手洗い，手指消毒薬の使用，環境整備など基本的な標準予防策を徹底すること，医師，看護師以外の医療スタッフ，患者に対する教育が発生の予防に効果的である．

I スタンダードプリコーション

スタンダードプリコーション（standard precaution，標準予防策）とは，「すべての患者の血液，体液（汗を除く），分泌物，排泄物，粘膜，損傷した皮膚には感染の可能性がある」とみなし，患者や医療従事者による感染を予防するための予防策のことである．感染症の有無を問わず，すべての患者を対象に実施する．とくに眼科では，患者の眼脂や涙を対象として予防策を行う．

A 手洗い，手指消毒
- 伝播感染防止に対しては手指衛生の徹底が不可欠である．目に見える汚れがない場合は手洗いより手指消毒薬での手指衛生が有効と言われている．
- 看護師，看護助手は手指消毒薬を携帯する．
- 各診察台，検査台に手指消毒薬を設置し医師，検査スタッフも手指衛生を行う．

B 環境整備
- 整理整頓を徹底して，清掃しやすい環境をつくる．
- 患者の触れる場所はアルコール含浸カット綿での清掃を行う．
- 診察に使用するスリットランプや検査機器は1患者につき1清掃を心がける．
- 清掃は上から下に向かって行う．

C 個人防護具の使用
- すべてのスタッフは，手袋やガウンなどの個人防護具の正しい着用，着脱方法が実施できるようにする．

II 流行性角結膜炎の院内感染予防

流行性角結膜炎（epidemic keratoconjunctivitis：EKC）は，主にD群のアデノウイルスによる疾患で，主として手を介した接触により感染する．以前は，本疾患患者を扱った眼科医や医療従事者などからの感染が多くみられたが，現在では，職場，家庭内などの人が濃密に接触する場所などでの流行の発生もみられる．

アデノウイルスは感染力が強いが，アルコール消毒が有効であるため，アルコール製剤での清掃，手指消毒が不可欠である．以下に，流行性角結膜炎の院内感染予防の一例を示す．
- 充血，眼脂が主症状である患者に対しては流行性角結膜炎の可能性を考慮し，専用スリット台に案内して隔離を行う．
- 患者に説明し，理解を得て手指消毒薬で手指衛生を行ってもらう．
- 診察までの待ち時間の間に説明用紙を渡し，一読してもらう．
- 医師には専用スリットに患者がいることがわかるように，カルテに専用札を入れてその患者の診察を優先してもらう．これは，院内

に滞在する時間を短縮することで感染のリスクを減少させる目的がある．
- 簡易検査もしくは臨床症状で医師が診断を行う．流行性角結膜炎と診断された場合は，再度患者に日常生活の指導を行い，患者周囲で感染を拡大させないよう努める．
- 会計窓口でも感染者であることが判別できるように，専用のファイルに処方箋などの書類を入れる．
- 診察終了後は，感染の有無にかかわらず，アルコール含有カット綿で環境清掃を行い，使用した物品はビニール袋に入れて一患者ごとに廃棄する．

Ⅲ　医療スタッフ教育，患者教育

A 医療スタッフ教育
- 手指消毒薬の減り具合を確認する．減りが少ない場合は手指衛生薬使用の指導を行う．
- スタッフのスタンダードプリコーション実施状況のチェックを定期的に行う．

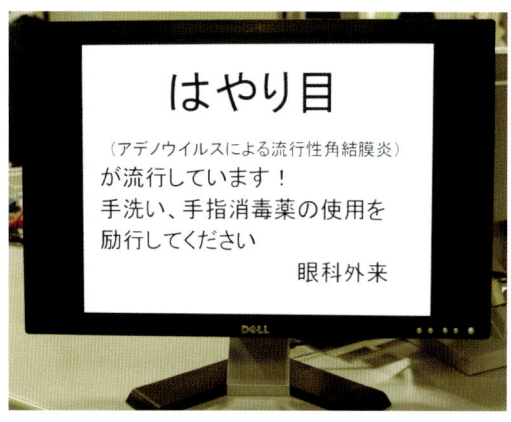

図1　デジタルサイネージ

B 患者教育，付添者教育
- 患者用感染予防方法の提示．掲示板やデジタルサイネージ（液晶ディスプレイなどのこと，図1）などで視覚に訴える．
- スタンド式の手指消毒薬を設置し，患者，付添者にも手指消毒薬使用を促す．

4 外来における安全対策

　診察の対象となる患者は小児から高齢者と幅広く，外来は常にたくさんの患者とその付添者であふれている．視力や視野の障害がある患者，検査のため散瞳薬を使用し一時的に見えづらい状況の患者もいる．限られたスペースに検査機器を配置しているため転倒などの危険がないように環境を整備する必要がある．

　また患者間違いや術眼・検査眼の間違い，さらに患者急変時の対応などに対して医療従事者1人ひとりが医療安全に関する危機管理意識をもつ必要がある．

I 環境整備

A 廊下，待合室
- 車いすが通行，停車可能な幅やスペースを確保する．
- 雨天時は水滴が落ちていないか定期的に見回り，清掃する．

B 診察室，検査室
- 機器の配線は歩行の障害にならないように整理する．
- 可能な限り室内灯を点灯させ，検査，診察時に消灯する．
- 患者をいすに座らせるとき，スリット台などの機器に体をぶつけないように注意する．

C 処置室
- 緊急の処置を行うこともあるため，処置で使用した機器の後片づけはすみやかに行い，常に5S（整理，整頓，清掃，清潔，習慣）を徹底する．

II 誤認予防

A 患者確認
- 患者誤認を防ぐため，患者確認を行う．患者にはフルネームで名乗ってもらう．
- スタッフは診察券，カルテを見ながら患者のフルネームを復唱し確認する．
- コミュニケーションが困難な患者の場合は，家族とともに実施する．

B 部位確認とカタカナ表記
- 医師には術眼，検査眼の指示を正確に記載してもらい，患者にも確認する．
- 右，左は漢字で書くと読み間違えて左右を取り違える危険性があるため，ミギ，ヒダリとカタカナで書くとよい．

C タイムアウト
- 検査・処置の前は，医師・看護師が一斉に手を止めて確認作業（タイムアウト）を行うようにする．

III 急変への備え，急変時の対応

- 急変時には医療従事者間で連携を図り，早急に対応していく必要がある．そのため，救急マニュアルの整備，訓練を定期的に行う．
- 救急カートやAEDの設置場所を把握し，定期点検を行う．
- 急変患者を発見したらただちに看護師，医師などスタッフを集める．看護師は処置，記録，外回りを分担して行う．

IV その他

- 小児の診察時は，家族にも目を離さないように指導する．

5 病棟との連携

外来患者が，診察により手術が必要と判断された場合，手術に必要な検査は外来で行われることが多い．患者と家族に疾病や入院の目的，治療方針を説明し，その説明の理解状況を把握することが重要である．

手術におけるインフォームドコンセントは**表1**のような項目が必要になる．

患者のおかれている状況はさまざまであるが，患者の心理状態を把握し，安心して入院や手術ができるように病棟と連携を図ることがとても重要である．

I 術前検査と説明

- 術前検査ならびに説明内容を**表2**に示す．
- 患者が検査に対する不安や疑問がある場合は，同じ疑問であっても繰り返し説明し，不安や疑問の解消に努める．
- 患者の理解力が乏しい場合や不安の強い場合は，家族などのキーパーソンを交えて説明する．
- 一方的に説明するのではなく，患者の理解を確認しながら行う．
- 繰り返し説明をしても患者や家族が納得できない場合や，患者や家族から要望があった場合は，医師に説明の追加を依頼する．患者，家族の理解状況に応じてわかりやすく説明する．
- 患者の待ち時間が短くスムーズに検査が終了するように，検査室の状況によっては検査の順番を調整する．とくに，患者が高齢の場合や乳幼児，緊急性のある場合は検査室と連携を図り，必要に応じて介助する．
- 術前検査で異常発見時，患者や家族に説明し了解を得て，他科対応となる．

表1　インフォームドコンセント項目

1. 疾患名
2. 鑑別診断
3. 手術名，目的，内容
4. 麻酔方法，合併症
5. 入院期間などの治療期間
6. 術中合併症
7. 術後合併症
8. 術後経過　　　　　　　　　など

表2　術前検査と説明内容

術前検査
1. 血液検査（凝固・血球算定検査・生化学検査）
2. 尿検査
3. 感染症（HCV・HIV・HBs など）
4. 胸部単純X線写真
5. 心電図

説明内容
1. 検査の目的
2. 検査の内容と方法
3. 検査結果の説明の方法
＊結果が後日になる場合はその時期

表3　緊急手術が決定した患者への説明事項と手続き

1. 今後のスケジュール
2. 検査の内容と目的（**表1**）
3. 入院手続き・事務部門への案内
4. 手術開始時間および終了予定時間
5. 入院に必要な準備
6. 手術の同意書の記入
7. 患者情報用紙の記載

II 緊急入院

- 患者，家族に緊急入院の必要性を十分説明し，了解を得たうえで，手続きを開始する（**表3**）．
- 予定入院に比べて患者は動揺していることが多く，きめ細かい配慮が望まれる．
- 全身状態を確認しながら，手術に必要な優先度の高いものから先に情報を収集する．

表4　病棟への申し送り内容

1. 氏名・性別・年齢・職業・住所・連絡先・担当医
2. 病名・入院目的（治療方法）
3. 主訴・現病歴・既往歴
4. 常用薬
5. 家族構成・キーパーソン
6. 日常生活の自立度：視機能障害の程度と自助具使用の有無，種類（白杖・拡大鏡）
7. アレルギーの有無（内容）
8. 医師の説明内容
9. 入院・治療に対する患者・家族の承諾の有無と理解度：手術の場合は承諾書の記入の有無
10. 外来で実施した処置・治療：外来より継続する治療・処置のある場合はその内容
11. 症状の変化：検査データ，疼痛の程度
12. 終了した検査
13. その他，特記事項
    - 患者の不安が強い場合は，可能な範囲で情報収集し病棟に申し送る．
    - 経済的問題など．
    - 病棟で使用している患者情報用紙を活用すると効率的で，患者・家族の負担の軽減になる．

- 患者自身の個人的な事柄や生活環境についても正確に把握する必要がある．
- 患者が1人で来院している場合など，家族・介護者などのキーパーソンの必要性を判断し，患者に了解を得て連絡をとる．
- 患者の情報をまとめて病棟へ申し送る（**表4**）．

5章

救急外来における眼の処置

1) 眼科救急疾患に対する看護

眼科における救急疾患は，緊急入院手術や処置が必要な疾患である．急激な視力・視野障害や激しい眼痛を伴う疾患が多い．主な疾患としては眼内炎，緑内障発作，網膜剥離，網膜中心動脈閉塞症，トラップドア型眼窩骨折，外傷性視神経症，涙小管断裂，開放性眼球外傷，酸・アルカリ薬品などによる眼薬傷がある．適切な診断や早期の治療を行うためにも患者の主訴以外の情報収集は重要である．

紹介状の内容や情報収集で緊急性が高いとトリアージした場合は検査，診察の優先順位を判断して対処する．

I 情報収集

A 症状の観察

問診票による患者の訴えや紹介状の内容を基にした症状の観察を行う．
- 経過を時系列に沿って情報を聴きとる．
- 急激な視力・視野障害の場合は正確な症状出現時間も確認する．
- 薬物外傷の場合は薬品名を確認する．
- 眼痛の場合は充血の有無，開眼できているか，頭痛の有無を確認する．

B 眼疾患既往の有無
- 治療歴がある場合は病院名，診断名，治療内容を確認する．

C 眼疾患以外の既往歴の有無
- 網膜動脈閉塞症の場合は動脈硬化や心臓病などによる血管障害が原因であるため既往歴を確認する．
- 内服薬，使用薬剤の有無を確認する．

D 禁忌薬，アレルギーの有無
- 消毒薬を含む特定の薬剤の使用で皮膚の発疹，発赤が高率に発生する場合は，その薬剤名を記載する．
- また，喘息や心不全に対しβブロッカーが禁忌薬となるように，過去に使用した薬剤で重篤な合併症が生じた場合には禁忌薬として記載する．

II 検査

- 入院手術となる疾患は必要な検査を可能な限り優先して行う．その際は他の患者への配慮，声かけなどが必要になる．
- 患者の中には検査の内容が理解できていないまま検査を受けていることもあるため，十分に説明していく．
- 検査によっては同意書が必要なものもあるため注意する．

III 外来での救急処置

- 処置に必要な薬剤，物品は緊急対応できるように管理する．
- 救急受診の患者には，不安を軽減できるよう付き添いを行う．

IV その他

- 視力・視野障害に対して患者は予後の不安を抱えているため十分に説明する．
- 緊急入院手術を勧められて，困惑してしまう

患者に対しては思いを受けとめ対応していく必要がある．
● 眼痛のある患者は自分の症状が重症であると思いがちである．また不安も大きい．緊急性があるかどうかを見極め，患者やその家族に十分な説明が必要である．

2）眼科救急疾患の処置

A 角膜上皮びらん

種々の原因で基底細胞層を含めた角膜上皮が脱落した状態．

□原因
- 外傷：擦過や摩擦などによる障害
- コンタクトレンズ：オーバーウェアーによる角膜酸素分圧の低下，機械的障害
- 異物：結膜異物などによる擦過や摩擦
- 眼疾患：春季カタル，涙液減少症など
- 兎眼症：顔面神経麻痺，眼瞼下垂手術後など
- 薬剤：化学薬品，水虫薬などの飛入

□処置
- 外傷：兎眼症，疼痛や異物感に対し，眼軟膏塗布による圧迫眼帯や鎮痛薬で対処する．兎眼症では，医療用コンタクトレンズの装着，瞼板縫合術などを行う．
- コンタクトレンズ・異物：原因となるコンタクトレンズや異物を取り除く．
- 眼疾患：原因疾患の治療を同時に行い，抗菌薬の点眼で二次感染を予防する．
- 薬剤：洗眼を十分に行う．原因となる薬品が酸性かアルカリ性である場合は大量の持続洗眼を行い，結膜嚢の洗浄や前房穿刺が大切である．

B 角膜異物
90ページ参照．

C 鈍的眼打撲
鈍的な外力による外傷であり，前房出血，水晶体脱臼，網膜振盪症，外傷性網膜裂孔，硝子体出血，外傷性視神経症，眼球裂傷や眼球破裂，眼窩吹き抜け骨折など多彩である．「眼外傷」（86ページ）参照．

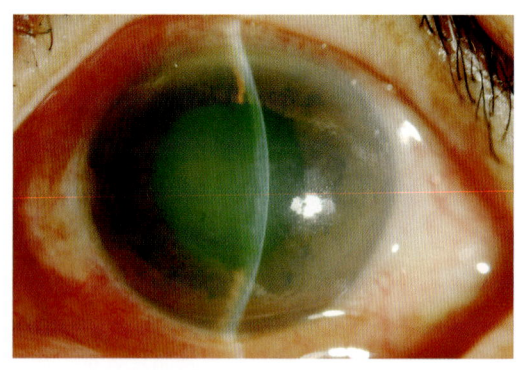

図1　急性緑内障発作（急性発作時の前眼部）

D 穿孔性眼外傷・強角膜裂傷
鋭利な物体による眼外傷であり，裂傷，裂孔，貫通，眼内異物などがある．「眼外傷」（86ページ）参照．

E 薬傷・熱傷・光障害・レーザー眼外傷
91～92ページ参照．

F 急性緑内障発作（図1）
急激な眼圧上昇により，激しい眼痛，頭痛，悪心，嘔吐，視力低下が起こる．

□閉塞隅角をきたす要因
- 瞳孔ブロック：虹彩と水晶体の癒着があると，後房から前房への通過障害が起こり，後房圧が上昇し虹彩が前方に押しやられ，隅角が閉塞する．
- 水晶体の肥厚，水晶体脱臼など
- 形態異常（プラトー虹彩，plateau iris）

□診断
- 眼圧が高度に上昇
- 角膜浮腫，角膜混濁
- 散瞳
- 浅前房
- 前房内に細胞とフレア（flare）
- 視神経乳頭の軽度充血，浮腫

□ 処置
- 薬物療法：高浸透圧薬（マンニットール，グリセオール®），炭酸脱水酵素阻害薬，縮瞳薬の頻回点眼
- 冷罨法
- 眼圧を降下させ，ただちにレーザー虹彩切開術を行う．角膜浮腫や混濁が強く，レーザー処置が不可の場合は観血的な周辺虹彩切開術を行う．
- 角膜浮腫が消失した場合は，レーザー処置をせず，水晶体摘出術（PEA＋IOL）を行い，隅角を開放することもある．

G 網膜動脈閉塞症
61ページ参照．

H 全眼球炎（眼内炎）
80ページ参照．

6章 病棟における看護

1 入院時の看護

I 医療面接（既往歴・病歴などの患者情報の聴取）

入院にいたる経過，入院時の患者の病状，既往歴，家庭環境の把握，その過程や環境のアセスメント，問題を抽出，看護介入するための情報収集である．

A 医療面接のポイント

医療者の重複した情報の聴き取りは患者の負担が大きいため，「外来での情報の聴き取り」（99 ページ参照）の情報を基に確認する．日常生活の自立度を確認し，看護介入の必要性をアセスメントする．

a. 看護介入に必要な情報
- 既往歴と常用薬の有無：抗凝固薬は手術により止血しづらくなるため中止することもある
- 常用薬：飲み忘れはないか確認
- 点眼手技の確認：指導の必要性の有無
- 清潔：シャワー・入浴の頻度
- 排泄：夜間排尿の有無
- 睡眠：睡眠薬使用の有無
- 食事：食物アレルギーの有無と食事形態，摂取方法の確認
- 移動：歩行介助の必要性の有無

b. 精神面
- 過度な緊張の有無
- 痛みに対する反応
- 手術・治療に対する不安の有無

c. 社会面
- 医療福祉制度の確認
- 緊急連絡先，家族または協力者の確認

B 医療面接時の注意点

- プライバシー保護のため，個室や落ち着いた場所への配慮をする．
- 患者が高齢であったり，理解力や視力の低下が著しい場合は，家族および協力者に同席してもらい確認する．
- 緊急入院時，頭痛や悪心の身体症状が強いときは，既往歴やアレルギーなど治療上最低必要な情報を聴き，症状が落ち着いてから再確認する．
- 専門用語は使用せず，患者のわかる言葉で説明する．
- 看護師の話す速度や声のトーン，言葉，表情は，患者の不安の増強になることもあるため配慮する．

II 病棟オリエンテーション

視力低下や視野欠損のある入院患者が，病棟の構造を理解し，安全に過ごせるために，設備の説明を患者と実際に歩きながら説明する．また，個々の患者が安楽に生活できるように共同生活の約束事項を説明する．

A 病棟設備

- 各設備に付随するナースコールの位置や病室内の日常生活のルールを説明する．
- デイルーム：食事や面会の場所であることを

説明する．
- トイレ，洗面所，浴室：洗面台の手洗いセンサーやトイレの洗浄方法，シャワーの使い方など動かしながら説明する．
- 非常口：災害時は避難誘導をすることを説明し，非常口と避難経路を確認する．
- 診察室を案内する．

B 病室設備
- 照明のスイッチや足灯がある位置・使い方を説明する．
- ベッド柵の使い方を説明する．
- 電動ベッドの場合，ベッドの高さはいちばん低くするように伝える．操作方法は実際に作動して説明する．
- テレビ，冷蔵庫，セーフティボックスの使用方法を説明する．
- ナースコールは作動確認し，患者が押しやすい場所に設置する．

C 共同生活の約束事項
- 日課
- 起床，消灯時間
- 診察時間
- 看護師の観察時間
- 食事時間
- 浴室使用時間
- イヤホンの使用：多床室のテレビの音声は同室者にとって騒音になるため
- 消灯後は照明，テレビは消す
- 面会時間，面会場所，携帯電話の使用可能な場所
- その他のルール

III 術前・術後オリエンテーション

術前から術後のスケジュールの説明をすることは，手術・治療のイメージができ，不安の軽減を図ることができる．

A 術前オリエンテーションの内容
- 手術の同意書を患者とともに確認する．同意書には，患者名，予定されている術式，術眼，患者の署名があるか確認する．
- 手術日，手術時間，執刀医，手術所要時間，術前に行う点眼の説明を行う．
- 手術用衣類の準備や貴重品（義歯，眼鏡，装飾品類）は外して手術をすることを説明する．
- 術後に体位の指示がある場合は，患者に必要性を説明し，術前に練習する．
- 患者および家族の手術の理解度と受容の程度を確認する．不足があれば補足し，場合によっては，再度医師からの説明を受けられるよう調整する．

B 術後オリエンテーションの内容
- 活動：眼の安静（活動することで眼球運動が起こりやすくなる）と覚醒状態の観察のため，ベッド上での安静時間があることを説明する．
- 創保護：手術直後は眼の安静と感染防止のため眼帯を装着するが，医師の許可があるまでは外さないように説明する．
- 疼痛：創痛や悪心など身体症状が出現したときには，我慢せず看護師に知らせることを説明する．
- 食事（局所麻酔の場合）：創痛による悪心，嘔吐の予防のため，安静時間中は飲食禁止となる．
- 食事（全身麻酔の場合）：麻酔による交感神経の緊張により，腸管麻痺を起こす可能性もあるため，飲水テストで腸蠕動を確認してから摂取可能となる．食事を開始するまでは点滴にて水分を補給する．
- 排泄（局所麻酔の場合）：眼帯使用による見えづらさから転倒の可能性もあるため，安静時間中は看護師付き添いのもと歩行する．
- 排泄（全身麻酔の場合）：麻酔覚醒を促すため酸素を投与することや，術直後でふらつきが強く転倒のおそれがあるため，ベッド上での排泄となることを説明する．

Ⅳ 検査

- 手術目的の場合は、全身状態の把握や術式に応じて必要な検査を外来で実施し、入院する．
- 入院後に術式の変更で追加検査となることがある．
- 眼科的検査の特徴は、視力測定や視野検査などほとんどの検査は侵襲が少ないことである．しかし、造影剤を使用した眼底検査など、身体に影響を及ぼす可能性が高い検査もあるため、実施前から患者にその検査の注意点を説明し、検査後の観察をする．検査内容はⅠ章の「眼の検査」（17～43ページ）を参照．

2 術前・術後の看護

Ⅰ 術前の看護

安全な手術を行うために術前から眼の状態の把握が必要である．

A 術前の視力・結膜の状況・瘙痒感・眼脂の有無の確認

術前の両眼の状況から術後の転倒リスクをアセスメントする．眼に術前から感染徴候がないか確認する．

B 術前の点眼

術前点眼は術式によって種類は異なるが、手術を安全に行うためには術眼に散瞳もしくは縮瞳が必要である．散瞳中は見えづらく転倒のリスクが高いため環境を整備し、必要に応じて歩行の介助をする．

C 術眼の確認

術眼の左右間違いを防ぐためにカルテや手術指示書を基に患者とともに確認する．

D 患者へ術前の説明

眼の手術を受けることで不安に思う患者が多い．予約で入院する患者がほとんどだが、網膜剥離などの緊急手術を必要とする患者は突然の入院により精神的にも混乱していることがあるため、精神状態を把握し不安を軽減して手術を受けられるようにサポートをする．

Ⅱ 術後の看護

術後は異常の早期発見・観察によるアセスメント・感染予防が重要となる．術前より起こりうるリスクを想定し対処する．

A 異常の早期発見

眼内の手術において、術直後から最も問題となるのは細菌感染による眼内炎である．この早期発見のためには、患者の訴えが重要となる．眼痛や頭痛などの症状や視力低下、見え方などを確認していく．術後の眼圧の急激な変動も手術予後を左右するうえで大切な所見である．

B 感染予防

術後は感染のリスクが高くなるため、こまめに手洗いを行い、むやみに術眼に触れないように説明する．

C 疼痛緩和

手術による眼痛・頭痛・縫合による違和感などの症状が出現するが、一時的なものが多い．手術内容により眼痛が持続するものもあるため、鎮痛薬などを使用し疼痛コントロールをする．

D 安全の確保

術後の眼帯装着で視野が狭くなり遠近感が変化し転倒の危険性が高まる．また、眼帯を除去したあとも視力の回復状況に応じて転倒のリスクがあるため、病棟内や病室、ベッドサイドの

環境を整備し，患者へは移動に注意するよう説明する．

III 疾患別の術前・術後の看護

A 白内障

a. 術前の観察のポイント
- 眼内レンズ（単焦点，多焦点）挿入について，理解と同意を得ている．
- 眼症状の有無（眼痛・瘙痒感・眼脂）
- 視力
- 散瞳の状態
- バイタルサイン

b. 術後の観察のポイント
- 眼症状の有無（眼痛・瘙痒感・眼脂，頭痛）
- 見え方
- 出血によるガーゼ汚染の有無
- バイタルサイン
- 消化器症状の有無（悪心，嘔吐）
- 安静解除時の歩行状態
- 眼帯除去後の眼症状の有無（眼痛・瘙痒感・眼脂）

c. 術後対応・指導のポイント
　白内障術後眼内炎症状（眼痛，毛様充血，視力低下），術後眼圧上昇症状（眼痛，頭痛，悪心，嘔吐）をいち早く察知できることが肝心である．すみやかな医師の診察を必要とするため，これらの症状は重要な所見である．
- 眼痛に対して医師の指示に従い鎮痛薬を使用し対応する．
- 眼帯のガーゼ上の出血はすみやかに医師に報告する．
- 歩行状態を確認し必要に応じて介助する．
- 点眼の必要性を指導する．
- 眼痛・瘙痒感・眼脂・霧視などの症状が出現したらすぐに知らせるように指導する．これらの症状は眼内炎などの早期発見につながるため患者の理解が重要である．
- 眼帯を装着した歩行は視野が狭くなるため，つまずかないように，オーバーテーブルなどの位置に気をつけるよう指導する．歩行に不安を感じる場合は看護師と歩行するように指導する．
- 個人差はあるが，すぐに視力が回復しない場合がある．日常生活においてピント調節がされ，少しずつ視力が回復していくことを説明する．そのため，眼鏡をつくる場合には，すぐには作製しない場合があることを説明する．

B 緑内障

a. 術前の観察のポイント
- 眼症状の有無（眼痛・瘙痒感・眼脂）
- 視力・視野
- 瞳孔の状態（術式により散瞳・縮瞳させる）
- バイタルサイン
- 眼圧上昇に伴う消化器症状
- 術前の散瞳状態を確認し左右間違いがないか確認する
- 疼痛は眼圧上昇による眼痛・頭痛に注意する

b. 術後の観察のポイント
- 白内障に準ずる．
- 緑内障の手術では術後の眼圧が安定するまで低眼圧，高眼圧を繰り返すことが多い．
- 眼圧の検査結果に注意し，疼痛状態と眼圧を照らし合わせて鎮痛薬を使用する．

c. 術後対応・指導のポイント
　線維柱帯切除術のような内眼手術では，細菌感染による眼内炎のリスクは避けられない．
- 白内障に準ずる．
- 指示された点眼薬を確実に点眼するよう指導する．
- 術直後はしばらく低眼圧のことがあり，眼球の不用意な圧迫をしないように指導する．
- 低眼圧時の点眼は介助し，点眼による眼の圧迫リスクを最小限とする．また眼帯を使用することで眼の圧迫を予防する．
- 視野欠損・視力低下の不安を抱くことがあるため，患者の心理状態を把握しながらサポートしていく必要がある．
- 術後も眼圧の変動が起こりやすく症状が出現

する可能性があることを説明する．
- 術後の生活は基本的には白内障と同様だが，残存機能維持のため定期的な受診と点眼治療が必要であることを説明する．

C 網膜剝離

a. 術前の観察のポイント
- 眼症状の有無（疼痛・瘙痒感・眼脂）
- 視力
- 散瞳の状態
- バイタルサイン

b. 術後の観察のポイント
- 眼症状の有無（眼痛・瘙痒感・眼脂，眼の圧迫痛，頭痛など）
- 出血によるガーゼ汚染の有無
- バイタルサイン
- 腹臥位により腹部圧迫による消化器症状の有無
- 指定体位による関節痛の有無
- 安静解除時の歩行状態
- 眼帯除去後の眼症状の有無（眼痛・瘙痒感・眼脂，眼の圧迫痛，頭痛など）
- 見え方

c. 術後対応・指導のポイント
網膜剝離の手術の種類，すなわちバックリング手術と網膜硝子体手術の違いによって術後の状態が異なる．また，硝子体切除のような内眼手術では細菌感染による眼内炎のリスクは避けきれない．

(1) バックリング手術後
- 白内障に準ずるが，網膜剝離の患者は入院期間が白内障より長いため，入院中から術後合併症の早期発見の必要性がある．視力の低下，霧視，痛みを自覚したらすぐに看護師に伝えるように指導する．
- 疼痛が出現することがあるため，鎮痛薬を使用する．

(2) 網膜硝子体手術後
- 術後の創痛による眼球の痛みだけでなく，ガスまたはオイルの注入による眼圧上昇により眼痛，頭痛が生じることもあるため，疼痛の判断には注意する．
- 眼帯を除去したあとは眼瞼の腫脹，ガスなどの注入により視力が低下するため，歩行状態を確認し介助する．
- 術後は長時間，同一体位での安静が強いられるため，さまざまなケアが必要となる．次項「網膜硝子体手術後の体位と看護」でくわしく述べる．

d. 退院指導
- 退院指導では再剝離の可能性があるため，飛蚊症や視力低下の症状が出現した場合，受診することを指導する．

D 眼窩骨折

a. 術前

(1) 対応のポイント
- 受傷直後は，複視による歩行困難や，迷走神経反射症状による悪心や脱力感を伴っていることが多い．嘔吐を伴う場合があるため膿盆を準備しておくとよい．そのため，歩行ができない場合は，車いすやストレッチャーでの移動が必要である．
- 鼻出血を伴うことがあるが，鼻を強くかむと眼窩気腫が発症するため，**鼻をかまないように指導する**．
- 眼瞼腫脹，皮下出血による一時的な醜貌に対する精神的な配慮が必要である．
- DVが原因の場合には，付き添いが加害者であることがあり，それを念頭に接する．

(2) 観察のポイント
- 眼症状の有無（疼痛・瘙痒感・眼脂・腫脹・外傷・疼痛・結膜下出血・知覚異常）消化器症状
- 鼻出血の有無
- 視力
- バイタルサイン
- 複視の有無，複視の方向

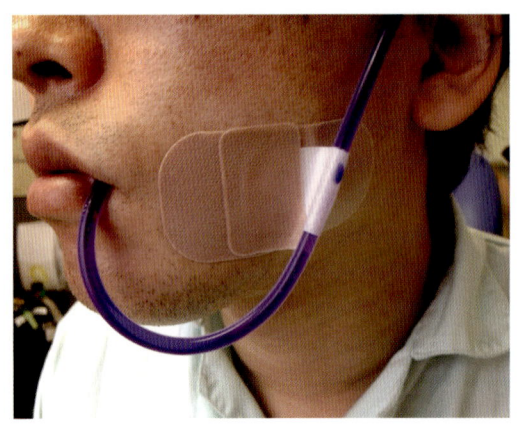

図1　バルーンの頬部固定（術翌日）

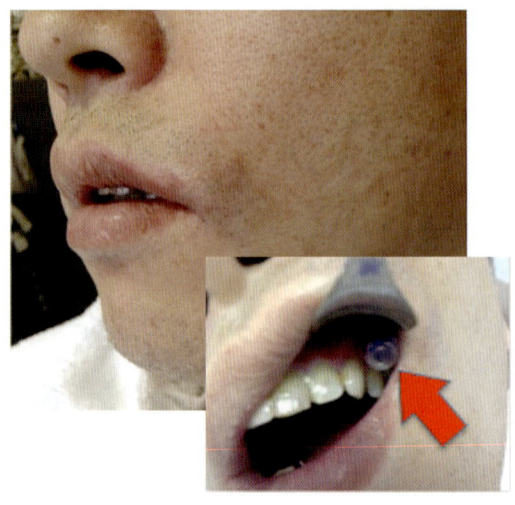

図2　バルーン短縮と口腔内への固定後
口を閉じた状態でチューブが見えないようにする．赤矢印のようにチューブを短縮する．

b．術後
(1) 対応のポイント
- 創痛・眼痛・腫脹の出現が多いため，鎮痛薬を使用し緩和する．
- バルーン挿入部からの出血に対しては，圧迫し，すみやかに医師に報告し対処する．
- 術後にバルーンは口角から頬部にテープ固定されるが，食事の妨げにならないように固定する（図1）．
- 術後のCT検査でバルーンの状態を確認したあとに，バルーンを短縮し口腔内におさめる（図2）．
- まれに留置してあるバルーンが破裂することがある．その際にはバルーン中のピオクタニンブルー液が排出されるため，紫色の液体が口にたまっているかを患者に確認するとよい．
- バルーンは術後2週間で抜去する．
- 術後に頬の知覚鈍麻が生じることがある．これは，骨折時および手術侵襲に起因するが，徐々に軽減していくことが多い．

(2) 観察のポイント
- 眼症状・眼周囲の症状の有無（疼痛・瘙痒感・眼脂・腫脹・外傷・疼痛・結膜下出血・知覚異常）
- バイタルサイン
- 複視の有無・複視の方向
- 眼球運動障害の有無
- バルーンを挿入している場合はバルーンからのもれの有無・挿入部の疼痛・挿入部からの出血の有無・開口障害）
- 眼瞼縫合部，縫合糸の確認

(3) 指導のポイント
- バルーンの留置の有無に限らず，術後2週間は鼻を強くかまないように指導する．
- バルーンを挿入していることで口腔内の清潔を保ちにくいため含嗽を励行する．
- 知覚の異常，複視がある場合すぐには消失しないことを説明する．
- 洗顔や入浴時に眼瞼部の縫合糸がとれないように行うよう説明する．
- バルーンを挿入したまま退院する場合は，自宅でバルーンが破裂する可能性があるため，口腔内に薬液の流出を感じた場合は連絡するよう伝える．
- バルーン抜去後は，通常どおり鼻をかんでよいことを説明する．
- 抜去後のうがい時には，創部からの液体の逆流を予防するため，頬の上から創部を押さえて行うよう指導する．3日間行えば十分である．

表1 網膜の剥離の位置と術後の体位

- 上方に剥離がある場合
  → 坐位
- 黄斑部に剥離がある場合
  → 腹臥位（うつ伏せ）
- 右（左）眼の耳側に剥離がある場合
  → 左（右）側臥位
- 右（左）眼の鼻側に剥離がある場合
  → 右（左）側臥位

Ⅳ 網膜硝子体手術後の体位と看護

網膜硝子体手術ではガスまたはオイルの注入を行うことがある．術後の体位は剥離の部位などによって異なるが（表1），術後ガスが消失するまで行われる．

術直後から開始され，日中・夜間継続されるため，患者は同一体位を強いられることとなる．再剥離などの防止のため，体位の必要性を説明し継続して実施していけるように援助していく必要がある．

A 同一体位の工夫，苦痛の緩和

同一体位の継続には，疼痛，消化器症状，褥瘡などのリスクがあるため，これらを予防し体位を維持できるように工夫をする必要がある．

a. 疼痛

肩部・腰部・背部・頸部の疼痛が出現することが多い．疼痛が出現した場合，温・冷罨法や湿布の塗布，定期的に関節を動かすことで循環障害の改善を図る．また，頭部の位置が重要であるため，腹臥位など維持している間でも肩関節など動かすことも重要である．枕・タオル・クッションなどを使い無理のない体位を維持していく（図3）．

b. 消化器症状

胸腹部が圧迫されやすい腹臥位に多くみられる．圧迫されることによって悪心・嘔吐，食欲不振などの消化器症状が出現することがあるため，枕・タオル・クッションなどを使い腹部の圧迫を軽減する必要がある．

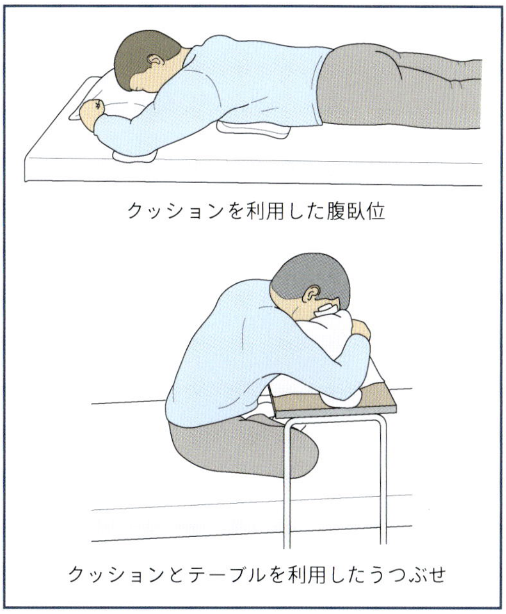

クッションを利用した腹臥位

クッションとテーブルを利用したうつぶせ

図3 腹臥位（うつぶせ）の工夫

c. 褥瘡

長時間の皮膚の圧迫・摩擦により出現する．腹臥位による額部などにみられることが多い．硬めの枕やクッションは避け，同一部位の当たる部分を軽減するように高さなどを工夫する．

B 不眠への対応

昼夜問わずベッド上で安静にしていると，不眠となることがある．なるべく日中は坐位によるうつぶせなどをしながら覚醒を促していく．それでも不眠の場合は，医師と相談し安定剤などの内服を考慮していく．普段安定剤を飲んでいない患者が多いため，転倒転落などに注意する．

Ⅴ 糖尿病既往のある患者の看護

糖尿病の3大合併症として，糖尿病神経障害，糖尿病網膜症，糖尿病腎症があげられる．眼科疾患の糖尿病網膜症は，ひとたび進行すると治療も困難であり，失明のおそれもある疾患である．糖尿病があると網膜症は治りにくくなる．治療法が発展し，治療成績はよくなっているが，再発をくり返す人が多い．

糖尿病網膜症の発症予防または進展防止には，血糖コントロールが効果的であり，糖尿病の専門医との密な医療連携が必要となる．また，入院中の治療だけではなく，眼科も内科も継続して加療していく必要があるため，患者の理解が重要である．

a. 入院時の注意点
- 入院生活や安静により運動量が低下するため，カロリーの消費が妨げられる．よって，血糖値の上昇に注意する．
- 自宅と病院の食事の摂取カロリーの違いで，入院により急な節制状態となり，低血糖になる可能性がある．
- 患者の入院前の運動療法，食事療法や内服管理を把握し，血液データなどを医師と共有し治療にあたる．

b. 術前の観察ポイント
- 糖代謝異常や循環障害により，糖尿病眼では角膜上皮や角膜内皮，あるいは眼内組織が脆弱化しやすい．よって，手術侵襲により感染しやすく治癒しにくい．そのため，手術前に血糖コントロールが必要であり，医師の指示で食事療法や薬物療法を進めていく．
- 看護師はコントロールの状況を把握し，患者も治療に参加できるよう説明を適時行う．

c. ステロイド治療の観察ポイント
- 眼科疾患で，ステロイドパルス療法や，術後の炎症改善のためにステロイドを投与することがある．
- ステロイドの薬効により血糖値が上昇することや，ステロイドの副作用として食欲増進があるため，血糖値が乱れやすい．患者にはステロイド投与の副作用を説明し，血糖値を観察する．

d. 退院指導
- 血糖コントロールが眼科疾患の予防や進展防止に繋がることを患者に理解してもらい，退院後も眼科治療に加え，引き続き内科治療を継続することの重要性を指導する．
- 視力低下により，内服やインスリン療法の管理状況が難しくなる場合もあるため，患者に合わせた方法を確立していく必要がある．自宅でのインスリン療法の補助具として，音声つきの血糖測定器やインスリンの単位を拡大できるルーペなどがある．
- 残存機能に合わせた日常生活の自立のため，必要に応じて社会資源の紹介を行う．これには，家族や協力者の存在が不可欠であり，家族や協力者を含めた退院指導を行うことが根底にある．独居の高齢患者の場合は，地域医療や支援団体，地域包括ケアシステムとの連携が重要である．

3 急変時の患者への基本的対応

I 眼科疾患での急変

急激な視力低下や眼痛・頭痛，悪心・嘔吐などが挙げられる．これらの症状は，網膜中心動脈閉塞症，眼圧上昇，眼内炎などの感染，硝子体出血などが原因となって引き起こされる．眼内炎など重篤な疾患の場合には早急な治療が必要であるが，患者の疼痛の閾値によっては判断できないこともあるので，すみやかに眼症状を医師へ報告することが重要である．

眼科疾患においても，急変または緊急時に備えて，入院前に複数の連絡先を確認して診療録に記載しておくとよい．最近は独居生活の高齢者も多いため，退院時に視力回復しなかった場合の備えにもなる．

II 眼科疾患以外の急変

- 眼科の入院患者の大半は高齢者が占め，多岐にわたる既往歴を有することがあり，急変に結びつく可能性がある（157ページ，「医療面接」参照）．
- 入院時から全身状態を観察し，総じてアセスメントし，急変時には適切な判断と行動が求められる．また対応には，医師・看護師の連携した行動が重要となる．
- 手術後の眼帯の装着や，急激な視力低下・視野狭窄は，高齢者にせん妄を誘発することがあり，せん妄は転倒のリスクがある．

III 急変時の対応

A 迅速評価
- 最初に出会った数秒間で，自分の視覚や聴覚などを使い，「呼吸」「循環」「外見・意識」のアセスメントを行い，患者の「おかしい」を見抜く．

B 1次評価
- 簡単な器具を用いて，触診と聴診を行い，A（気道），B（呼吸），C（循環），D（意識レベル），E（体温など）の評価を素早く行う．
- 迅速評価で反応がない場合は救命措置が必要なため，ただちにBLSを開始し，応援要請を行う．BLSが不要な場合には，応援要請をし，1次評価を医師へ報告する．危険な徴候がない場合には，1次評価を行う．
- 第一発見者として，上記の適切な判断をすることにより，患者への対応・予後が変わることが考えられる．

C 急変時の対応体制
- BLSなどの知識・技術の習得も大事ではあるが，普段より，モニター類などの機材や薬剤などの物品の場所や使用方法，緊急時の連絡体制を知っておくことも重要である．
- 筆者の施設では，院内急病者発生時緊急コールシステム（rapid response system：RRS）があり，早急に専門医師や人材を集め，急変時の対応にあたる．

D 患者・家族の精神面での配慮
- 急変時には，患者は急激な自分の体の変化に驚き，多くの不安を抱く．そのため，身体的な看護だけではなく，声かけやタッチングなどを行うなど精神的なフォローも要する．
- 患者の状況が急変することに，家族も動揺し不安を抱き，現状を知りたいという気持ちを強くもつ．家族への配慮を忘れず，正確な情報を伝え，安心感を与えられるように対応する．

4 術後感染症（術後眼内炎）

I 術後感染症（術後眼内炎）とは

　白内障手術，緑内障手術，硝子体手術，網膜剥離手術の内眼手術の術後2～7日後に眼内炎を急性発症することがある．これは，内眼手術の重篤な合併症であり，早急な治療が必要になる．治療を行っても，視力回復ができない症例もあり，不幸な結果となることも少なくない．

　原因は術中もしくは術後に結膜嚢内の細菌が眼内に持ち込まれることによるといわれている．

　術後眼内炎が引き起こされる頻度は白内障手術では0.05％（2,000件に1例）といわれており，硝子体内注射でもほぼ同じ頻度で起きることが知られている．前房内に比べ硝子体ではごく少量の細菌感染によって眼内炎が引き起こされるともいわれている．

A 原因菌
　頻度はブドウ球菌が多く，腸球菌は重篤になりやすいといわれている．

B 症状
　視力低下，眼のかすみ，充血，眼の痛みが起こる．術後このような症状が起こったら，できるだけ早く来院してもらい，診察を行う．

C 所見
　細隙灯顕微鏡で，**前房蓄膿**（図1），**硝子体混濁**が認められる．症例によっては網膜血管炎（網膜出血）がみられることもある．

D 治療
　できるだけ早期に，治療を開始する．前房蓄膿がなく，前房内炎症，硝子体内の炎症であれば，抗菌薬の点眼，点滴にて治療するが，前房蓄膿を認めれば原則的には手術適応となり，前房洗浄，嚢内洗浄（水晶体嚢内を開いて洗浄する），硝子体手術を行う．発症より早く治療を開始したほうが，予後が良いが，細菌の毒性が

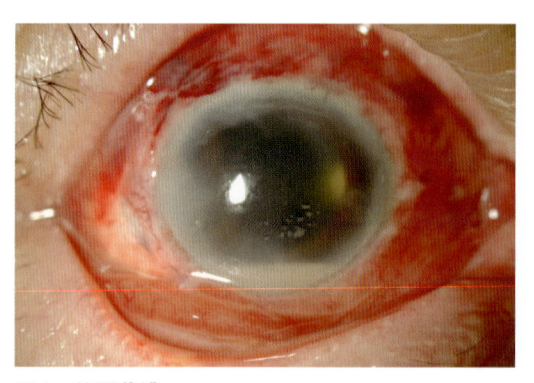

図1　前房蓄膿

強いと，眼内炎が治まっても視力が出ないこともある．

II 眼内炎を発症した患者への看護

　いったん術後眼内炎と診断された場合は，患者の観察タイミングを頻回にすることで病状の悪化を把握し，さらには，頻回に訪れることにより，患者の不安軽減にもつながる．

A 観察のポイント
　とくに術後の疼痛と混同しやすいので，注意が必要であり，早期に医師の診察が必要である．
- 眼痛の部位や程度
- 頭痛の有無
- 充血の程度
- 視力・視野の状態
- 患者の訴え

B 看護のポイント
- 疼痛に対しては，医師の診察後に指示の薬剤を使用する．ただちに手術に移行する場合もある．
- 点眼・眼軟膏の手技確認をし，正確な手技が獲得できるように指導を行う．
- 自己で行うのが困難な患者には，入院中は看護師が介助をする．ただし，退院後の薬剤管

- 視力低下による ADL の低下が起こった場合，患者の状況に応じた援助を患者と相談し，入院生活が安全・安楽に過ごせるように環境を整える．
- 重症度にかかわらず，突然の疾病発生により「どうして自分が」という悲嘆や，急激な視力低下によるショックを受けるため，患者の精神的なフォローは重要である．患者のショックや訴えを傾聴し，医師と情報を共有しながらわかりやすい説明を心がけ，患者が治療に納得して参加できるようにかかわる必要がある．

5 病棟における感染対策

I 感染対策

病棟における感染対策は院内感染対策マニュアルに基づいて行われる．眼科における感染症対策でとくに重要なものは流行性角結膜炎（epidemic keratoconjunctivitis：EKC）と急性出血性結膜炎（acute haemorrhagic conjunctivitis：AHC）である．これらは感染力が強いため，医療機関においては患者–患者間，患者–医療従事者間の伝播が問題となる．そのため患者の症状（充血，流涙，腫脹など）には日ごろから注意して観察し，眼科外来の医師・看護師・視能訓練士（ORT）・介護福祉士・事務員と情報を共有し蔓延させないようにしなければならない．

II EKC・AHC の予防

予防の基本は標準予防策＋飛沫・接触感染予防策の徹底である．分泌物（涙液，眼脂）の取り扱いと処理に注意し，手洗い，消毒を行う．また，眼圧測定などの器具類（アプラネーションチップ）や汚染された点眼薬などを介して感染するため，患者へ使用する場合は専用化し，点眼容器がウイルスで汚染されないよう注意する．汚染された病院内の器具類は消毒用エタノールや 0.1％次亜塩素酸ナトリウム液で清拭する．

III EKC・AHC 発生時の対応

A 症状観察

「流行性角結膜炎」（47 ページ），「急性出血性結膜炎」（48 ページ）を参照．

B 標準予防策

- 通常のケア時はビニール手袋，マスクを着用する．
- 密接したケアを行うときはビニールエプロンを着用する．
- 手指消毒薬での手指消毒，手洗いを励行する．
- 体液（涙液・眼脂など）の処理には十分注意する．
- 診察スリットは専用とし，診察の順番は最後にする．

C 隔離の有無

- 入院患者に発症した場合は，感染源となるため，発症患者の隔離が必要となる．
- 発症の発見や対応が遅れて複数の患者に伝播している場合は，病棟の閉鎖を考慮しなければならない．

D 衣類・リネン

- 枕カバー，シーツなど，涙液などの接触の可能性のあるものは感染性のあるものとして扱い，ビニール袋に入れて運び，高温殺菌洗浄処理をする．

E 室内清掃
- 室内を体液（涙液，眼脂など）で汚染した場合は，消毒用エタノールや0.1％次亜塩素酸ナトリウムで清拭する．

F 入浴
- 可能であれば，入浴はその日の最後にする．
- 入浴後の清掃は，通常の清掃でよい．

G 罹患職員の就業
- 職員が罹患した場合は患者への伝播の可能性が高いため，発症から1週間〜10日ほどは患者との接触は避ける必要がある．
- 眼科医の指示のもと，アデノチェック陰性となるまで就業停止となる．

IV 患者・家族への指導

疾患・症状について説明し，症状（流涙，眼脂，瘙痒感）がある場合は早めに病院を受診することを説明する．

<日常生活の注意点の説明>
- 目に触れたときや点眼の前後には流水と石けんで手を洗う．
- 目を拭いたティッシュペーパーはビニール袋に入れ，まとめて捨てる．
- 顔を拭くタオルは共同で使用しない．
- 洗濯は家族の洗濯物とは分けて，市販の漂白剤へ浸漬したあと洗濯する．
- 入浴は家族の最後に入るようにする．公衆浴場へは行かない．
- 人混み（デパートや商店街）へは行かない．
- プールは禁止．
- 可能であれば仕事は休む．

6 病棟における安全対策

病棟における安全対策は医療安全管理対策マニュアルに基づいて行われる．眼科病棟における安全対策でとくに重要なことは，入院する患者の大半は手術が目的であるため，患者間違い，手術眼の間違いがないことである．また，術後眼帯を装着していることによる転倒転落がないこと，与薬の間違いがないなど，入院中に起こりうるリスクを予測して対応しなければならない．

I 患者誤認の防止

<患者確認の方法>
1. 患者にフルネームで名乗ってもらう．
2. 医療スタッフはリストバンドや診察券を見ながら患者のフルネームを復唱する．
3. コミュニケーションが図れない患者の場合（認知症・乳幼児など）はリストバンドや診察券を見ながら患者のフルネームを指さし，声出し確認する．家族がいる場合は家族とともに実施する．

II 手術眼誤認の防止

- 手術同意書・検査依頼書などの左右の部位は漢字では誤認することがあるため，カタカナで記載する．
- 部位記載がない場合は，実施前に主治医に確認する．

III 同姓・同名者誤認の防止

- 同姓患者や類似名の患者は一覧にして，医療スタッフの目につきやすい場所に掲示する．
- 患者に同姓患者や類似名の患者がいることを説明し，ベッド周囲に患者誤認防止札を掲示する．

Ⅳ　転倒転落の防止

A 患者指導

- 入院時に転倒転落の危険性の説明を行い，脱げにくい靴の使用や移動時の手すりの使用，オーバーテーブルには寄りかからないなどの説明を行う．

B 環境整備

- **寝具**：ベッドの高さは，端坐位時にかかとが床につく高さとする．立ち上がり時の支えが必要なときは介助バーを設置する．
- **廊下・院内**：床面の水滴除去，廊下や手すり部分の障害物の除去，車いすのストッパーの固定，必要に応じて安全ベルトの使用，照明の明るさへの注意など．

C 転倒転落ハイリスク者

- **高齢の患者**：病棟患者の転倒転落は夜間の排泄のための移動時に多いため，高齢患者には，夜間排泄時の移動には十分に注意するよう説明する．
- **睡眠薬使用の患者**：患者の理解と同意を得てベッド柵を使用する．
- **理解力低下の患者**：離床センサーを使用する．

D 転倒転落リスクのアセスメント

- 上記のハイリスクの要因も含めて，転倒転落のリスク要因はさまざまである．そこで筆者の施設では，転倒転落のリスクアセスメントスコアシート（**図1**）を用いている．
- 入院時には全員にアセスメントを実施し，その後は，定期的に実施しつつ，状態変化時や転倒転落発生時にはそのつど実施している．

転倒転落のリスクアセスメントスコアシート

ＩＤ：

氏名：

入院日：平成　　年　　月　　日

年齢：　　歳

分類	要　因	月日／点	／	／	／	／	／
分類	環境の変化（入院・転棟・転室など）						
	状態変化時（発熱・貧血・化学療法・手術・ADLなど）						
年齢	65歳以上・小学生	1					
既往歴	過去1年以内に転倒（転落）したことがある	5					
感覚器障害	視力障害／聴力障害／めまい コミュニケーション障害	各1					
身体的機能障害	麻痺（部位：　　　　）	2					
	骨・関節の異常（拘縮、変形など）	1					
	筋力低下	1					
	ふらつき（立位、座位時）	1					
	その他（転倒転落の危険因子となるほどの身体変化：（例）貧血／発熱／起立性低血圧など）	2					
装着物	チューブ類が挿入されている	1					
精神的機能障害	判断力、理解力、注意力の低下 認知症/見当識障害、意識混濁、混乱がある 不穏行動	4					
活動状況	歩行補助具の使用（種類：　　　　） 移動時介助	1					
排泄	頻尿	1					
	夜間トイレに起きる	2					
	トイレ介助が必要（ポータブルトイレの使用も含む）	2					
	排泄行動に時間がかかる	1					
	排尿・排便の変調がある	1					
薬剤の作用/副作用	睡眠薬/抗不安薬/抗精神病薬/抗うつ薬　服用中	2					
	鎮痛薬/麻薬/下剤/βブロッカー　服用中	1					
	抗凝固薬/抗血小板薬	2					
患者の特徴	介助を受けることに抵抗がある（何事も自分でやろうとする）	0.5					
	先走り行動がある（行動を焦りやすい）	0.5					
合　計　点（0点～36点）			点	点	点	点	点
危険度判定（Ⅰ・Ⅱ・Ⅲ）			Ⅰ・Ⅱ・Ⅲ	Ⅰ・Ⅱ・Ⅲ	Ⅰ・Ⅱ・Ⅲ	Ⅰ・Ⅱ・Ⅲ	Ⅰ・Ⅱ・Ⅲ
転倒転落予防のためのプラン立案の有無（★危険度Ⅱ・Ⅲの場合にはプラン立案（又は、検討）すること）			有・無	有・無	有・無	有・無	有・無
担当者サイン							
危険度判定及び計画立案について説明済み（誰に）：							
転倒転落予防のDVD視聴確認日			月　日　サイン				
履物についての説明実施日			月　日　サイン				
危険度判定	危険度Ⅰ：　0点以上8点未満	転倒転落を起こす可能性がある					
	危険度Ⅱ：　8点以上23点未満	転倒転落を起こしやすい					
	危険度Ⅲ：　23点以上	転倒転落をよく起こす					

1. 入院時、定期的（週1回以上）、状態変化時、転倒転落時にスコアシート記入する。
2. 合計点による危険度判定に関わらず、その他の要因のアセスメントにより転倒転落の危険性が高いと判断した場合には、プランを立案する。
3. 入院中に転倒転落を起こした場合には、インシデントレポートに転倒転落の直近の合計点を記入する。
4. 説明済み（誰に）欄は、家族に評価を示し説明毎にその都度記入する。

図1　転倒転落のリスクアセスメントスコアシート

7章

手術室における看護

1 眼科手術看護の特徴

1）眼科手術の特徴とその看護

I 手術の対象となる患者

　眼科手術は，眼科領域の疾患を患う小児から成人すべての患者が対象となる．その多くは加齢性白内障や緑内障，網膜硝子体疾患などの視力障害を生じる疾患である．さらに，眼瞼下垂や眼瞼内反症などの眼形成疾患，眼窩骨折などの外傷性疾患，眼窩眼球の腫瘍性疾患などがある．

　手術看護において，各疾患・年齢に合わせた看護ケアが重要となるが，眼科疾患においてはさらに，その特殊性に対応する必要性がある．たとえば，硝子体出血，眼球破裂など突然の視力低下を生じ今後の見え方を案ずる患者や，未熟児網膜症や小児斜視・弱視では，子どもの将来と向き合う家族にも対応した精神的ケアが必要となる．

II 局所麻酔手術・全身麻酔手術を受ける患者の看護

A 眼科手術の特徴と看護

　眼科手術は，ほとんどが局所麻酔下で行われる．これも眼科手術の特殊性である．白内障手術はその代表であり，患者も安心して受けることができ，手術も安全に行われている．

　手術記録はクリニカル・パスを用いて記載する（219ページ参照）．

B 術前の看護

　患者は高齢者が多く，手術自体は大変繊細であるため，手術中の体動や不安は，少なからず手術自体に影響を及ぼしかねない．これを未然に防止するために，あらかじめ病棟で術前にオリエンテーションを行い，手術までの流れを説明することが望ましい．さらに，手術室でも手術直前まで患者に説明を行うことで協力を得やすい状態をつくることができる．

　体動予防では，患者に同一体位を維持してもらわなければならないため，手術前に苦痛のない良肢位を確保し，体勢を整えておく必要がある．患者は疼痛や尿意などで急に動くことがあるため，バイタルサインや手術状況を確認しながら声かけを行い，観察していく必要がある．

　また，不安の緩和のためにBGMを取り入れることも検討すべきである．術前に患者を訪問し，患者から好みの音楽の希望を取り入れ，術者に支障が出ない範囲で対応する．

C 急変への備え

　手術室看護師は救急対応について習熟しておく必要があり，その対処方法を日々確認しておくべきである．また，救急カートを常備し，緊急時に備えDC（カウンターショック）の機器点検も常時行い，緊急時に備える必要がある．

D タイムアウト

局所麻酔，全身麻酔ともに，麻酔前に患者の術眼と術式の確認を行う．この際，当手術に携わる人（執刀医，助手，器械出し看護師，外回り看護師，局所麻酔時には患者自身）全員がタイムアウト方式で手術同意書を確認しながら患者の術眼，術式を相互に確認する．

E 麻酔時の看護

「麻酔と看護」（178ページ）を参照．

F 術後の看護

a. 事故防止

麻酔覚醒時は，興奮し暴れて輸液ルートを抜去するなどの事故が生じやすいため，小児においてはルート確保時にはシーネ固定を行う．また，不穏や体動によるベッドからの転落がないよう，必要に応じて抑制を行う．

b. 眼帯固定

眼帯の固定方法は114ページ参照．

c. 病棟移動までの看護

局所麻酔の手術後の退室時には，手術眼に眼帯を装着するため，視野狭窄がある．高齢者では，転倒転落予防のため，車いすなどの使用が望ましい．

G 小児患者の看護

手術を受ける小児患者の場合，年齢によっては全身麻酔下での手術となることが多い．そのため，手術後に全身状態，呼吸状態などを含めたバイタルサインの変調に留意する必要がある．

麻酔からの覚醒状態においては，体動が激しいため，安全配慮に注意する．

III 手術室看護師としての心構え

患者は，手術を受けるという状況において，緊張状態で入室することが多い．患者の精神的な緊張状態を把握し，緩和できるような声かけを行う必要がある．

また，器械出し・外回り，術者と手術が円滑にかつ予定どおりに進捗するようにコミュニケーションを図り，術中看護を行う．

患者には，術前オリエンテーションを行い，患者とコミュニケーションを取る方法を事前に協議しておくことも必要となる．

2）顕微鏡手術の特徴と看護師の役割

I 器械出し・外回り看護師の介助

眼科手術は，顕微鏡下で行うマイクロサージャリーである．7～10倍の倍率で手術を行うため，少しのぶれや患者の体動によっても，顕微鏡をのぞいている術者にはかなり大きな動きとなってしまう．医師は術野に集中するため，術者が顕微鏡から目を離さずに器械・器具を受け渡しできるように，器械出し看護師は，顕微鏡モニターで手術進行を確認しながら，手術の進行状況に合わせた器具・器械を提供する．そのためにも，手術展開を理解し，必要な器具を術前に術者と確認しながら準備する必要がある．また，網膜剥離のバックリング手術に用いるシリコンロッドなどの衛生材料を使用する際には，使用前に滅菌期限・サイズなどダブルチェックを行い，術野に提供する．

II 顕微鏡の取り扱いと注意点

A 種類

スタンドタイプ（3CCD）

B 点検と整備

- ネジの弛みの確認
- 電球点灯の確認
- レンズの清拭
- 埃の除去
- 前後左右の（X-Y）の動きの確認
- フォーカスの作動確認（TVモニターを確認しながらピント調節を行う）
- グラスファイバーの点検

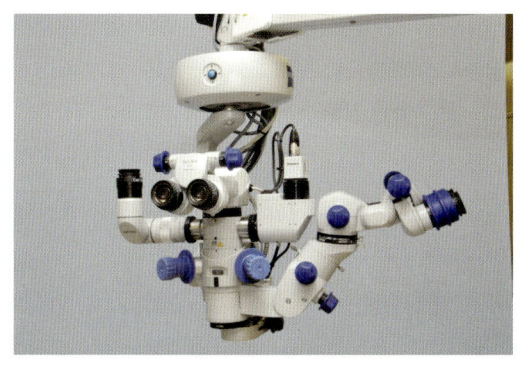

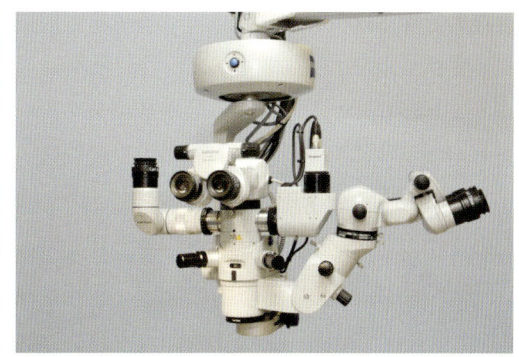

図1　滅菌顕微鏡（左：キャップあり，右：キャップなし）

- 細いグラスファイバーの束でできていて折れやすい．ファイバーを取り外し床に映すと，折れているところは黒点に映る．黒い斑点が増えてきたら交換時期となる．
- フットスイッチにはケーブルタイプとリモコンタイプがあるため，手術前に動作確認をしておく．また，リモコンタイプの場合は電池の交換が必要となるため，術前に電池残量を点検しておく．

C 電球交換
手術中に電球が切れてもすぐにバックアップ対応できるよう，必ず予備電球を取り付けておく．使用していた電球は熱をもっているため，交換時は軍手などを用いて火傷に注意する．

D 手術介助時の注意
- 顕微鏡の上げ下げは必ず両手で行う．
- 手術中は，滅菌顕微鏡キャップ（図1）を被せているところ以外は不潔なため注意する．
- 手術終了後は，顕微鏡を患者の顔から素早く離し，しっかり上まで上げる．患者の顔に当たったり，医療スタッフが頭をぶつけたりしないように注意する．

2 手術の準備

I 器械出し看護師

A 器械出し看護師の役割
- 滅菌操作にて器械を取り扱い，術野に提供する．
- 器械の名称，用途を熟知し取り扱う．
- 手術の目的，術式を理解する．
- 取り扱う器械は，繊細な物や鋭利な物が多いので器械の取り扱いに注意し，針刺し事故を予防をする．

B 手術予定表の確認
- 手術予定表を参照し，患者名，年齢，診断名，手術対象眼（ミギ・ヒダリ），麻酔方法，予定時間，必要物品などをあらかじめ確認し準備しておく．

C 手術前カンファレンス
- 手術前に術者・担当医師らと手術展開と手術に必要な器械・機器類を確認し準備する．

D 器械準備
- 手術に使用する器械は，術式別カウント用紙を参照し準備される．器械組みは，カウント用紙を参照し，読み手と確認者のダブルチェックの下に行われる．
- 現在，手術器械はセット化されているため，

筆者の施設では術者の好みにより随時必要器械が提供できるように，単包で一部器械を滅菌して対応している．器械の期限確認や定数も定期的に確認することで，過不足なく器械を準備することができる．

- 眼科領域の器械は，マイクロサージャリーの器械が多く，繊細で先端の鋭利な器械が多い．取り扱う際には，ピンマットなど保護できるシートの上に器械を並べ，専用トレーに入れて滅菌し使用する．また，先端が繊細な器械の単包滅菌には，キャップを被せ先端を保護する．

E 器械展開・術前・術後カウント

- 術前の器械展開では，必ずカウント用紙を参照し，読み手と確認者のダブルチェックの下，器械カウントを行う．ダブルチェックすることで，器械の過不足や不具合など，手術に支障がないように術前確認が行える．
- 術後は，針カウントを患者退室前までに施行し，体内遺残がないことを確認する．

F 手術中

- 必要器械は，手術の展開に合わせ，使用する器械を術者に近い場所へ置き，受け渡ししやすいようにする．
- また，鋭利な器械や使用頻度の低い器械類，縫合針や針付き縫合針は，器械出し看護師の手元より遠い場所へ置き，針刺し予防を行う．

II 外回り看護師

A 外回り看護師の役割

- 手術患者の不安緩和
- 手術患者の状態観察，医師との情報共有
- その他は器械出し看護師の役割に準ずる

B 術前訪問

a. 対象患者

- 術前訪問対象患者は，全身麻酔手術を予定している患者

b. 目的

- 眼科手術や全身麻酔に関する不安や恐怖を緩和し，信頼感を深められる．
- 患者の情報を活用し個別性に合った術前・術中・術後看護が提供できる．
- 病棟と手術室の継続看護の実施

c. 方法

- 手術前日に患者と面談し，患者状態の情報を得る．術前訪問用紙（規定のフォーマット用紙）に沿って記載する．
- イラストやDVDなどを用いて，手術室入室から退室までの一連の流れをイメージしやすいように説明する（手術前と手術後は病棟のクリニカル・パスに沿って説明される）．

III 手術室の準備

- 手術器械・機器類
- 心電図モニター
- 手術台・いす
- 顕微鏡（予備電球）
- 点滴（血管確保の準備）
- 手術記載用紙（クリニカル・パス含む），コスト用紙，手術記録（医師記載）
- 薬品（消毒薬，局所麻酔薬，粘弾性製剤，眼還流液など）
- 鋭利物廃棄容器，医療廃棄物，ダンボールなど

IV 手術室の環境

A 感染対策

次項「手術室における感染対策」を参照．

B 照明

- 手術室の照明度は，日本工業規格で全般は，750～1,500Lx，術野は20,000Lx以上とされている．現在では，LED照明が一般的使用となっているため，蛍光灯の交換が少ない．
- 顕微鏡は，約12,000～15,000Lxぐらいが適当である．
- 電球が切れても手術に支障がないように予備電球を必ずセットしておく．

V 器械の洗浄と収納

A 器械の洗浄
- 繊細な器械は，シリコンピンマットの先端がトレーなどにあたらないように置き，アルカリ性の洗剤を使用し，器械洗浄機にて洗浄する．その際，眼科系器械の洗浄の推奨とされるプリオン対策のとれている洗浄方法をとる．
- 作業者による差をなくすために，作業手順を標準化することが重要である．

B 器械のメンテナンス
- 鋼製小物などステンレス製品は，血液や水性の液体に長時間浸漬することで，錆びる可能性がある．その際は，防錆剤を用い器械のメンテナンスをする．
- 収納前に，歪みや刃先の状態などを点検する．

> **Memo**
> **プリオン対策の洗浄方法**
> アルカリ性洗剤を用いたウォッシャーディスインフェクター（90〜93℃）を用いたプレバキューム方式を採用した，オートクレーブ134℃, 8〜10分．または，プレバキューム方式をとれないオートクレーブの場合，134℃, 18分で対応して洗浄することが望ましい．筆者の施設でも，上記の方法に沿って洗浄と滅菌を行っている．鋼製小物などオートクレーブ対応できない器械に関しては，プラズマ滅菌を採用している．

3 手術室における感染対策

I 手術室内の環境

A 換気
- 手術室には換気設備があり，常に一方向に，清浄度の高いほうから低いほうへ空気が流れるようにすることが望ましい．このことは，交差感染を防ぐ手法として重要となる．
- 換気装置にはフィルターが取り付けられ，外部に感染性微生物や有害物質が排出されないようになっている．
- 筆者の施設の手術室内はクリーン度クラス100,000のHEPAフィルターを使用しており，他の清潔区域は，中性子フィルターを使用している．

B 湿度・温度
- 手術室内は，湿度50%，温度は25℃ぐらいが望ましい．
- 乳児などは，月齢・年齢に合わせて温度調節することが必要となる．

II 手術室内における身だしなみ
- 手術室に入室するスタッフは専用の手術着，マスク，キャップを着用する．
- 時計やアクセサリー類は外し，頭髪がキャップから出ないように身だしなみを整える．
- また，手術室に入室する患者もキャップを着用し，靴にはシューズカバーを着用する．

III 手術時手洗い
- 執刀医，助手，器械出し看護師が行う手術時手洗いは最も水準の高い手洗いである．
- 手術時は滅菌手袋を着用するが，手袋が破損した場合でも術野や使用する器械が不潔となるのを防止する目的で手洗いを行う．
- 筆者の施設では，手洗い方法として，以下に示すラビング法を採用している．

＜ラビング法＞
a. 予備洗浄：1〜2分
① 手指および前腕部を流水で濡らす

❷ 非抗菌性石けん液を手に取り泡立て，指先，手のひら，手の甲，指の間，親指，手首，肘関節上部までこすり，指先を上に向け流水で洗い流す
❸ 非滅菌ペーパータオルで水分を拭きとる

b. 手指消毒：2分
❶ アルコール擦式製剤（ステリクロン®ハンドローション0.5%）を手のひらに取り，指先，手のひら，手の甲，親指，手首，肘関節まで擦り込む
❷ 再度，指先，手のひら，手の甲，親指，手首，肘関節までアルコール擦式製剤を擦り込む（乾燥した場合は消毒液を適宜追加する）
❸ 最後に，指先から手首にかけてアルコール擦式製剤を擦り込む

Ⅳ 滅菌方法

- 手術時に使用する器械・器具類はそれぞれのメーカー推奨の滅菌方法に合わせてさまざまな方法で滅菌されている．そのため看護師は滅菌方法とその特徴を理解し，器械の適正な滅菌方法を選択し行えるようにしなければならない．
- 滅菌方法には以下のものがある．
  ・高圧蒸気滅菌（オートクレーブ）
  ・エチレンオキサイトガス（EOG）
  ・プラズマ滅菌（ステラッド）
  ・過酸化水素ガス，過酸化水素ガスプラズマ
- 滅菌物の開封前は，化学的または生物学的インジケータの変色，滅菌の有効期限，滅菌バッグの破損や水などによる濡れや汚染がないか確認する．また，開封前に手指消毒（アルコール擦式製剤）を行う．

Ⅴ 手術部位消毒

- 手術部位の近くの眼瞼皮膚，眉毛，睫毛には常在菌だけでなく病原菌も高頻度に存在する．
- そのため，術前にヂアミトール®水を綿球に十分に含ませて，上方は前額，下方は上唇付近，外側は耳前，内側は鼻梁の範囲を閉眼させたままで消毒する．
- また，結膜囊は16倍PA・ヨード20 mLと眼灌流液を用いて上下の円蓋部や涙囊部を圧迫しながら洗い流すつもりで洗浄する．

> **Memo**
> **一足制**
> 　医療スタッフが，院内用の履き物を履き替えることなく，手術室エリアに入ることができるシステムのことである．患者や器材の搬入やスタッフの動線がスムーズになり，履き替えが必要な場合に比べ，搬入口での混雑や患者取り違えの防止，無駄な申し送り時間の短縮などが図れる．患者にはシューズカバー着用で対応する．

4 手術室における安全対策

　手術室という環境において，医療者が患者の安全を確保し，安心して医療が受けられるように環境調整を行うことは，手術室看護師の役割の1つである．

Ⅰ 手術室入室時の患者誤認予防

　手術室入室時の患者誤認予防の方法として，以下の行動が必要となる．
- 患者入室時，病棟看護師と患者と手術室外回り看護師の3名で手術同意書を指さし呼称し

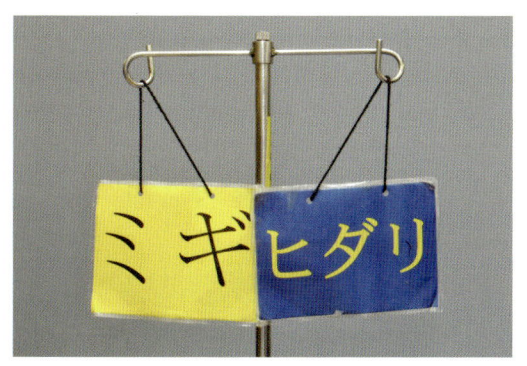

図1　シグナルカード

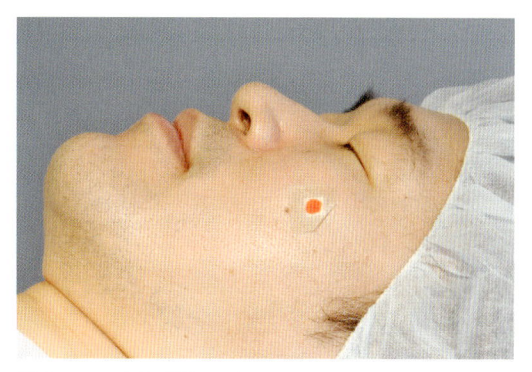

図2　マーキングシール

ながら確認を行う．詳細な方法は以下となる．

＜術眼・患者確認方法＞

❶ 患者に氏名を名乗ってもらう．（リストバンドにて再確認）
❷ 手術する術眼を確認する．筆者の施設では，シグナルカード（図1）を使用し，マーキングシールを頬部へ貼付（図2）している．
❸ 手術同意書を基に患者氏名，疾患名，術式，同意日時，患者直筆のサインを確認する．
❹ 担当医師と，患者および術眼確認を行う．
❺ 手術室内で，消毒後手術開始前に再度，手術同意書を上記内容に沿って，術者（担当医師）と器械出し看護師，外回り看護師の3者で指さし呼称確認を実施する．
❻ 白内障手術時は，術前に使用する眼内レンズを担当医師と外回り看護師とで確認する．その際に下記項目の整合性をすべてチェックする．使用直前に器械出し看護師と外回り看護師とで再確認し，術野に提供する．
　□ 患者氏名（本人とカルテの一致）
　□ 術眼
　□ 眼内レンズ商品名（カルテに医師が記載したもの）
　□ 眼内レンズ度数（カルテに医師が記載したもの）
　※術野では，眼内レンズの取り扱いに注意し，術者へ提供する．眼内レンズ挿入をカートリッジ・インジェクターで行う場合，メーカー専用のものを準備する．

II　転倒転落予防

● 車いす・ストレッチャー・手術台間の移動時の転倒転落予防に努める．
● 手術台への移動時は，点滴ルートがからまないようにし，転倒転落に注意する．筆者の施設では転倒転落のリスクアセスメントスコアシートを用いている（169ページ，図1参照）．
● 移動困難患者の場合には，スタッフが付き添い安全確保に留意する．
● 手術後は，眼帯を使用するため，死角が生じるので，車いすにて退室する際には，安全に車いすへ移動できるように手を添えて移動を介助する．

5 麻酔と看護

　眼科手術における麻酔の目的は，主に，①疼痛の抑制，②眼球運動の抑制，③瞬目の抑制である．手術方法，患者の状態，術者の技能と，どこまでの麻酔効果を要求するかにより，どの麻酔方法を選択するかが決まってくる．一般に眼科領域の手術は，局所麻酔で行われる．しかし，患者の不動性が保てなかった場合や，長時間にわたる侵襲のある手術を行う場合には，全身麻酔で行われることがある．

　最近は，手術方法の簡素化に伴い，麻酔方法も次第に変化してきている．

　一般的には，局所麻酔は眼科医が行うが，全身麻酔は麻酔科医が行う．

1) 局所麻酔

　局所麻酔の前に必ず術眼（左右）の確認を行う．患者本人にフルネームとどちらが術眼かを答えてもらう．術前に散瞳（または縮瞳）指示がある場合には，効果が十分であるかを確認する．薬剤効果が不十分であったり，両眼に点眼が行われていたりする場合には，術眼を誤ることがあるため注意をはらう．

　局所麻酔下での手術中は，外回り看護師が患者の全身状態の管理を任されている場合があり，術中のバイタルサインの変動に注意しなければならない．たとえば，手術中，筋の伸展や疼痛，悪心，嘔吐などが生じる場合がある．また，眼球への圧迫や外眼筋の刺激，牽引により眼球心臓反射（アシュネル反射）を誘発し，徐脈や不整脈をきたす場合もある．

I 点眼麻酔

A 適応
　結膜嚢に局所麻酔薬を点眼して，表面感覚を麻痺させる．局所麻酔の前処置として行われることが多いが，最近では，水晶体超音波乳化吸引術を点眼麻酔のみで行うことも多い．

B 麻酔薬
　4%リドカイン（キシロカイン®）点眼用か，0.4%オキシブプロカイン（ベノキシール®）．どちらの薬剤も速効性で，10〜20秒で効果を発現し，10〜20分持続するので，手術前に2〜3回点眼すればよい．4%リドカインは，頻回に点眼すると角膜びらんや角膜浮腫を引き起こすので注意する．まれに，アレルギー反応を引き起こすことがある．すでに角膜上皮障害がある場合は，創傷治癒が遅延する場合があるので，頻回点眼は注意を要する．

C 方法
- 上眼瞼を開き下方視したところへ点眼する方法（図1a）と，内眼角に点眼する方法（図1b）がある．後者の方法は，患者が瞬きすることで点眼薬が拡散する．誤って眼球に触れることがなく，患者自身も恐怖感が少ない．
- 手術室入室後に両眼に点眼する．術中に，ドレープの上から，他眼を触ったり，患者が首を傾けて，水が他眼に入ってしみて突然の眼球運動を引き起こすのを防ぐためにも，両眼に点眼するのが望ましい．

D 看護のポイント
- 点眼はスタンダードプリコーション（148ページ参照）に則って行う．
- 点眼薬が顔や耳にたれないよう注意する．耳の穴に入らないよう耳栓を用いる．
- 点眼容器の先端部は，不潔にならないように

a. 上眼瞼を開き，下方視したところへ点眼

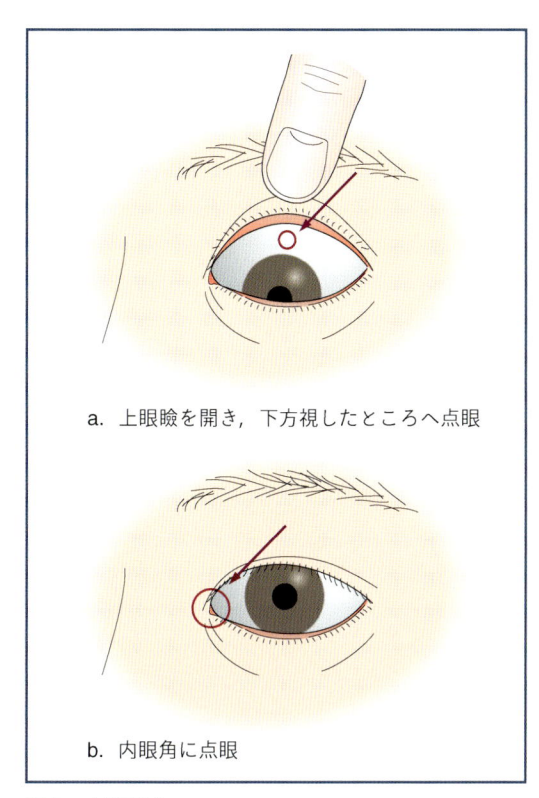

b. 内眼角に点眼

図1　点眼部位

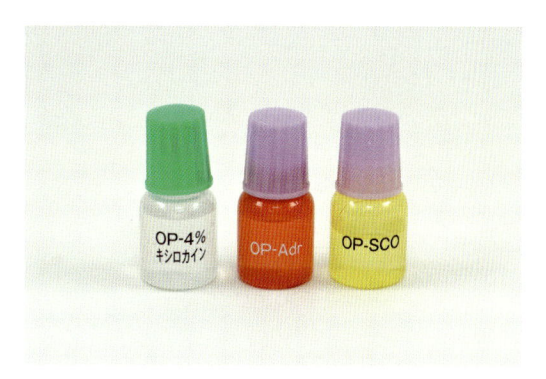

図2　点眼麻酔薬の容器と表示

手や患者の睫毛，眼瞼，眼球などに触れないようにする．触れてしまったら使用しない．感染症の予防，雑菌の進入を防止する．
- 点眼薬は種類の区別がつくように，容器の色の変更や表示をつける（**図2**）．
- 麻酔の点眼薬は作用時間を考慮し，術前に点眼する．
- 高血圧症の患者には，点眼薬の全身的影響を考慮してアドレナリン点眼を行わないことが望ましい．

II　瞬目麻酔

A　適応

瞬目運動により，術野が狭くなるだけでなく，眼球が圧迫され眼内圧が上昇するのを防ぐ．眼内圧の上昇により，前房が浅くなり手術がやりにくくなったり，大きく創を作製するような全層角膜移植や囊外摘出術などでは，眼球内容が脱出する危険もある．このために，上下眼瞼，顔輪筋を支配する顔面神経（Ⅶ）の枝を麻酔する．

B　麻酔薬

短時間の手術には，2％リドカイン（キシロカイン®）が使用され，長時間の手術には，0.5％ブピバカイン（マーカイン®）を1対1で混合する．2％リドカインの作用発現時間は5～10分で，持続時間は1～2時間，0.5％ブピバカインの作用発現時間は15～20分で，持続時間は5～10時間である．麻酔薬の効果を高めるために，アドレナリン（ボスミン®）を追加することもある．これは，アドレナリンの血管収縮作用で，麻酔薬の吸収が遅くなり持続時間が延長し，そのうえ血管収縮により止血効果も期待できるからである．しかし，高血圧や心疾患の患者への使用は注意を要する．あらかじめアドレナリン入りのキシロカイン®Eが使用されることもある．

C　必要物品

1. 5 mL 注射器
2. 27G 針
3. 消毒綿

D　方法

顔面神経は，茎乳突孔より頭蓋から外に出て，枝分かれする．そのどこの部分でブロックするかにより，4つの方法（Nadbath法，O'Brien法，Atkinson法，Van Lint法）がある（**図3**）．

E　看護のポイント

1. 患者の禁忌・アレルギーを確認し，医師に

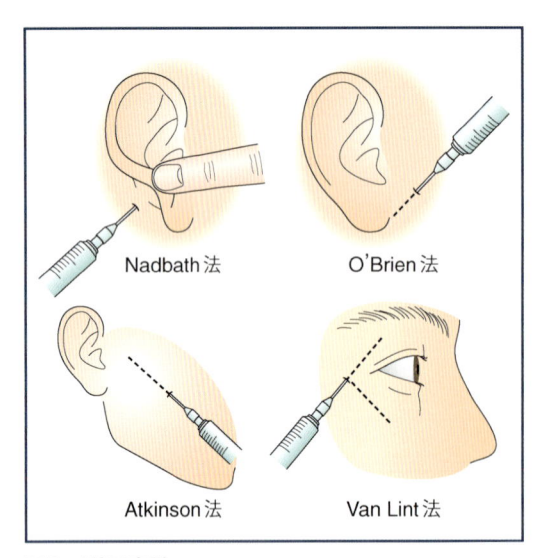

図3　瞬目麻酔

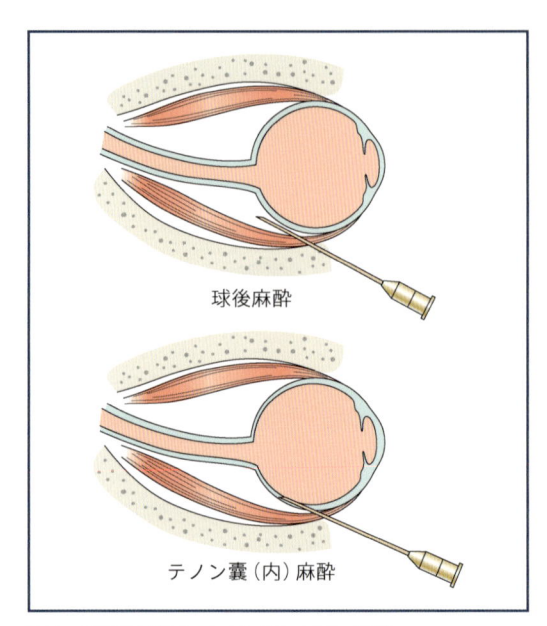

図4　球後麻酔とテノン囊（内）麻酔

報告する．禁忌・アレルギーを考慮しキシロカイン®，マーカイン®，カルボカイン®など数種類の麻酔薬を用意しておく．

❷ 麻酔前に，血管確保，心電図，血圧，SpO₂モニターを装着し，バイタルサインをチェックする．これは麻酔によるアナフィラキシーショックの早期発見，対処をするためである．

❸ あらかじめ患者に麻酔薬刺入部位を伝え，麻酔薬注入時に「顔を急に動かさないこと」，「麻酔薬が入るときに圧迫感（押されるような感じ）があること」など説明する．

❹ ガラスの注射器に麻酔を吸い，エア抜きを行う．

❺ 麻酔中は患者が顔を動かさないように反対の頬に手を添える．

❻ 麻酔中は口からフーッと息を吐き，力を抜いておくように声かけを行う．

❼ 終了後は腫瘤防止と麻酔薬が浸透しやすいように，注射部位をよくマッサージする．

❽ 顔面神経ブロックにより開眼したままになることもあるため，角膜の乾燥防止を行う．

❾ バイタルサインのチェックを適宜行う．

III　球後麻酔

A 適応
眼球後部の4直筋に囲まれた，筋円錐に麻酔薬を注射することにより，眼球運動と疼痛の両方を麻痺させることができる（図4）．

B 麻酔薬
瞬目麻酔に準じる．

C 必要物品
- 5 mL 注射器
- 球後針
- 消毒綿

D 方法
アプローチの方法に，経皮法，経結膜法がある．一般に曲針（図5）を使用するが，直針の場合もある．眼窩外下縁をアルコール綿で消毒する．一般に患者にまっすぐ前を見させる（正中位，図6a）．患者に鼻側上方を向かせる方法（内方上位，図6b）もあるが，この方法では，眼球を向上転させて，下斜筋とその筋腹は内上方に移動して，球後針の進入するスペースは広くなるが，視神経はたわんで，逆に球後針に接近することになる（図7）．このため筆者らは，患

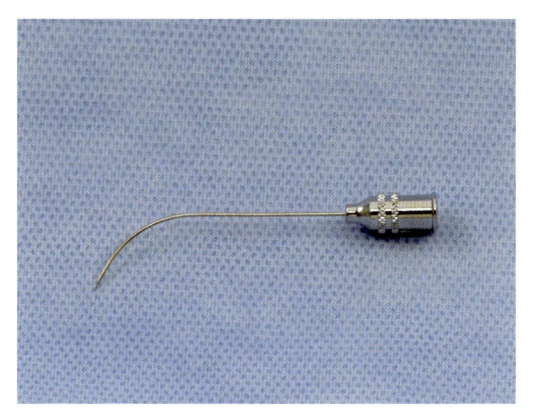

図5 曲針

者に真正面を見つめさせ，眼球を正中位に保つようにさせている．

球後針を眼球壁に沿って，注射筒を立たせながらゆっくり進めていく．このとき抵抗があれば無理して進めず，一度針を戻して進入し直す．注射器の内筒をゆっくり引き，血液が逆流しないことを確認してから，ゆっくり約1～2 mLの麻酔薬を注入する．

針を抜いたら，ガーゼまたはマーキュリーバッグで眼球を圧迫する．圧迫により，浸潤する麻酔薬の効果を上げるとともに，球後出血の防止や眼内圧の低下に役立つ．ただし，網膜中心動脈閉塞症を併発するおそれがあり，実施には注意を要する．

E 看護のポイント

① 下眼瞼の消毒の前に，アルコールが眼に入りしみないように点眼麻酔を点眼しておく．
② 注射器につける球後針の向きは，麻酔注入時に目盛りが医師から見えるように，目盛りのある側に針先を合わせる．
③ 注射器に麻酔薬を吸い，エア抜きを行う．また，球後針が外れないようにしっかりと接続する．
④ 麻酔中，患者には一点を見つめていてもらうため，看護師は医師の指示する所に手を置き，患者に見てもらう．
⑤ 麻酔中は顔や眼を動かさないよう説明する．また，看護師も球後麻酔中に励ましの言葉

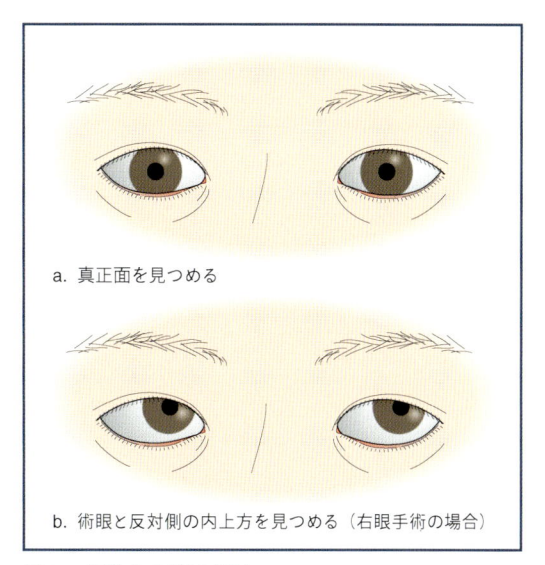

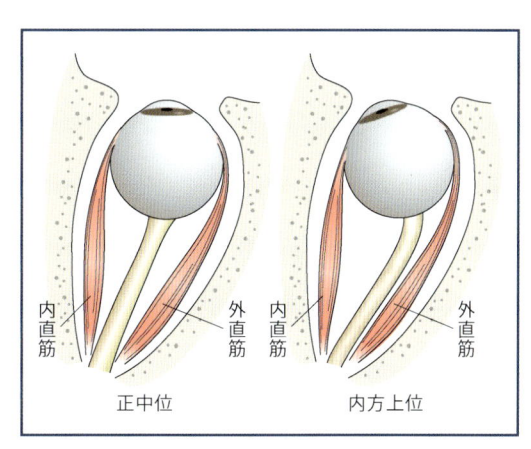

図6 麻酔中の眼の固定
a. 真正面を見つめる
b. 術眼と反対側の内上方を見つめる（右眼手術の場合）

図7 眼窩の水平断
内直筋　外直筋　内直筋　外直筋
正中位　内方上位

以外は，むやみに話かけたりしないようにする．患者が返事や返答することにより顔面や眼球が動き危険である．
⑥ 麻酔後は，麻酔効果を上げる，球後出血の予防，硝子体圧下降の目的で眼球を軽く圧迫する．マーキュリー（ウィーバック・オ・マーキュリー：材料は純正水銀，1バックあたり43 mL，567g，圧迫の目安時間は3～5分）またはホナンバルーン眼内圧下降器を用いる方法もある（図8）．
⑦ バイタルサインをチェックする．

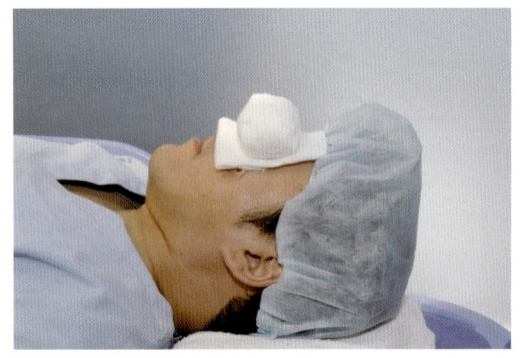

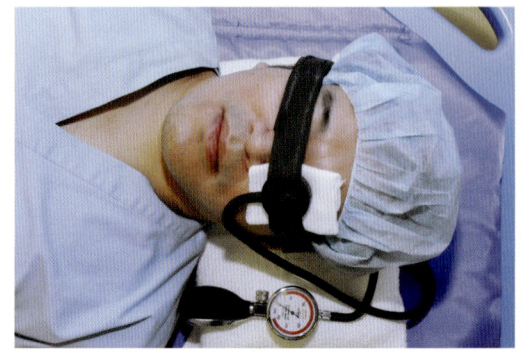

図8　麻酔後の眼球の圧迫（左：マーキュリー，右：ホナンバルーン）

IV テノン嚢（内）麻酔

A 適応
テノン嚢内またはテノン嚢下に麻酔薬を注射する方法で（180ページ，図4），瞬目反射は抑制されないが，疼痛は抑制できる．手技が簡単で，麻酔効果も確実で，持続時間も60分くらいなので，長時間の手術にも対応できる．

B 麻酔薬
瞬目麻酔に準じる．

C その他用意するもの
球後麻酔に準じる．

D 方法
点眼麻酔後，輪部結膜を切開したあと，27Gテノン下針を結膜切開部から強膜に沿わせてゆっくり挿入し，麻酔薬を1〜2mLゆっくり注入する．

E 看護のポイント
球後麻酔に準じる．

2) 全身麻酔

I 吸入麻酔

A 適応
眼科における全身麻酔の適応は，以下のようなものがある．
- 乳幼児の手術，肉眼検査
- 管理が困難な全身疾患の手術（精神障害者など）
- 侵襲の大きな手術，長時間にわたる手術（眼球内容除去術，硝子体手術など）
- 患者の強い希望

とくに乳幼児の場合，幼少時期に視機能を十分に発達させるために，眼科における小児の手術の意味は大きい．一方，高齢化社会に伴い，QOLを向上させるために，眼科の手術を受ける高齢者も増えている．このような高齢者の場合，他の全身疾患をもつことが多く，最終的には，麻酔科医と相談して全身麻酔の適応を考えなければならない．

B 注意点

a. 眼球心臓反射（oculocardiac reflex, アシュネル反射）

外眼筋の操作または眼球の圧迫によって，迷走神経反射を介して心電図異常を引き起こす．幼少時，思春期に起こりやすく，外眼筋の操作で起こることが多いので，斜視の手術でみられることが多いが，その他の眼科の手術でも発生する可能性がある．この反射の求心路は三叉神経（V）第1枝で，遠心路は迷走神経を介して心臓に到達する．心電図異常は，洞性徐脈，結節性リズム，洞房ブロック，二段脈などである．発生頻度は，眼球の操作方法，麻酔法，年齢な

どにより異なる．心電図異常が発生したら，ただちに手術操作をやめ，麻酔深度と換気を確認する．心電図異常が改善されなければ，アトロピン 0.005〜0.01 mg/kg を静注する．

b. 眼内圧

眼球は，角膜，強膜などの弾力性のある組織で囲まれて，一定の圧力を保っている．眼内手術で，眼球壁の一部が開放されたとき，眼内圧が上昇していると，眼球内容物が脱出する危険がある．たとえば，穿孔性眼外傷，水晶体嚢外摘出術，全層角膜移植術などでは，創を大きく開けているので，眼内圧が高いと，虹彩，水晶体，硝子体，網膜などが一気に脱出することがある．したがって眼内手術では，創が完全に閉鎖するまで眼内圧は低い状態を保っているのが好ましい．

眼内圧を上昇させる因子としては，眼球圧迫，挿管操作，バッキング，悪心・嘔吐，咳などがあり，過剰輸液も眼内圧を上昇させる．副交感神経遮断薬（アトロピン，スコポラミン）は，瞳孔を散大させ，房水循環の抵抗を増し，眼圧を上昇させる．眼内手術では術前に散瞳させていることが多いので，とくに閉塞隅角緑内障の患者では，これらの薬物の使用を控えたほうがよい．筋弛緩薬であるサクシニルコリン（SCC）や，ケタミンなどの静脈内麻酔薬も眼内圧を上昇させる．全身状態としては，血圧の上昇，$PaCO_2$ の上昇，中心静脈圧（CVP）の上昇も原因となる．

これらの特殊性をふまえて，術前に散瞳薬，緑内障治療薬の使用を麻酔科医に伝え，手術中に体温，血圧，心電図，尿量のモニターを注意深く行い，挿管，抜管がスムーズに行われるように介助しなければならない．

II 静脈麻酔

A 適応・使用薬剤

術中に精神的緊張をとるために鎮静薬を使用することがある．作用発現がすみやかで持続時間が短く，循環動態に影響を与えにくいベンゾジアゼピン（BZD）系のミダゾラム（ドルミカム®）などが使用される．

B 注意点

- 気道の緊張低下作用が強いために舌根沈下が起こりやすいので，パルスオキシメーターや血圧計を用いて，患者の呼吸および循環動態を継続的に観察することが望ましい．また，少量投与でも発作性興奮などの逆説反応が起こることがある．
- 過剰投与が疑われた場合は，必要に応じてベンゾジアゼピン受容体の拮抗薬であるフルマゼニル（アネキセート®）の投与を考慮する．
- 本来，ベンゾジアゼピン（BZD）系の薬剤は鎮痛作用を有していない．このため疼痛時は，鎮痛薬を併用する必要がある．

III 小児患者の全身麻酔における外回り看護師の役割

A 手術前

- 術前訪問を前日に施行し，患者情報を収集し，麻酔導入前までに患児と家族から患児にできる要望を確認する．たとえば，入室時には患児の好む音楽をかけることや患児の好むおもちゃなど持参することも可能であることを伝える．リラックスできる環境を整えることが重要となる．
- また，あらかじめ患児・家族と面談することで，手術室の看護師の顔を認識してもらい，短時間ではあるが患児・家族との良好なコミュニケーションを図れるようにする．とくに，手術という特殊環境においては，患児の両親のメンタルケアも重要となる．

B 手術室入室

- 手術室にて患児と家族へ挨拶し，やさしく声かけをするなど，安心できる環境を提供することで円滑な麻酔導入へとつながる．
- とくに患児にとって，家族と離れ1人で手術室へ入らなければならないため，不安や恐怖

を与えないように，スタッフはマスクを外し，不安を軽減するような声かけを行う．
- 患児の術眼を家族と実際にシグナルテープとシグナルカードを用いて確認することも重要となる．

C 手術中
- 小児麻酔看護においては，麻酔科医師とともに患児のバイタルサインを随時確認し，異常の早期発見に努める必要がある．
- 患児の年齢によっては，点滴などの麻酔導入前処置などについて理解を得て施行することができる．点滴の固定については，172ページの「事故防止」の項を参照．
- 麻酔導入中は患児の安全にも配慮する必要がある．

D 手術後
- 眼帯が必要となるため，両眼の場合には暗闇になってしまうので，患児と両親に眼の保護の必要性を伝え，患児が理解できない低年齢の時には，両親へ手が顔に触れないように抑制することを伝えて協力を得る必要がある．
- 手術が無事に終了したことを伝え，安心感を与え，患児へのねぎらいの声かけをしていく．

6 眼科手術と看護

1) 白内障手術

I 適応・目的

　白内障手術は混濁した水晶体を摘出して眼内レンズを挿入することで，視機能を改善させることを目的としている．白内障の原因として加齢性，外傷性，先天性，アトピー性，薬剤性，糖尿病性，放射性などがあるが，いずれも水晶体混濁があり視機能が低下している場合は手術の適応となる．また，急性緑内障発作眼や硝子体手術を施行する眼では白内障は軽度であっても手術を行うことがある．

II 手術の概要と注意点

　強角膜もしくは角膜切開を行い，水晶体前囊に丸く穴を開けて，超音波吸引などで水晶体の核と皮質を除去する．その後，水晶体囊を粘弾性物質で膨らませて，囊内に眼内レンズを挿入し，粘弾性物質を吸引除去する．最後に眼灌流液を前房に注入して適切な眼圧に調整して切開創を自己閉鎖させて終了となる．

　眼科手術に用いる手術器械および器具は精巧で繊細であり，取り扱いには細心の注意を払う．また，白内障手術は術者によって多少の違いはあるものの，ほぼ決まった手順を短時間で行うため，器械出し看護師は器具の受け渡しをスムーズに行えるように，手術手順や進行状況を常に把握している必要がある．外回り看護師は手術室入室から退室までの短時間の中で，患者との円滑なコミュニケーションを図るように心がける．

III 必要物品

- 眼内レンズ（図1）
- 白内障手術装置（図2）
- カセットパック（図3）
- US ハンドピース
- IA ハンドピース
- チストトームホルダー
- US チップ
- IA チップ
- US レンチ
- IA レンチ
- テストチャンバー

IV 手順

❶ 麻酔
❷ 消毒
❸ 眼球固定
❹ 結膜・強角膜切開（3面切開のうち1・2面切開）
❺ 角膜穿刺（ポート作製）
❻ 粘弾性物質注入
❼ 前囊切開
❽ 角膜切開または全層強角膜切開（3面目切開）
❾ ハイドロダイセクション
❿ 超音波乳化吸引術
⓫ 皮質吸引
⓬ 粘弾性物質注入
⓭ 眼内レンズ挿入
⓮ 粘弾性物質吸引除去
⓯ 前房形成
⓰ 縫合

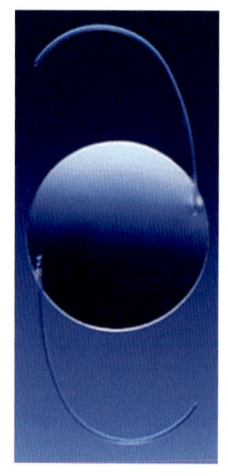

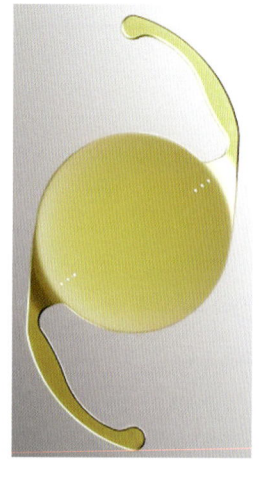

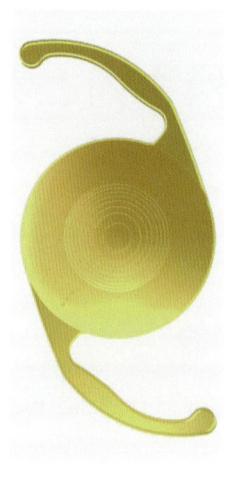

図1　眼内レンズ
左：単焦点眼内レンズ，中：トーリック眼内レンズ，右：多焦点眼内レンズ
［画像提供：日本アルコン株式会社］

図3　カセットパック
［画像提供：日本アルコン株式会社］

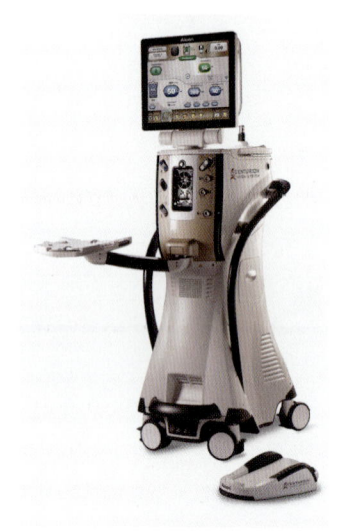

図2　白内障手術装置（センチュリオン）
［画像提供：日本アルコン株式会社］

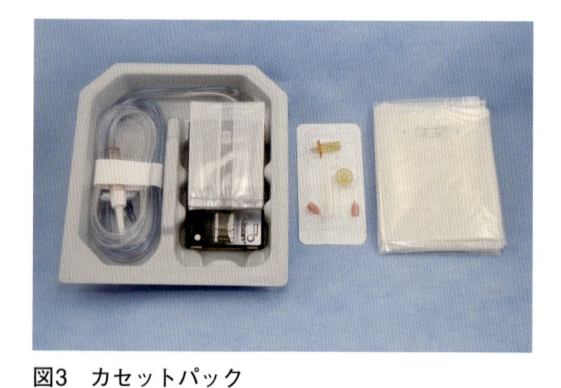

> **Memo**
> **単焦点レンズと多焦点レンズ**
> 　単焦点レンズは焦点距離が固定されていて，患者の生活スタイルによってピントが合う距離を遠方にするか，近方にするかを術前に決めて，ピントの合わない距離は術後に眼鏡で矯正する必要がある．
> 　多焦点レンズは焦点が遠方と近方の両方に合うレンズで，単焦点レンズと比べて眼鏡なしで遠近両方が見える可能性が高くなる．
> 　多焦点レンズは単焦点レンズと比べて術後に眼鏡から解放される一方で，コントラスト感度が低下したり，ハローやグレアといった光の乱反射を自覚したりする頻度が多いと言われている．同じ視力でもより鮮明に見える必要があれば単焦点レンズが適している．

V 手技

a. 麻酔
術者によって麻酔方法は異なる．点眼麻酔は点眼用4％キシロカイン®，オキシブプロカインで行う．浸潤麻酔は2％キシロカインで瞬目麻酔，球後麻酔，テノン嚢下麻酔などを行う．

b. 消毒
筆者の施設では，ヂアミトール®で前眼部を消毒してドレープをかけ，眼部にサージカルドレープを貼ったのち，サージカルドレープを切開して開瞼器をかける．16倍希釈ポビドンヨードで結膜嚢を消毒後，眼灌流液でヨードを洗い流している．

c. 眼球固定
制御糸で眼球を固定する場合，上下直筋に4-0絹糸をかける．

d. 切開
結膜・強角膜切開と角膜切開の2通りの方法がある（図4）．

(1) 結膜・強角膜切開法（3面切開のうち1・2面目切開）
強角膜切開を行う場合，まず結膜切開を行う．角膜輪部からテノン嚢を含めて結膜切開し，鈍的に剝離する．強角膜切開は3面切開で作製する．まず1面目は角膜輪部から約0.5 mmの部分に幅1.8～3 mm程度強膜半層切開する．2面目はクレセントナイフで強角膜トンネル（長さ約1.5 mm）を作製する．この時点ではまだ前房内に器具は入っていない．

(2) 角膜切開法
ランツェで角膜を1面切開して前房内へ穿刺する．

e. 前房穿刺（サイドポート作製）
Vランス®や18ゲージ針などで角膜輪部から前房へ穴を開けて，サイドポートを作製する．

f. 粘弾性物質注入
前房を粘弾性物質で満たす．術者によっては粘弾性物質を用いずに，眼灌流液で前房を維持

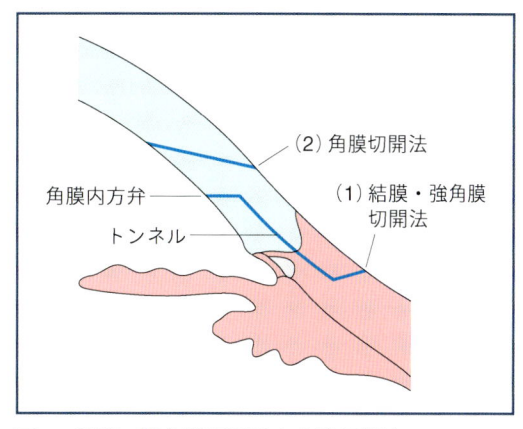

図4 結膜・強角膜切開法と角膜切開法

する場合もある．

g. 前嚢切開
曲げた23～27ゲージ針や専用のチストトーム針，または前嚢鑷子を用いて，連続円形嚢切開（continuous circular capsulorhexis：CCC）を行う（図5）．

h. 全層強角膜切開（3面目切開）
dの(1)で作製した強角膜切開2面目先端から前房内へ穿刺する．

i. ハイドロダイセクション
解剖学的に水晶体は嚢，皮質，核に分けられる．ハイドロダイセクションは水流により層間を分離して水晶体核の摘出を容易にするための手技である．水晶体嚢と皮質の間を分離することをハイドロダイセクション，水晶体核と皮質を分離することをハイドロデラミネーションとよぶ（図6）．灌流液の入った2.5～5 mLのシリンジに前房洗浄針や専用のハイドロ針をつけて，水晶体嚢と皮質の間に針先を挿入し，灌流液を勢いよく注入する．層間が分離するときは水流波が観察される．水流が強すぎるとチン小帯の断裂や後嚢破損を起こすことがある．

j. 超音波乳化吸引術
水晶体核を超音波（US）で砕いて吸引する（図7）．USチップは灌流（irrigation）と吸引（aspiration），超音波の機能があり，通常はフットスイッチの踏み込み具合でその機能を使い分

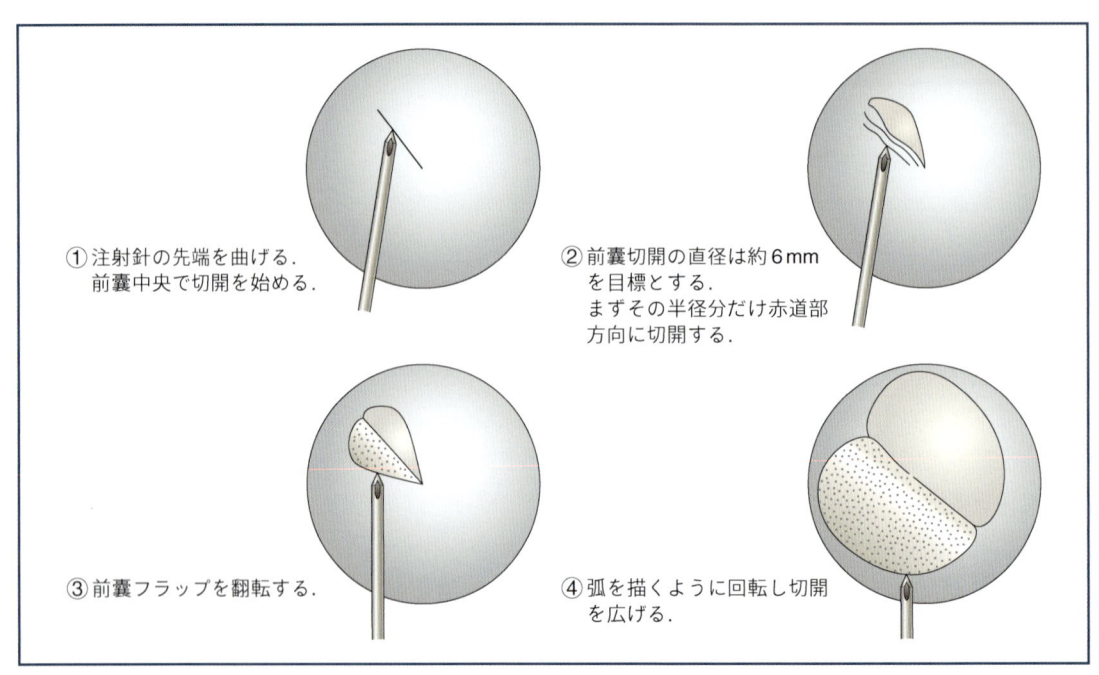

図5　前嚢切開法

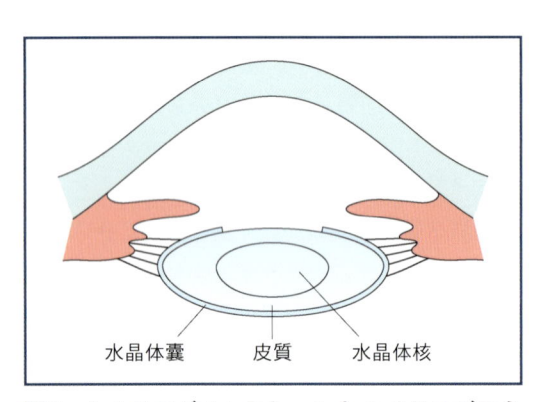

① 注射針の先端を曲げる．前嚢中央で切開を始める．

② 前嚢切開の直径は約6mmを目標とする．まずその半径分だけ赤道部方向に切開する．

③ 前嚢フラップを翻転する．

④ 弧を描くように回転し切開を広げる．

水晶体嚢　皮質　水晶体核

図6　ハイドロダイセクションとハイドロデラミネーション

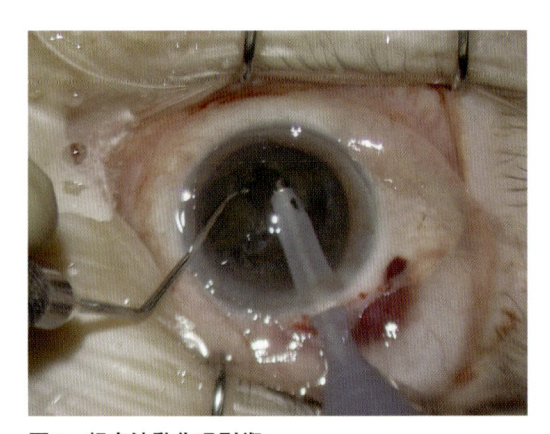

図7　超音波乳化吸引術

けている．

　灌流はUSチップ先端から出る灌流液で眼内を満たして前房の深さを一定に保つ機能である．灌流ボトルを高くすると前房は深くなり眼圧は上昇する．灌流チューブの中に空気があると正確な圧力が得られないばかりか，前房内に空気が入るとチン小帯断裂や後囊破損などの思わぬ合併症を引き起こすことがあるため，必ず術前に灌流チューブから空気を抜いておく必要がある．

　吸引はチップ先端から水晶体を吸引除去する機能である．吸引には灌流量と吸引圧の2つの因子が関係する．吸引圧が強いと前房内の灌流液が過剰に吸引されて前房形成が不安定になる．その場合，吸引圧を下げるか灌流ボトルを高くする．チップ先端に水晶体片が吸引されてチップ内腔が閉塞した場合には，超音波を発振してチップ内の水晶体片を破砕する．急にチップ内の閉塞が解除されると高い吸引圧が前房内にかかり，前房消失や後囊破損を生じる可能性

> **Memo**
> **「押しがけ操作」と「引きがけ操作」**
> 　超音波機能の操作には，チップを押し進める「押しがけ操作」と手前に引く「引きがけ操作」の２つがある．
> 　押しがけ操作は水晶体の中央部核を削る場合に吸引圧を０～30 mmHg に下げて行う．
> 　引きがけ操作は核分割後に核片や皮質を除去する場合に用いる．その際，核片や皮質をチップの吸引口に嵌頓させて瞳孔領まで引き寄せるために，吸引圧を100～150 mmHg に上げて行う．
> 　押しがけと引きがけの灌流ボトルの高さや吸引圧の設定は異なり，術中に設定を変更してチップを操作する．術者によっては器械出し看護師や外回り看護師に術中の設定変更を指示することがあり，その場合スムーズに行えるよう心がける．

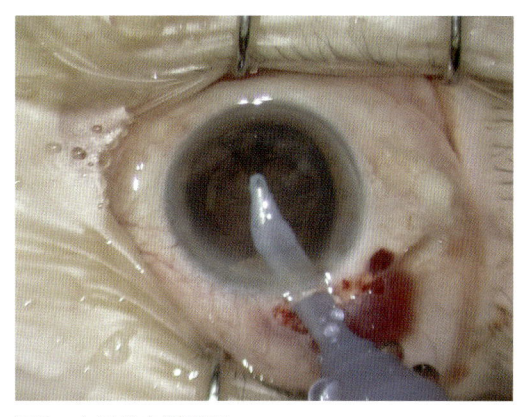

図8　水晶体皮質吸引

があるため注意が必要である．
　超音波機能は，チップの先端から超音波を発振して，その振動衝撃波で水晶体を破砕することができる．
　術中に US パワーの設定や灌流ボトルの高さを変更することもあり，術者の指示に注意を払う．設定の変更を行った術後には元の設定に戻しておくことも忘れてはならない．
　水晶体核の分割・除去には US チップだけで片手で行う一手法と US チップとフックを用いて両手で核を分割する二手法がある．二手法にはさらに divide and conquer（D&C）法，スカルプト法，フェイコチョップ法，プレチョップ法などがあり術者の好みにより術式が異なる．器械出し看護師は術者ごとの術式や使用する器具の違いを理解して，スムーズな手術進行を心がける．

k. 皮質吸引

　核の吸引除去後に Irrigation/Aspiration（I/A）チップで残った皮質を水晶体囊から剥がし，吸引除去する（図8）．I/Aチップには先が曲がったもの，直のもの，金属製，シリコン製，灌流と吸引が別々に分かれていて２ヵ所のサイドポートからそれぞれ眼内に挿入して両手で操作するバイマニュアル I/A などさまざまな種類があり，これも術者の好みによって使用するものが異なる．

l. 粘弾性物質注入

　皮質吸引後に水晶体囊内へ粘弾性物質を注入して囊を膨らませ，その後の眼内レンズ挿入を容易にする．

m. 眼内レンズ挿入

　眼内レンズは現在各社からさまざまな種類が発売されている．レンズ素材の種類としてポリメチルメタクリレート（PMMA）製，シリコン製，アクリル製などがあるが，折りたたんで小さな創口から眼内に挿入できるシリコン製とアクリル製がよく使用される．眼内レンズには度数がある．また各社の眼内レンズにはそれぞれ固有の定数があるため，レンズの種類が異なれば使用する度数も変わる．術前に術者が使用する眼内レンズの種類と度数を決定しているので，眼内レンズを術野に出す前に必ず用意されたレンズの種類と度数が合っているか確認する．誤ったレンズが挿入されないように，確認作業を行うことは非常に重要である．
　シリコンやアクリルの眼内レンズの多くは専用のインジェクターカートリッジを用いて眼内に挿入する．インジェクターにも種類があり，挿入するレンズによって異なるので，挿入レンズに合った適切なインジェクターを用意する．

またすでにインジェクターに眼内レンズが入っているプリセット型もある．カートリッジに粘弾性物質を塗布してから眼内レンズをセットして創口からインジェクター先端を挿入して囊内に眼内レンズを挿入する．インジェクターの口径に合わせて創口をランツェで拡大することもある．

n. 粘弾性物質吸引除去

I/A チップで囊内，前房内の粘弾性物質を吸引除去する．粘弾性物質が眼内に残っていると術後の眼圧上昇の原因となる．

o. 前房形成

灌流液をサイドポートから前房内に注入して前房形成をする．前房形成をして眼圧を高めることで創部を自己閉鎖させる．

p. 縫合

創部が自己閉鎖せず，灌流液が漏出する場合には 10-0 ナイロン糸などで縫合する．結膜切開部を吸収糸で縫合する場合もある．

A 計画的囊外摘出術（planned extracapsular cataract extraction：PECCE）

術前の診察で，超音波で破砕できないほど硬い水晶体核が観察された場合は，US チップは使用せず，切開創を 11〜12 mm 程度作製して，水晶体核をそのまま創部から娩出する（図9）．大きな切開創のため核娩出後は強膜を 10-0 ナイロン糸などで縫合する．また虹彩脱出や眼球虚脱などの合併症が生じやすい．術前から起こりうる合併症を念頭に起き，すみやかに対応できるように心がける．

B 囊内摘出術（intracapsular cataract extraction：ICCE）

術前からチン小帯が脆弱で水晶体動揺が観察されたり，水晶体偏位がある場合，または術中にチン小帯断裂を起こした場合には水晶体を囊ごと創部から摘出する．摘出する際に白内障手術用クライオを使用することがあり，クライオ先端が凍結・解凍するかを事前に確認しておく．また硝子体脱出がある場合には硝子体手術を併

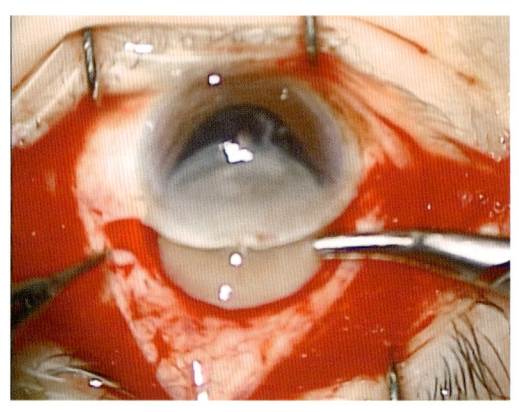

図9　水晶体核の娩出

用することがある．水晶体囊を摘出するので眼内レンズを挿入する場合は縫着することになる．

VI 看護のポイント

A 器械出し

- 眼科の器械は先端が繊細なものが多いため，取り扱いには注意する．
- US ハンドピースのチューブや灌流・吸引チューブが不潔になりやすいので適度な長さをとり，器械台に滅菌テープなどで固定するとよい．
- US ハンドピースと US チップ，IA ハンドピースと IA チップそれぞれをレンチでしっかりと締めつける．
- チップの先端が 2〜3mm 出て吸引口に対しスリーブの灌流ポートが両サイドにくるように装着する（図10）．
- 手術中は灌流下で手術をしているため眼球の虚脱を防止しないといけない．チューブ類の屈曲の有無，コネクターがしっかりと接続されているかを確認する．
- 術前にテストチャンバーを用いて灌流や吸引の状態，超音波の発振チェックを行うためハンドピーステストを必ず行う．

B 外回り

- 白内障手術を受ける患者は高齢者が多いので，既往歴，内服薬，アレルギーの有無など

を術前に確認しておく．また，体位保持困難な場合は頭台の高さを調整し，スポンジなどを用いて体位を安定させる．
- 挿入するレンズによりインジェクター，カートリッジ，鑷子を準備する．
- 手術中は灌流下で手術をしているため，灌流液の残量を随時チェックしておく．術中ボトルを交換する際には術者に声かけし，承諾を受けてから行う．
- 眼内レンズの取り扱いは「安全対策」の項（176 ページ）を参照．
- 手術前に超音波白内障手術装置の Dr モードを確認する．手術中は US パワー，吸引流量，吸引圧などの設定を術者に報告する．

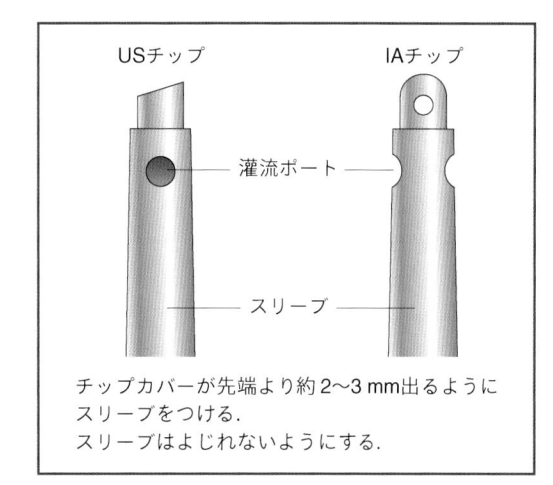

図10　チップカバー装着

2) 緑内障手術

I 適応・目的

緑内障という疾患の本態は視神経である．視神経が障害されるため視野障害が生じる．視神経の障害抑制に対して，視神経の血流改善，抗酸化ストレス治療などさまざまな試みがなされているものの，いまだ効果的な治療手段は見つかっていない．唯一，この視神経障害抑制に対して，眼圧下降が有効であるということは広くコンセンサスが得られている．つまり緑内障治療とは，眼圧下降により悪化を遅らせることが目的となる．

緑内障に対する種々の手術治療は，点眼・内服治療と同様で，眼圧下降を期待している治療である．しかし，いずれの手術においてもそれぞれの合併症があるので，その眼圧下降効果が合併症を上回ると考えられる場合が適応となる．概して，手術の合併症は点眼の合併症より重症なので，点眼治療を行っても視野障害が進行する場合が手術の適応となる．

II 手術の概要と注意点

緑内障手術にはさまざまな方法がある．ここでは比較的，新しい手術について述べたい．緑内障手術は基本的に眼に孔をあけ，房水を眼外へ導く手術である．手術によって開けた孔は，いつかは瘢痕化して閉塞してしまうので，その孔が短期間で塞がらないように，さまざまな工夫を行う．したがって，長期的に考えれば必ず再手術を行うので，緑内障手術の場合ではとくに治療歴と将来の手術計画を念頭に置く必要がある．

トラベクトーム手術，エクスプレスインプラント手術，バルベルトインプラント手術を比べると，その適応は異なるものの，この順番でハイリスク・ハイリターンな手術といえる．したがって，最初はトラベクトーム手術が選択され，次の再手術としてエクスプレスインプラント手術，最後にバルベルトインプラント手術が選択される．

A トラベクトーム手術

トラベクトームという機械は，プラズマ放

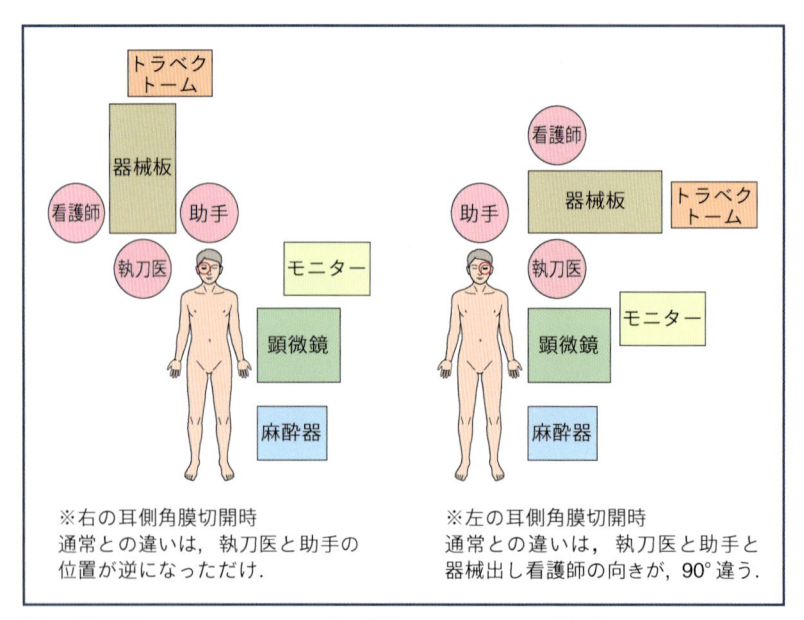

図1 緑内障 トラベクトーム時の部屋のセッティング方法

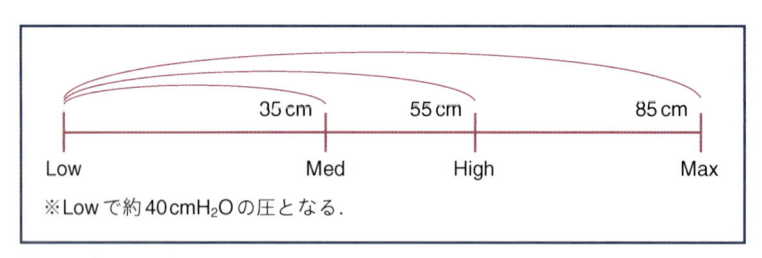

※右の耳側角膜切開時
通常との違いは，執刀医と助手の位置が逆になっただけ．

※左の耳側角膜切開時
通常との違いは，執刀医と助手と器械出し看護師の向きが，90°違う．

図2 ボトルの高さについて

※Lowで約40cmH₂Oの圧となる．

電によって線維柱帯部を切除する機械である．1.7 mmの角膜切開部から，約20Gの先端部を挿入する．このハンドピースの先端部の構造は灌流・吸引する部とフットプレートよばれる線維柱帯に挿入するフック状の部分とで構成されている．フットプレート部はきわめて脆弱なので，キャップの脱着時にはフットプレートに触れないように操作する．

手術用隅角鏡で隅角部を観察しながらハンドピースを操作するので，通常，術者は術眼耳側に，助手が頭側に位置する．そのため機械台などの配置を術眼に応じて変更する必要がある（図1）．あらかじめ術眼の確認をし，機械台の配置などを術者と相談しておく．

手術中は前房が不安定になるため，灌流液のボトルを上下することで，前房の安定を保てる（図2）．

B エクスプレスインプラント手術

手術手技においては，基本的には線維柱帯を切除するトラベクトーム手術と同様である．マイトマイシンC（MMC）を用いることなども同様である．異なる点としては，虹彩切除を行う必要がないことである．

C バルベルトインプラント手術

手術開始前から保存強膜は生理食塩水に浸しておく．既往に内眼手術を行って，結膜が瘢痕化している場合がある．結膜とテノンの剥離に際して，出血が予想される．MQAや吸引の準備が必要である．また，プレート部は直筋下に挿入するので，普段の緑内障手術ではあまり使

用しない斜視鉤や扁平鉤などを準備しておく．

III 必要物品

A トラベクトーム手術

- 麻酔…点眼，前房麻酔（1％キシロカイン® 2 mL）
- アプローチ（耳側角膜切開）…1.75 mm 専用スリットナイフ
- トラベクトームハンドピース一式
- トップ針×3（麻酔用，オペガン用，オビソート用）＋シリンジ
- オペガン 0.6 mL
- シムコ針＋5 mL ディスポシリンジ（PEA＋IOL＋トラベクトーム時は I/A があるので不要）
- 隅角鏡（左手用）
- 眼科マイクロ基本セット（硝子体注射セットでも可）
- ※トラベクトームハンドピースが入っているケースと中身のパッケージに手術日，患者ID，患者氏名，年齢を記入し，捨てずにとっておくこと（症例データをトラベクトーム研究会へ報告するため）
- ※PEA（超音波乳化吸引術）＋IOL（眼内レンズ）＋トラベクトーム時は白内障手術の衛生材料も追加．ただし角膜切開なので，バイポーラ，黄色クレセントナイフ，替え刃は不要．

B エクスプレスインプラント手術

- 眼科マイクロ基本セット，ジアテルミーコード，点眼瓶セット
- オビソート®，スコピゾル®，ベノキシール®
- ダイヤモンドナイフセット，縫合鑷子，PH 鑷子（MMC 用），大島式開瞼器
- 8-0 バイクリル糸（角膜縁への制御糸），ネラモス用のネラトン
- 9-0 バイクリル糸（結膜縫合用），10-0 ナイロン糸（フラップ縫合用）
- エクスプレス用インプラント
- 緑20GVランス，（黄色2.8 mmレセントナイフ）

> **Memo**
> **MMC について**
> ・MMC 2 mg＋生理食塩水4 mL で 0.05％MMC をつくる．
> ・MQA は細かくきってMMC生理食塩水に浸す
>
> MQA のカットの仕方

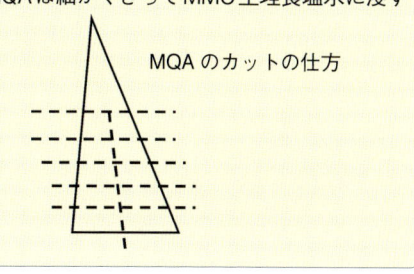

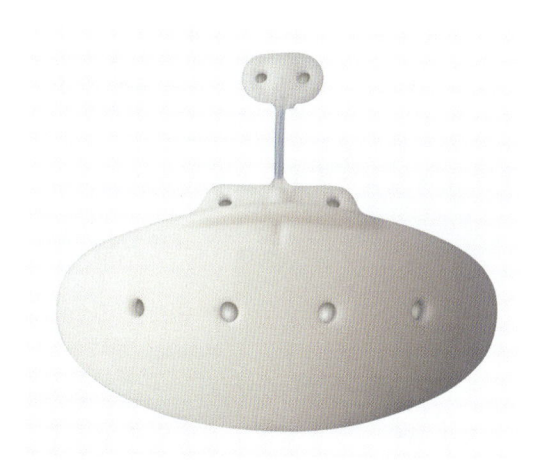

図3 バルベルトインプラント
［画像提供：エイエムオー・ジャパン株式会社］

C バルベルトインプラント手術

- 23G ビトレクトミー物品（レーザー，内視鏡も）
- 斜視鉤，扁平鉤，縫合鑷子，替刃
- ネラモス用の細いネラトン（滅菌しておく）
- 7-0 ナイロン糸針小
- 7-0 シグマナイロン糸×1，6-0 シルク糸×1，8-0 バイクリル糸×2，9-0 バイクリル糸×1
- マキュエイド
- 保存強膜（95％エタノールまたはグリセリンで保存されている保存強膜を容器から出して，十分に滅菌生理食塩水〔BSS〕で洗浄後に，短くとも手術30分前に BSS に浸しておく）
- バルベルトインプラント（図3）

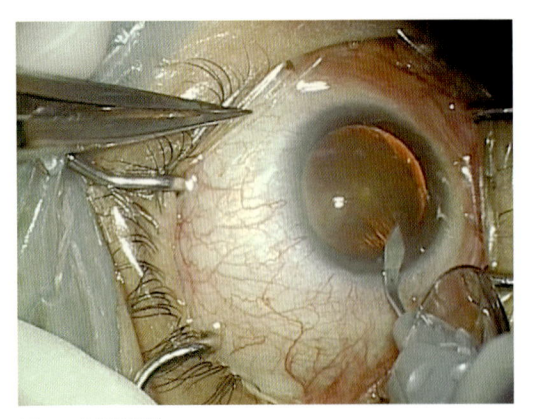

図4　角膜切開

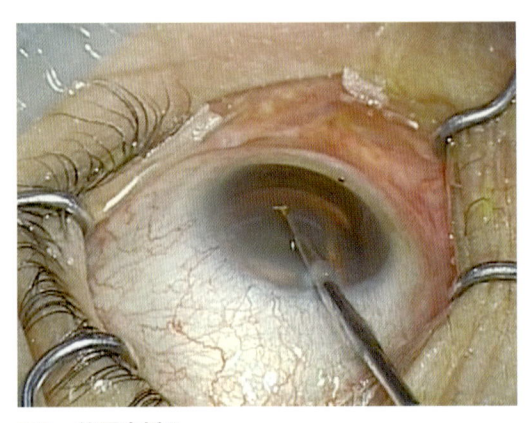

図5　前房内挿入

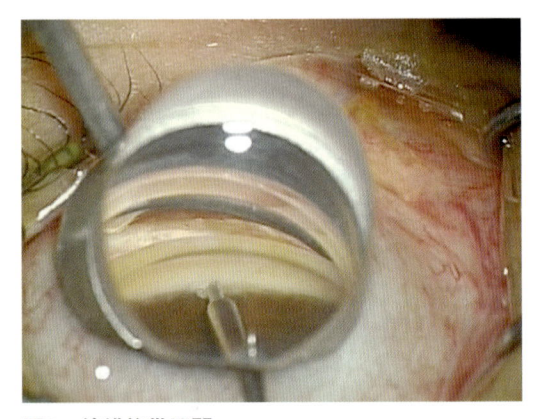

図6　線維柱帯切開

Ⅳ 術式別，手順と手技

A トラベクトーム手術

1. 洗眼
2. 専用スリットナイフで耳側輪部角膜より 1.7 mm 切開（図4）
3. 前房内麻酔
4. オペガン 0.6 mL を前房内に注入し前房形成
5. 患者の顔を健側に傾け，顕微鏡も傾ける
6. 隅角鏡をのせて隅角が観察できることを確認し，切開部位を確認
7. 前房内にハンドピースを挿入し（図5）
8. フットペダルを操作しながら吸引灌流開始
9. さらにフットペダルを踏み込み，虹彩の根元にある線維柱帯を鼻側から上方へ切開する（プラズマ焼灼）（図6）
10. ハンドピースの向きを変えて 90°〜120° くらいさらに追加切開する
11. ハンドピースを引き抜き患者の顔と顕微鏡の位置を戻す
12. オビソートで縮瞳
13. シムコ針などで前房に残った粘弾性物質を吸引する（前房洗浄）
14. 前房灌流液で前房形成し，切開創をハイドレーションしてシールする
15. 結膜下注射
16. タリビット軟膏塗布

B エクスプレスインプラント手術

1. 麻酔は瞬目，球後（2%キシロカイン®のみ）
2. 洗眼
3. 角膜縁に制御糸（8-0 バイクリル糸）をかけて，ネラモスで把持
4. 結膜切開
5. 強膜止血
6. 強膜フラップ 3×4 mm 切開（ダイヤモンドナイフ）※MQA は反対に挟む
7. マイトマイシン C（MMC）の MQA3 分留置で癒着防止
8. 取り出した MQA のカウント
9. 生理食塩水または灌流液 200 mL で洗眼
10. PH 鑷子を新しいものと交換
11. 25G 針で下穴作製
12. エクスプレス挿入
13. 10-0 ナイロン糸でフラップ縫合

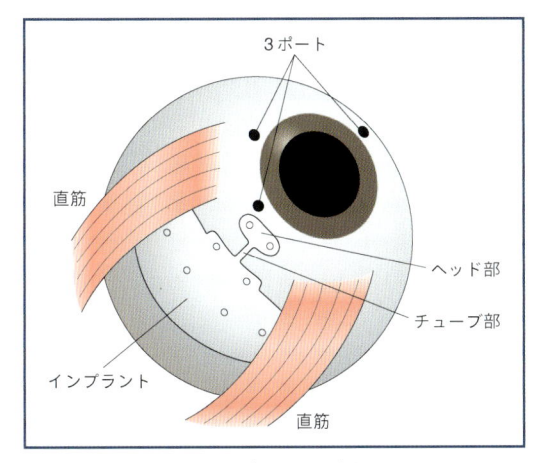

図7 バルベルトインプラント手術

⑭ 9-0バイクリル糸で結膜縫合
⑮ きれいな水で前房形成
⑯ 結膜下注射と軟膏塗布

C バルベルトインプラント手術（図7）

① 瞬目麻酔と球後麻酔：瞬目（2%キシロカイン®&0.5%マーカイン®を5mL），球後（2%キシロカイン®&0.5%マーカイン®を3mL），テノン囊下（2%キシロカイン®2mL）
② ドレーピング
③ PAヨードと眼内灌流液による洗眼
④ 11時～4時方向へ結膜切開し，直筋を露出（斜視鉤，扁平鉤）
⑤ テノン囊下麻酔
⑥ 制御糸を2種類かける（強膜に6-0シルク糸をかけ，モスキートで把持，角膜縁に8-0バイクリル糸をかけ，ネラトン付きモスキートで把持）
⑦ 23GVit用の3ポートをつくる（2時，4時，8時方向）
⑧ ビトレクトミー開始，マキュエイド使用，内視鏡も併用
⑨ いったんビトレクトミー終了
⑩ バルベルトインプラントのチューブを8-0バイクリル糸で結紮（手術後4～6週で糸が溶け，水が流れ始めるようにする）
⑪ きれいな水2mL+トップ針で通水テストを行い通水しないことを確認

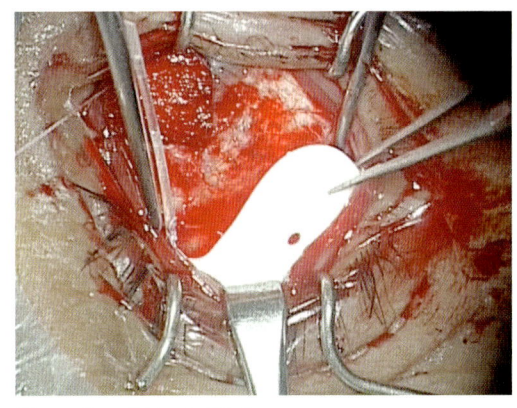

図8 インプラント設置

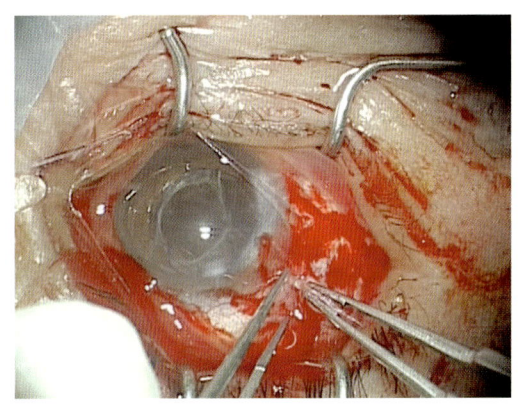

図9 インプラントチューブ挿入

⑫ 直筋の下にインプラントを設置（斜視鉤と扁平鉤）（図8）
⑬ 硝子体用では20GのVランスで，前房用では23Gの注射針で
⑭ インプラントチューブの穿刺部の穴をあける
⑮ インプラントチューブを眼球に挿入穿刺（図9）
⑯ 6-0オルソナイロン糸でインプラント部，ヘッド部を強膜に縫い付け
⑰ 保存強膜をスライスし，形を整える（替刃，スプリング剪刀）
⑱ 保存強膜をインプラントヘッド部を覆うように9-0バイクリル糸で縫い付け（図10）
⑲ 再度ビトレクトミー，インプラント穿刺部周囲の網膜をレーザーで補強
⑳ 8-0バイクリル糸で3ポート閉鎖，8-0バイクリル糸で結膜縫合

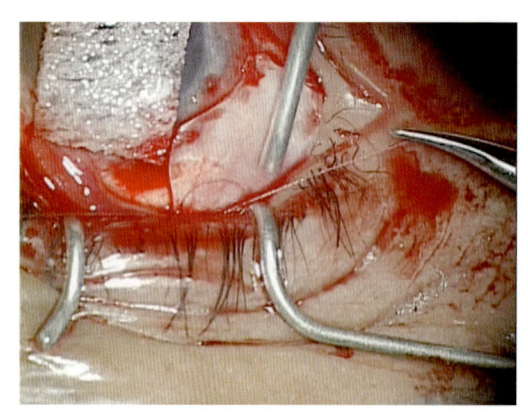

図10　保存強膜の縫合

㉑ Vランスで前房にポートを作製し，きれいな水で前房形成と眼圧調整
㉒ 結膜下注射をして終了

V　看護のポイント

A　器械出し

- エクスプレスの手術で，線維芽細胞増殖抑制薬：マイトマイシンC（MMC）を使用する際は使用したMQA（吸水スポンジ）やMMC溶解液に他の器械が触れないようにし，鑷子はMMC使用前後で違うものにする[※1]．
- MMCは小さく切ったMQAに浸し結膜下内に入れ使用する．そのため医師，器械出し，外回りで結膜下内に入れたMQAと出したMQAの数が合うか使用前後で必ずカウントを行う．
- トラベクトーム手術の前にプライミングを行う．ハンドピースを眼内に入れる前には，機械の設定（ボトルの高さ，POWER，FLOWモード）が合っているか必ず確認する[※2]．トラベクトーム手術ではシムコ針を用いて前房洗浄を行うため，事前に器械台に出しておく．

B　外回り

- 入室時は縮瞳を確認する（PEA+IOL+トラベクトームの場合はこのとおりではない）．
- PEA+IOL+トラベクトームの場合は入室時散瞳確認．PEA+IOL後，縮瞳のためにオビソートを使用するのであらかじめ準備をしておく．
- MMCを使用する際は術者によって薬液濃度が違うため，確認し準備をする．
- MMCを使用する際は必ずストップウォッチなどで結膜下内の留置時間を計測する．
- 記録用紙には何％のMMCで何分留置し，何mLで洗浄したかを必ず記載する．
- トラベクトーム，エクスプレスの手術の際粘弾性物質を使用するため，事前に医師に使用する粘弾性物質を確認し器械台に出しておく．
- バルベルトは前房用，後房用があるため確認してから器械台に出す．
- 痛みが強い場合は，テノン囊下麻酔が追加される．

C　その他

- D-マンニトールを急速に点滴する場合は，利尿作用があるため，点滴前に必ず排尿は済ませておいてもらうよう説明する．

VI　安全対策

- MMCを溶解するときは薬液曝露を防ぐため，防護具（手袋，ゴーグル）を装着する．
- インプラント取り扱いの際は医師，看護師と確認後，術野に提供する．

[※1] MMCは抗腫瘍性抗生物質に類する抗悪性腫瘍薬（抗がん薬）のため，鑷子を変えないと不必要なところまで細胞増殖抑制を起こしてしまうことがあるため．
[※2] 筆者の施設では，ボトルの高さミドル，POWER 0.8，FLOW 3で手術を行っている．

3）斜視の手術

I　手術の概要と注意点

　斜視の手術は，眼位のずれの矯正を目的として，どのような症例に，いつ，どの筋を，どれくらい移動させるかを決定することが重要である．基本的には，筋の移動量は最大 6 mm ずらすことができて，後転 2°/mm，前転 1°/mm，前後転で 4°/mm である．

　外斜視では，片眼の内直筋短縮術と外直筋後転術の併用か，または両眼の外直筋後転術が行われる．内斜視では，片眼の内直筋後転術と外直筋短縮術の併用か，または両眼の内直筋後転術が行われる．いずれも，どちらの眼を手術するかは，眼位のずれを起こしやすいほうを選ぶ．また，手技は他の手術と比べると容易なので，よりいっそう，手術合併症に注意することが大切である．

　手術対象となる患者のほとんどは小児であるため，手術は全身麻酔下で行われる．全身状態，現病歴や既往歴，手術や麻酔経験の有無など注意する必要がある．また，術中の全身管理は麻酔科医に任せられるが，安全に手術が終了するようチームワークが重要である．

II　必要物品

- マイクロ有鉤鑷子
- イナミ PH 鑷子
- イナミ三島鑷子
- 三島角膜剪刀
- バラッケ氏マイクロ持針器
- 眼科用キャリパー
- 眼科剪刀（直）
- 眼科剪刀（曲）
- デリケート剪刀
- 河本氏開瞼器（左・右）
- 斜視鉤（長，短）（図1）

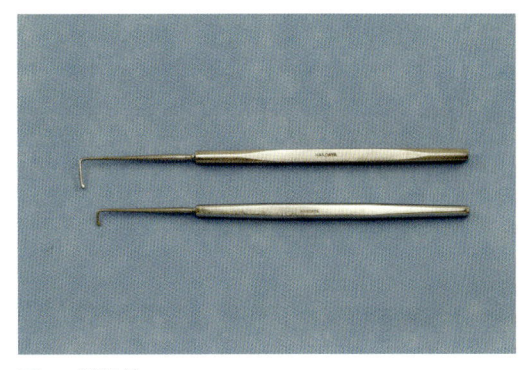

図1　斜視鉤

III　手順と手技

A 後転術

a. 手順（図2）

① アプローチする筋の結膜を切開
② まわりのテノン囊を剥離し，筋を露出
③ 筋付着部に糸を通す
④ 筋を切断
⑤ キャリパーで筋の後転量に印をつける
⑥ 筋を印部の強膜に縫着
⑦ 粘膜縫合

b. 手技

① アプローチする筋の結膜を輪部で切開する．結膜とともに輪部に付着している前部テノン囊を強膜から切断する．結膜と前部テノン囊を一緒に翻転すると強膜から容易に剥離できる．まわりのテノン囊を鈍的に剥離し，筋を露出する．

② 筋腹の上下縁の筋間膜に小さな穴を開け，その一方から斜視鉤を筋腹の裏に挿入し，斜視鉤を持ち上げながら，筋鞘と筋間膜を鈍的に剥離し，筋の付着部を露出する．

③ 筋付着部から 0.5 mm の位置で，針付きの 6-0 オルソ糸で筋の表から裏に向けて上下端にそれぞれ通糸する．

④ 斜視鉤で筋の一端を持ち上げ，強膜から少

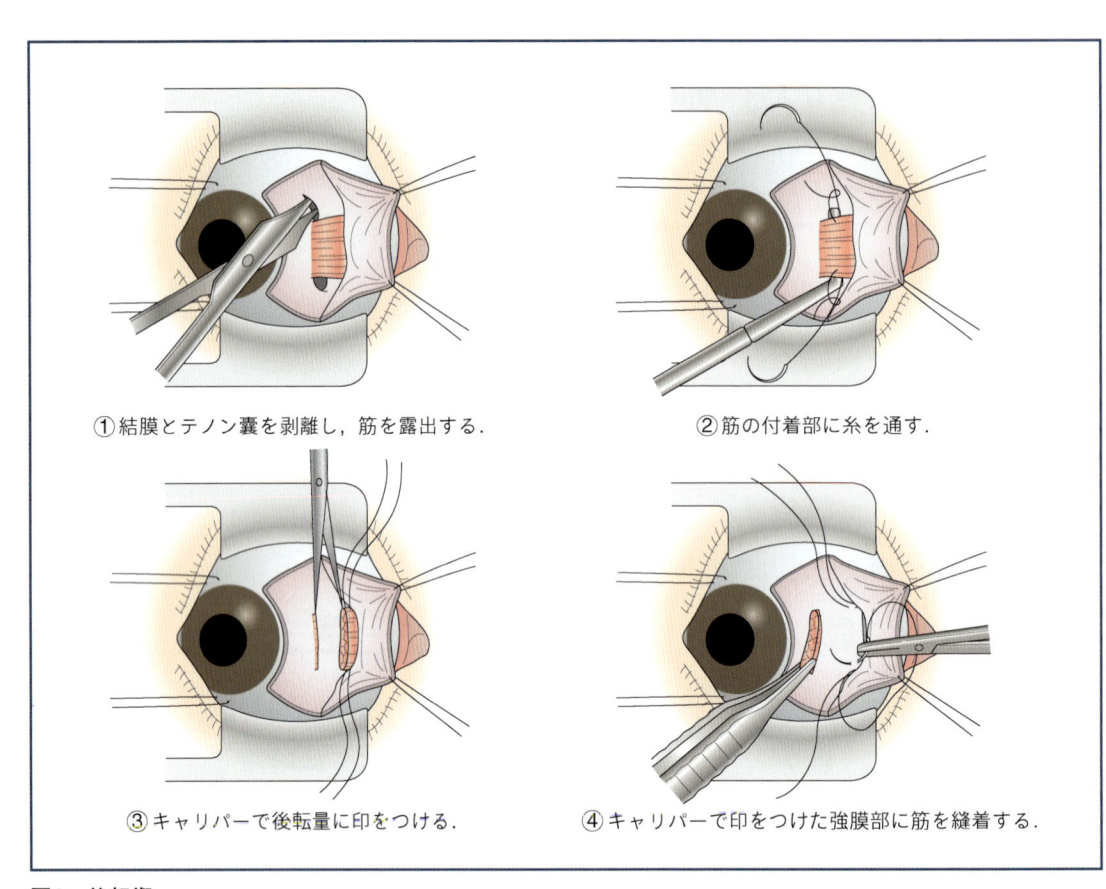

① 結膜とテノン嚢を剥離し，筋を露出する．
② 筋の付着部に糸を通す．
③ キャリパーで後転量に印をつける．
④ キャリパーで印をつけた強膜部に筋を縫着する．

図2 後転術
[栗屋 忍：4. 斜視の手術. 改訂版図説眼科手術書, 水野勝義他編集顧問, p.145, メジカルビュー社, 1990 を参考に作成]

し浮かせながら，剪刀で，筋付着部で切り離す．
❺ 強膜の付着部をつかんで眼球を牽引しながら，キャリパーで後転量に印をつける．
❻ 両端針を中央にかける．
❼ すでに筋に通針してある針で筋の上下端を逢着し2-1-1で結紮する．
❽ 中央の両端針を筋に通針し，U字縫合とする．
❾ 結膜縫合は，8-0バイクリル糸で縫合する．

B 短縮術
a. 手順（図3）
❶ アプローチする筋の結膜を切開
❷ まわりのテノン嚢を剥離し，筋を露出
❸ キャリパーで筋の短縮量に印をつける
❹ 印部の上下にそれぞれ糸を通す
❺ 斜視鑷子で筋をはさみ剪刀で切断
❻ 余分な筋を強膜付着部で切除
❼ 筋を付着部の強膜に逢着
❽ 結膜縫合

b. 手技
❶ アプローチする筋の結膜を輪部で切開する．結膜とともに輪部に付着している前部テノン嚢を強膜から切断する．
❷ 斜視鉤で筋を牽引しながら，付着部近くで筋の両端に針付きシルク糸を通して結紮し，牽引糸とする．
❸ 切除予定の筋を露出するために，筋膜まで剥離しないで，筋周囲のテノン嚢を鈍的に，筋の辺縁が確認できる程度に剥離する．
❹ 斜視鉤で筋を強膜接線方向へ引きながら，キャリパーで短縮量を測定し，筋の両側縁

① 筋周囲の結膜とテノン嚢を剥離し，筋を露出する．キャリパーで短縮量に印をつける．印部に糸を通す．

② 斜視鑷子で筋をはさみ，剪刀で切断する．

③ 余分な筋を強膜付着部で切除する．

④ 筋の付着部の強膜に縫着する．

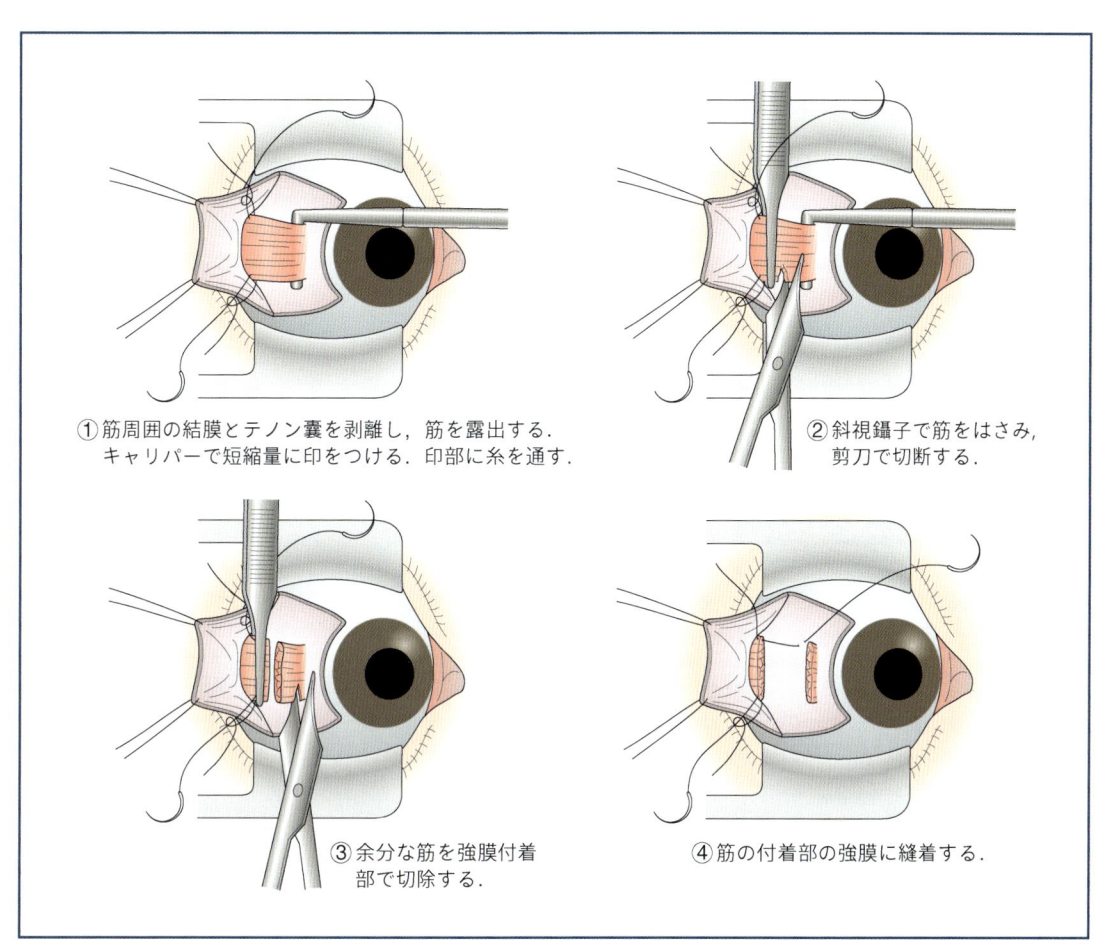

図3　短縮術
[栗屋　忍：4．斜視の手術．改訂版図説眼科手術書，水野勝義他編集顧問，p147，メジカルビュー社，1990を参考に作成]

に片端針付き糸を筋の表から裏側に通し，ついで付着部の上下端の強膜に通糸する．

❺ 斜視鉤で筋を少し浮かすようにしながら，剪刀の一方の刃を筋の下に挿入し，付着部で筋を切断する．

❻ 遊離した筋は断端につけたシルク糸を牽引糸として制御する．牽引糸で筋を前方に引き寄せながら，筋と強膜に通糸した位置を合わせ2-1-1で結紮する．

❼ 結紮した糸を牽引糸として引きながら，筋の中央に両端針で表から裏側に通し，遊離している部分を翻転して，付着部の中央強膜に後方から前方に向けて通してU字縫合として，2-1-1で結紮する．

❽ 3箇所で筋が強膜に固定されたことを確認したのち，縫合糸を1mmくらい残して短く切断し，ついで余分の筋を切断する．

IV　看護のポイント

■外回り

- 眼筋牽引により眼球心臓反射を起こす可能性がある．術中，徐脈や不整脈などバイタルの変動に注意していく必要がある．
- 小児の場合は全身麻酔下で手術することが多く，児の不安軽減を図るため，術前訪問を行いコミュニケーションを取り，安全に手術が行えるよう環境を整えておく．

4) 網膜剥離の手術

I 適応・目的

網膜剥離は突然発症し，放置すれば失明にいたる病気で，眼科の中で緊急もしくは準緊急手術の多くの割合を占める疾患である．治療はなんらかの外科的方法で裂孔を閉鎖させ，網膜剥離の消退（復位）を図り，失明を防止し，視力の回復を期待する．

II 手術の概要と注意点

網膜剥離の手術は，網膜硝子体手術と強膜内陥術（強膜バックリング術ともいう）に大別される．硝子体手術は，主に高齢者の網膜剥離や多発裂孔，深部裂孔，増殖性変化を伴う網膜剥離などに適応であるが，近年23G，25Gなどの小切開硝子体手術システムが開発されどんどん適応が拡がっている．

強膜内陥術は約60年以上前から施行されており，主に若年者の網膜剥離や網膜周辺部裂孔で裂孔数が少ない症例で選択される．強膜内陥術はシリコーンロッド，シリコーンタイヤ，シリコーンスポンジなどのバックル材を強膜に縫着する手術であり，部分バックリングと輪状締結に分けられる．ここでは，強膜内陥術の手順について説明する．

III 必要物品

- 倒像鏡
- 集光レンズ（20・14D）
- 網膜剥離用冷凍凝固（クライオ）装置
- クライオハンドピース（**図1**）
- 剥離用ジアテルミーコード・剥離用ジアテルミー針（**図2**）
- バックル材

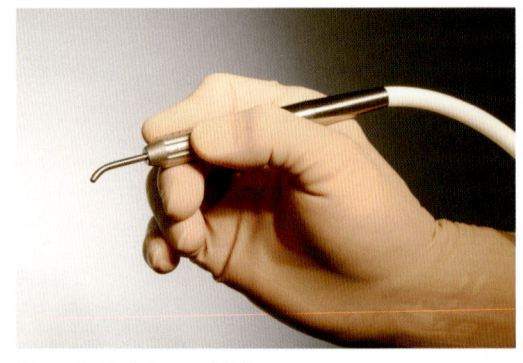

図1　クライオハンドピース

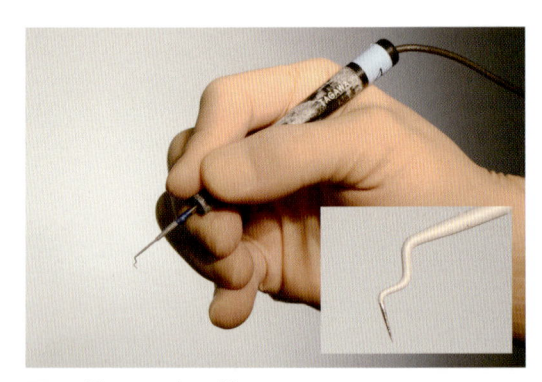

図2　ジアテルミー針

IV 手順

1. 結膜切開，テノン嚢剥離
2. 制御糸設置
3. 網膜冷凍凝固
4. バックル材仮縫着
5. 眼底観察
6. 網膜下液の排液
7. バックル材本縫着
8. 結膜縫合
9. 硝子体ガス注入

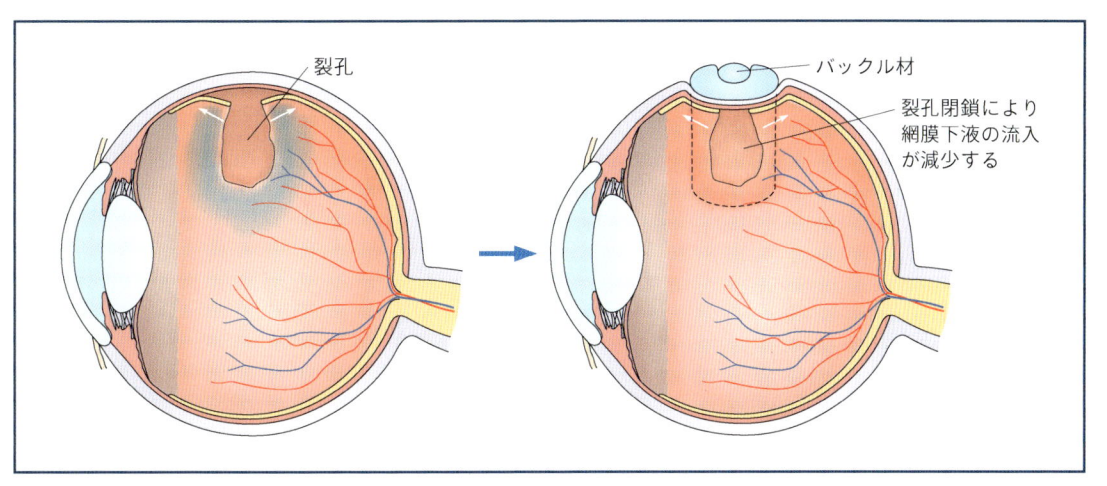

図3 バックル材仮縫着

V 手技

a. 結膜切開
部分バックリングのときには必要範囲の輪部結膜を切開し、輪状締結の場合は輪部を全周切開する。切開した結膜の断端がわからなくならないように9-0バイクリル糸などでマーキング縫合を行う。テノン囊を含め鈍的に強膜から剥離し、強膜および直筋を露出させる。

b. 制御糸設置
輪状締結なら上下内外4直筋、部分バックリングなら結膜切開部の直筋の下に斜視鉤を通し、次に4-0シルク糸を通して制御糸を設置する。ペアンではさみ、糸を引くことで眼球を回転させ術野を大きく確保する。

c. 網膜冷凍凝固
裂孔周囲の網膜に冷凍凝固を行う。凍傷の創傷治癒による瘢痕化によって、網膜と色素上皮細胞層の接着を図り裂孔を閉鎖させる。眼底を観察しながらプローブを強膜に当て、先端が裂孔周囲にあることを確認しフットペダルを踏み、網膜が白色になるまで凝固する。また、クライオを使用しないで術後数日してから裂孔に網膜光凝固を行い、裂孔閉鎖を得る方法もある。(二段階手術)。

d. バックル材仮縫着
硝子体の牽引を緩和させるため、5-0ナイロン糸などを強膜に通糸し、強膜にバックル材を縫いつける(図3)。使用するバックル材の種類や縫着の向き、方法は裂孔の大きさ、位置や数などによって決定される。

e. 眼底観察
眼底を観察しバックルの頂点に裂孔の深部、裂孔全体がバックルの前方スロープに位置しているかを確認する。もし、正しい位置にバックルがないときには、縫合をやり直す。

f. 網膜下液の排液
排液は網膜下にたまった液を強膜、脈絡膜を穿刺し抜く手技である。強膜を全層切開し、露出した脈絡膜をジアテルミーで止血したあとに27G針などの細い針で穿刺し排液する方法(図4)と強膜を切開せずに直接ジアテルミーで穿刺し排液する方法がある。綿棒や斜視鉤で眼球を圧迫し、眼圧を一定に保ちながら排液を行う。

g. バックル材本縫着
仮縫合したバックル材をしっかりと弛まないように本縫着し、眼底観察を行い、適切な位置にバックルがあることを確認する。

h. 結膜縫合
9-0バイクリル糸などでマーキング縫合を目印に、結膜を元の位置に縫合する。マーキング

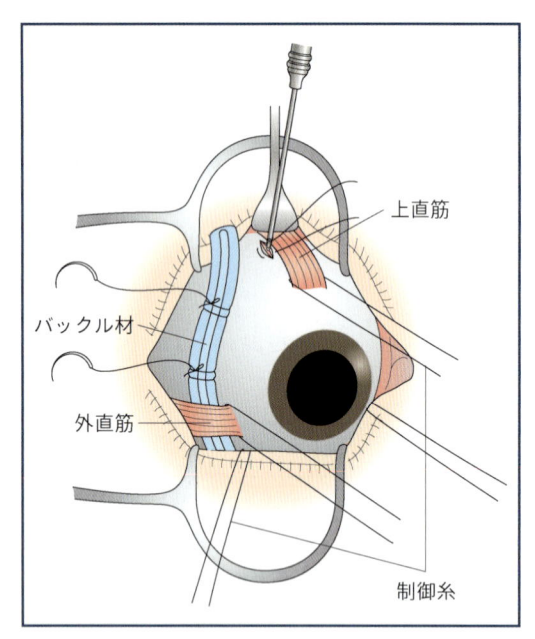

図4 網膜下液の排液

縫合は除去する．

i. 硝子体ガス注入

　バックル材縫着後に裂孔および裂孔周囲に網膜下液が残存する場合などに，硝子体内に空気やSF_6，C_3F_8ガスを注入することもある（210ページ，「硝子体タンポナーデ」参照）．ガス注入後は自然吸収されるまで腹臥位をはじめとする体位管理が必要である（160ページ，「疾患別の術前・術後の看護」参照）．

Ⅵ 看護のポイント

A 器械出し

a. 網膜冷凍凝固

- 使用する前にフットペダルを踏み，クライオのプローブ先端が氷結することを確認する．
- 冷凍凝固の際，術者は倒像鏡で眼底を確認しながら行う．助手に角膜の乾燥を防ぐための眼灌流液などを渡しておく．

b. 網膜下液の排液

- ジアテルミー針を術者に選択してもらう．ジアテルミー針は先端が鋭いので取り扱いに注意する．
- 網膜下液をMQA（吸水スポンジ）で拭きとるため，MQAは多めに準備しておくとよい．

c. バックル材本縫着

- 強膜に縫着するバックル材を事前に術者に確認して準備する．
- バックル材縫着時は縫合糸をすみやかに術者に渡せるように準備しておく．

B 外回り

- 眼底観察時は，手術室の照明を消す．
- 冷凍凝固時，医師に指示された時間を正確に測定する．ストップウォッチを用いて，時間を声に出して測定する．液体窒素ガスボンベの残量も確認しておく．
- ジアテルミーを使用する場合は，患者に対極板を握ってもらうため，患者に説明する．
- 直筋を牽引するときや眼球を圧迫しながら排液を行うときは，アシュネル（Aschner）反射（眼球心臓反射：徐脈，血圧低下など）に注意し，バイタルサインを観察する．反射出現時は医師の指示によりアトロピンを使用する場合がある．
- 直筋を操作するときは痛みを伴うため，医師の指示に従って鎮静薬や鎮痛薬などの薬剤を準備する．

Ⅶ 注意点

　使用前に倒像鏡が点灯することの確認し，集光レンズの汚れをレンズ拭きで落とす．

5）網膜硝子体手術

経毛様体扁平部硝子体手術は，従来20ゲージ（G）システムで行われていたが，2002年に25GシステムがDeJuanらにより発表され，2005年には器具の剛性や吸引効率の改善を目的とした23GシステムがEckardtらにより発表された．以来，わが国の硝子体手術は，極小切開硝子体手術（microincision vitrectomy surgery：MIVS）に変換していった．MIVSはそのゲージ数からわかるように，より小さい創口から硝子体および網膜にアプローチが可能であり侵襲が少ない反面，当初は無縫合で終了するゆえの閉鎖不全による低眼圧，眼内炎発症率の高さや器具剛性不足，吸引効率の悪さなどが問題点として提起されていた．しかし，強膜創作製方法の改良，器具の改良，手術手技の進歩から消毒方法の改善まで大きく見直されたことにより安全性および操作性が高まり，現在では，わが国のほとんどの施設においてMIVSが使用されている．本項では，このMIVSに主眼をおいて解説する．

I 適応・目的・手術の概要

通常の強膜バックリング法のみでは治療できない網膜剥離や，硝子体混濁を除去するために硝子体操作を行う．たとえば増殖性硝子体網膜症，多発裂孔，巨大裂孔，黄斑円孔，深部裂孔による網膜剥離，硝子体腔内の出血の吸引切除，増殖膜の剥離切除の場合である．

II 必要物品

- トロッカーカニューラ（図1）
- 硝子体カッター（図2）
- ライトガイド
- 眼底広角観察システムもしくは硝子体用手術レンズ
- 開瞼器（硝子体手術に適したもの）
- 圧排鉤
- バックフラッシュハンドピース
- 硝子体レンズ鑷子

III 手順

硝子体手術の際，しばしば白内障の手術を同時に行う．白内障同時手術の場合，術者により硝子体手術開始までの手順が変わってくる．眼内レンズを硝子体手術前に挿入するか，硝子体手術後に挿入するか，角膜切開の場合，縫合するか無縫合で大丈夫かなど，術前に器械出し看護師・外回り看護師と術者の間で手順の確認をすることが重要である．以下には，筆者の手順を記す．

（白内障手術終了，眼内レンズ挿入，無縫合強角膜切開）

1. 23Gの場合：結膜切開後，3ポート作製
   25Gの場合：経結膜で，3ポート作製
2. 術眼の外下方にインフュージョン設置
3. 角膜表面に分散型粘弾性物質を塗布し，眼底広角観察システムの高さ設定
4. 硝子体切除
5. 増殖膜処理
6. 網膜光凝固
7. 空気灌流
8. 23Gの場合：吸収糸にて強膜創および結膜縫合 25Gの場合：無縫合

IV 手技

a. ポート作製

トロッカーカニューラシステムを用いる．20Gの場合，結膜切開後，強膜に20Gの創を開け直接器具の出し入れを行っていたが，MIVSの場合はトロッカーカニューラでカニューラを留置（図3）して，そこから器具の出し入れをするため，組織侵襲が少ない．23Gの場合，ポート予

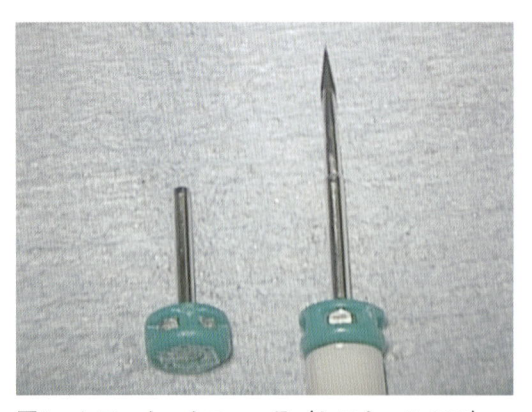

図1　トロッカーカニューラ（トロカール 23G）
　　　　　　　　　　　　　　　［画像提供：日本アルコン株式会社］

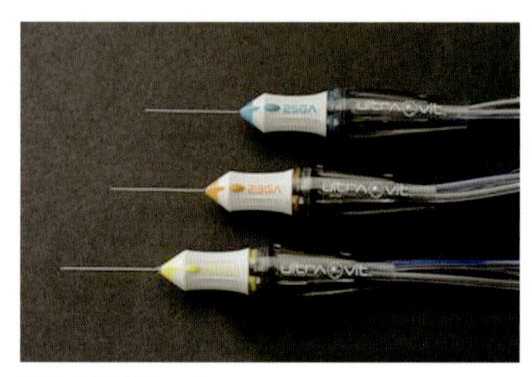

図2　硝子体カッター
　　　　　　　　　　　　　　　［画像提供：日本アルコン株式会社］

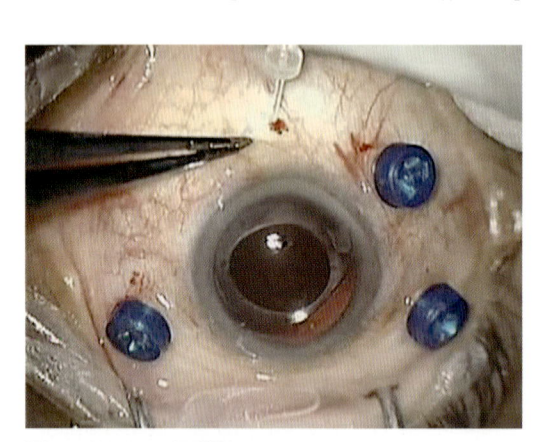

図3　カニューラ留置
　　　　　　　　　　　　　　　［画像提供：日本アルコン株式会社］

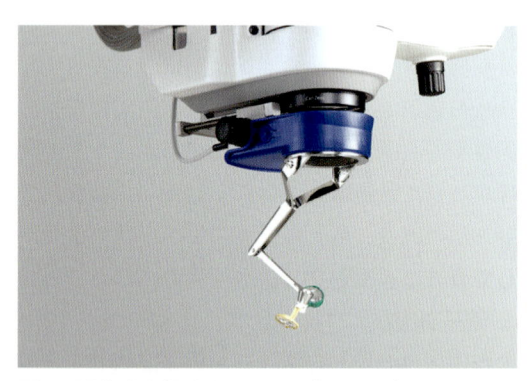

図4　眼底広角観察システム（Resight）
　　　　　　　　　　　　［画像提供：カールツァイスメディテック株式会社］

定位置の結膜を切開する．25G であれば，結膜を奥から手前に引きながら予定位置に刺入する．初回手術であれば，耳側上下および鼻側上方に刺入，カニューラを留置し，耳側下方にインフュージョンを設置する．従来のシステムでは，強膜創もしくはカニューラにプラグを差し込み，器具の出し入れの際に灌流液が眼外に出ないようにしていたが，現在はクロージャーバルブにて，プラグを使用する手間が省かれた．インフュージョンボトルは患者の目の高さから 50 cm（25～30 mmHg）とする．23G と 25G では，ボトルの高さで眼圧の値が異なるので，術者にボトルの高さを確認する．また，加圧式インフュージョン＆眼圧コントロールシステムを使用することで，硝子体手術機器が眼圧を設定してくれるので，該当する眼圧値を術者に読み上げる．術者左手からライトガイド，右手からカッターを挿入する．

b. 眼底広角観察システム（図4）

従来，眼底を観察するために強角膜上にコンタクトレンズ用リングを縫いつけ，角膜上にコンタクトレンズを直接のせて，コンタクトレンズのプリズムや凸凹を利用しながら眼底を観察していた．コンタクトレンズを回転させたり，用途別に交換するために効率は悪く，さらに視野はかなり狭い．現在，多くの施設で眼底広角観察システムを使用している．これは手術顕微鏡に設置し，眼球に直接触れず，倒像鏡の理論で眼底を観察する．ただし，上下左右に反転するので，術者の顕微鏡に反転システムを有している．これにより，視神経乳頭部，黄斑部を含む後極から網膜赤道部まで直像で観察でき，エ

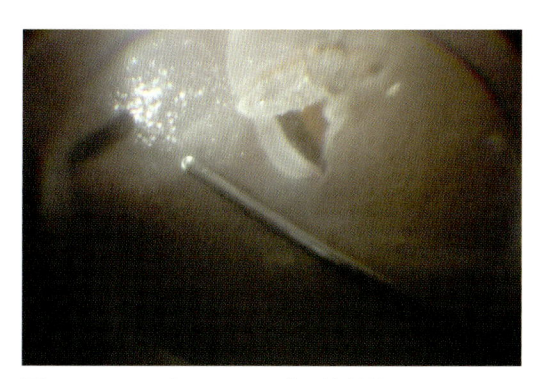

図5 トリアムシノロンの硝子体付着

夫次第では鋸状縁も観察可能である．拡大レンズもあり，視野が狭くなる一方，奥行きができて，後極の増殖膜処理や内境界膜剥離に有用であり，筆者はほぼこのシステムだけで手術している．後極の処理に，眼底広角観察システムでは解像度と立体感，安全度が不足と感じる術者は，直接コンタクトレンズをのせるが，現在のコンタクトレンズはリングがカニューラを利用して設置できるために侵襲は少ない．

c. 硝子体切除

硝子体中央部から切除し，周辺部に進む．現在，多くの施設で硝子体を可視化するためにトリアムシノロンを硝子体腔に散布する．これにより，透明な硝子体にトリアムシノロンの顆粒が付着（図5）し，残存硝子体が観察できるため，硝子体切除の精度が上昇した．硝子体を切除するカッターの回転数は，硝子体手術機器に依存する．回転数が多いほど，硝子体に隣接する網膜を誤切除しにくい．吸引力をコントロールすることにより，多くの硝子体から少量の硝子体まで安全に切除可能である．一般的に2,500回転/分を上限とする機器を使用している施設が多いが，現在は5,000から6,000回転/分も可能とする機器（図6, 図7）が市場に出ており，将来的に10,000回転/分が可能であろう．以前はカッターの吸引，回転数を外回り看護師が変えていたが，現在の機器は，あらかじめ設定しておくことにより，術者のフットペダルで変更可能である．最周辺部（鋸状縁付近）の硝

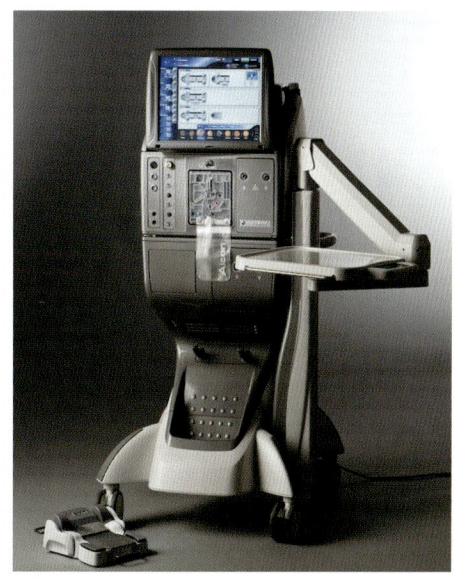

図6 硝子体手術装置（Constellation）
［画像提供：日本アルコン株式会社］

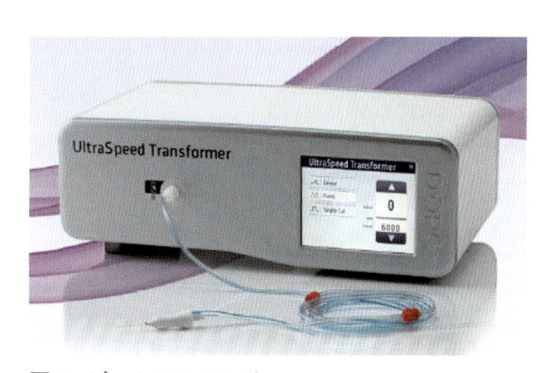

図7 ビットエンハンサー
［画像提供：アールイーメディカル株式会社］

子体を大きく残すことにより，増殖硝子体網膜症を続発する可能性のある糖尿病網膜症や経過の長い網膜剥離などは，徹底的に硝子体を郭清する必要がある．しかしながら，周辺部硝子体は網膜との癒着が強固であり観察も不十分なために，圧排鈎（図8）を用いて直接眼球を圧迫（図9）して処理を行う場合がある．

d. 増殖膜処理，内境界膜剥離

MIVSにおける増殖膜処理は，硝子体手術の概念を大きく変えた．従来の20Gシステムでは，カッターは硝子体と，剥がした増殖膜を切除・吸引し，増殖膜自体はフックで持ち上げ，

205

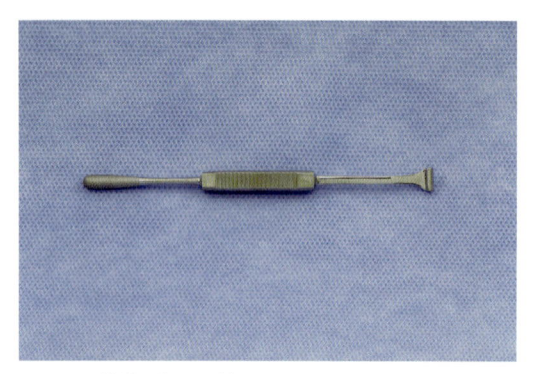

図8 圧排鉤（田野式）

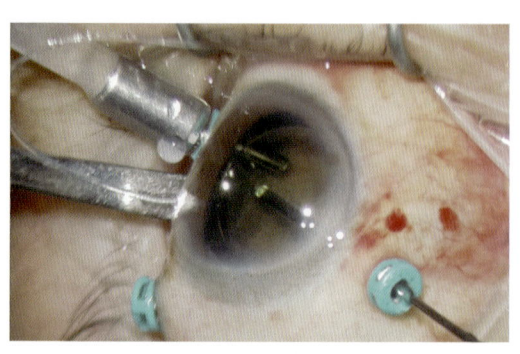

図9 圧排鉤で直接眼球を圧迫

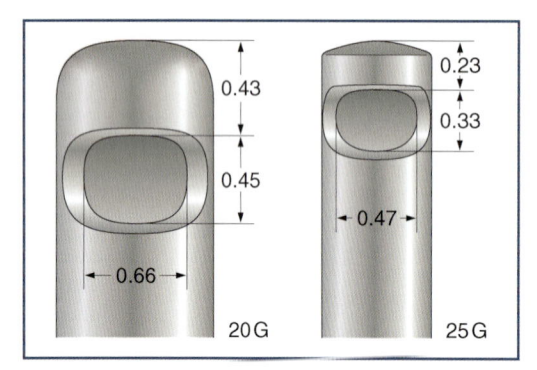

図10 硝子体カッター先端（20Gと25G）の比較

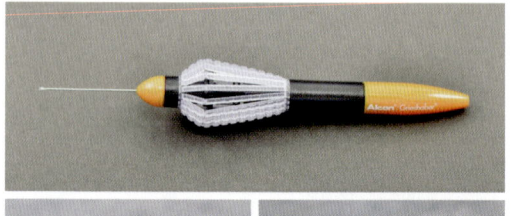

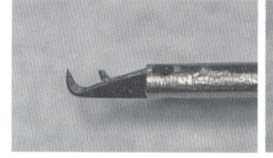

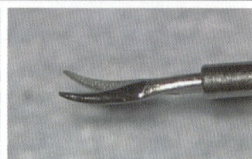

図11 膜処理に用いる尖刃
上：尖刃本体，左：垂直尖刃先端，右：水平尖刃先端
［画像提供：日本アルコン株式会社］

メンブランピーリングカッター（MPC）で分割していた．しかし，23G，25Gシステムのカッターは先端が細く，先端から吸引口までの距離が短い（図10）ために，増殖膜の剥離，切除をカッターのみで行うことも可能な場合が多い．また，後述する眼内照明システムにより，片手で増殖膜を持ち上げ，もう一方でカッターを操作するように，両手を用いて手術することも可能である．増殖膜が強固に網膜に癒着している場合は，垂直尖刃，水平尖刃（図11）を用いて膜処理を行う．黄斑前膜や，増殖膜の足がかりとなる内境界膜は，23G，25Gの硝子体鑷子（図12）を用いることで，剥離することができる．また，内境界膜は，黄斑円孔や黄斑浮腫の際も剥離するが，元来無色透明な組織であるために，基底膜に染色性のあるインドシアニングリーン（ICG）やブリリアントブルーG（BBG）を至適濃度に薄めて，網膜状に散布することで視認性が得られる（図13）．

e. 眼内照明システム

従来のハロゲン光源は，細いゲージのライトガイドでは十分な光量を得ることができず，視認性に不安があった．それを解決すべく，キセノン光源が登場した．光毒性が考えられる短波長の光をフィルターにて遮断し，熱対策が施された．さらに，光源の寿命も考慮されたLED光源（図14）は，光の色調を変えることができ，より視認性を高めることができる．キセノン，LEDを使用することにより，シャンデリア照明（強膜に固定した照明装置）がより小さく，より明るくなり，双手法が飛躍的に安全に行えるようになった．

f. 止血

増殖膜を処理する際，増殖膜内の新生血管

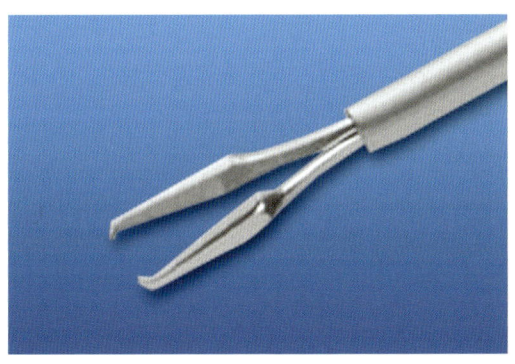

図12 硝子体鑷子（エッカード）
［画像提供：アールイーメディカル株式会社］

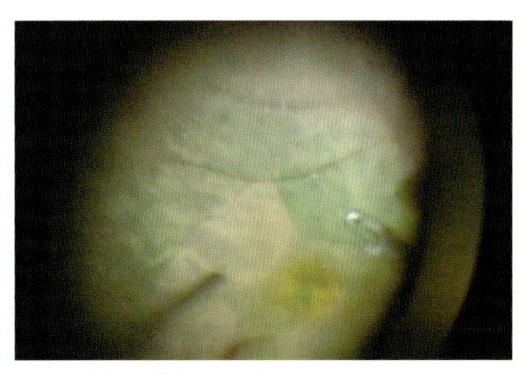

図13 内境界膜のICG染色

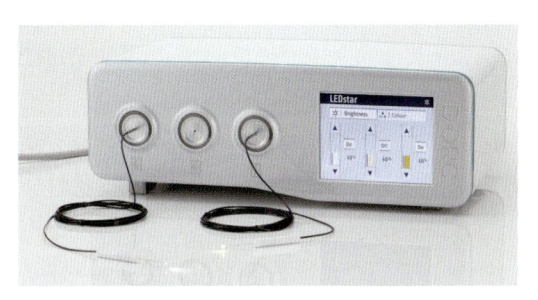

図14 LED光源装置
［画像提供：アールイーメディカル株式会社］

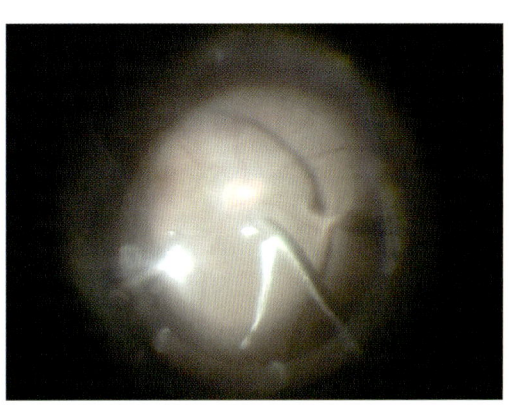

図15 パーフルオロカーボン除去

から出血することが多い．現在は，術前に抗VEGF薬を硝子体に注入することで，増殖膜内の新生血管を「枯らす」ために，術中に出血で苦慮する機会は減少した．しかし，正常網膜血管と交通のある部位では，出血がなかなか止まらないため，止血のために灌流ボトルを上昇させ，眼内圧を上げて止血する．それでも止血に苦慮する際は，眼内ジアテルミーを用いて，直接血管を焼灼する．

g. パーフルオロカーボン（PFC）

後極に及ぶ網膜剥離や，水晶体核落下，眼内レンズ（IOL）落下などの際に使用する，水よりも比重の重い液体である．パーフルオロカーボン（PFC）を使用することにより，剥離した網膜を強膜側に押しつけ，解剖学的に正しい位置に戻しつつ眼内レーザーを照射し，網膜復位を目指す．また，落下した水晶体やIOLを摘出する際に，眼内で動き回り，網膜，とくに黄斑部にダメージを与える可能性を低くするために，シールドとして使用することもある．しかし，眼内に残留させないよう，バックフラッシュニードルで完全に除去しなければならない（図15）．

h. 硝子体タンポナーデ

網膜剥離や黄斑円孔などの際，網膜を強膜側に固定・伸展する目的で，硝子体腔の眼内灌流液を空気やシリコンなどと置換する（210ページ，「硝子体タンポナーデ」も参照）．

（1）液-空気置換

インフュージョンラインにあらかじめ設置された三方弁にフィルターを通過させ無菌化した空気を流し，眼内の灌流液はバックフラッシュニードルで吸引する．眼内の空気は自然吸収され，空気のみであれば5日ほどで吸収されてし

まうが，より長期の固定・伸展を考慮する際は，6フッ化硫黄（SF_6）や8フッ化プロパン（C_3F_8）を至適濃度で混入する．これらの気体も，フィルターを通過させ，無菌化にて使用する．

(2) シリコンオイル（SO）注入

さらに長期の網膜の伸展を考慮する際，または液–空気置換後の長期の腹臥位が困難な患者，早期社会復帰を必要とする患者の場合，シリコンオイル（SO）を眼内に注入する．現在，保険請求できるSOは1種類（1000_{cs}）であるが，3ヵ月以内に乳化するため，再度SO抜去のための手術が必要となる．完全な網膜復位が望めない症例や眼球癆を防ぐ整容目的の症例に関して，長期に残存させるため高粘度（5000_{cs}）SOを使用する場合もある．

i. 強膜層の閉鎖

筆者は23Gシステムでは無縫合で終了できる機会が少ないため，全例結膜切開，縫合としている．縫合は8-0吸収糸にてX縫合としている．25Gシステムでは，カニューラを抜去する際，滅菌綿棒にて創を結膜越しに圧迫，マッサージすることにより強膜内層に硝子体が嵌頓，またトロッカーカニューラをできる限り斜めに刺入することにより強膜創の長さを確保し，無縫合で閉鎖することができる．

V 看護のポイント

A 術前

- 硝子体手術は手術時間が長いため，患者に合わせた体位の工夫が必要である．とくに全身麻酔下ではクッション枕などを用いた安全安楽な良肢位に努める．
- 硝子体手術は繊細な操作が継続するため，局所麻酔下での患者の体動は，手術自体に大きな影響を及ぼすことがある．したがって，患者には，突然には動かず，何か支障があれば口頭で伝えるように指示する．さらに不安を軽減するために看護師が術中にそばにいることを伝えておくとよい．

B 手術中

硝子体タンポナーデの看護のポイントは211ページ参照．

a. 器械出し

- 硝子体カッター，ライトガイド，レーザープローブ，インフュージョンなど多くのラインが必要となる手術である．それぞれのラインが絡んだり不潔にならないよう，医師に渡す際は十分注意を払う．また滅菌テープなどを用いラインを固定し，器械台を整理しておくことも必要である．
- 広角眼底観察システムでは，システムの取り扱いに十分注意する．レンズ表面の濁りを拭き取り，システムに装着する．
- 硝子体可視化のためにマキュエイド®40 mgを使用した際は沈殿しやすいため，医師に渡す際は必ず混合していることを確認する．
- 網膜可視化としてインドシアニングリーンを使用しさらにILM鑷子を用いた場合，鑷子の先端に膜が付着することがあるため，その際は拭きとり，使用しやすいようにする．
- 眼内に注入する薬品のシリンジ内に，空気が入っていない状態を確認して術者に渡す．これは，術野に入った少しの空気も，繊細な操作に大きな支障をきたすためである．

b. 外回り

- この術式で使用する物品は種類も多い．そのため，使用物品を器械台に出す際は医師に確認後，必ず器械出し看護師とともにダブルチェックを行う．
- カッター回転数，インフュージョンの高さなど数値化されているものは術者に適宜報告していく．
- 灌流圧が自動調整しない場合，インフュージョンの開閉時の灌流液の滴下状況を器械出し看護師，外回り看護師ともに必ず確認する．

C 術後

- 手術中に硝子体内を空気で置換した場合は，腹臥位を術後から行うことが多い．

- 腹臥位の継続は胸腹部の圧迫により消化器機能に影響を与える．その対策として，クッションを利用することで，圧迫が最小限になるようにする（163ページ参照）．
- 高齢者では長時間の同一体位の保持にしばしば困難を伴うため，声かけ，クッションの調整を行う．

6）硝子体注射

I 適応

近年，抗VEGF（血管内皮増殖因子）薬（表1）やステロイドの硝子体注射の保険適用に伴い，その数が著しく増加している．今までほとんど治療ができなかった加齢黄斑変性を代表とする脈絡膜血管新生に対し，効果的な治療法である．

加齢黄斑変性の他，糖尿病黄斑浮腫，網膜静脈閉塞症，近視性脈絡膜血管新生，特発性脈絡膜血管新生，血管新生緑内障などの眼内新生血管によって引き起こされる疾患が適応となる．

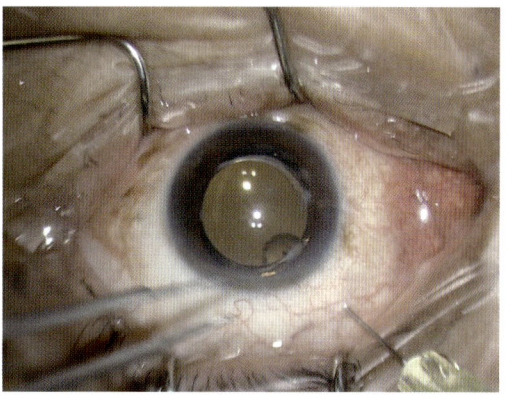

図1 抗VEGF薬の注入

II 必要物品

- 硝子体注射用器械
- 注射用薬剤（ルセンティス®，アイリーア®，アバスチン®，マクジェン®）
- 点眼麻酔薬（4%キシロカイン®点眼）
- 1 mL 注射器
- 30G 針

III 治療法

30G針を使用し，抗VEGF薬0.04〜0.05 mLを硝子体内に注入する（図1）．

IV 合併症

脳梗塞，心不全など全身の重篤な合併症を起こすことがあり，それらの疾患の既往がある患者の投与には注意が必要である．また，手技上の問題として，術中に水晶体を損傷することがある．術後合併症としては，硝子体内に直接投与を行うので，眼内炎を起こすことがあり，早急な治療が必要になる．術後に眼の痛み，充血，眼のかすみが生じた場合は，すみやかに医療機関に連絡するように指導することも大切である．

表1 主な抗VEGF薬

商品名	一般名	適応疾患
マクジェン®	ペガプタニブ	中心窩下脈絡膜新生血管を伴う加齢黄斑変性
ルセンティス®	ラニビズマブ	中心窩下脈絡膜新生血管を伴う加齢黄斑変性，網膜静脈閉塞症に伴う黄斑浮腫，病的近視における脈絡膜新生血管，糖尿病黄斑浮腫
アイリーア®	アフリベルセプト	中心窩下脈絡膜新生血管を伴う加齢黄斑変性，網膜中心静脈閉塞症に伴う黄斑浮腫，病的近視における脈絡膜新生血管，糖尿病黄斑浮腫

V 看護のポイント

A 器械出し
- 不潔にならないよう注意し，薬剤に合った吸い方で外回り看護師から注射用薬剤をもらう．
- 30G 針につけ替える．
- 術者に，角膜輪部から刺入部位までの距離（例：眼内レンズ眼 3.0 mm，有水晶体眼 3.5 mm）を確認しキャリパーを調整する．

B 外回り
- 適切な薬剤かダブルチェックし，器械出し看護師に渡す．
- 注射時間をクリニカル・パスに記載する．
- タリビッド®眼軟膏を器械台に準備する．

7) 硝子体タンポナーデ

I 適応・目的・手術の概要

硝子体は眼球の形状を保つ役割を担っている．硝子体手術によって硝子体が切除・除去された眼球では，硝子体の代わりに液体が硝子体腔を満たしている．手術中に網膜を伸ばしたり，手術後に網膜を接着させたりするために，液体の代わりに硝子体腔に空気などを入れる．これを，硝子体タンポナーデという．

硝子体タンポナーデで，現在認可を受け一般的に使用されている物質には以下のものがある．
- パーフルオロカーボン
- 空気，SF_6（6フッ化硫黄）ガス，C_3F_8（8フッ化プロパン）ガスなどの気体（表1）
- シリコンオイル

ここでは，気体によるタンポナーデについて解説する．

II 必要物品
- バックフラッシュニードル（空気置換時）
- 空気置換に使用するエクステンションチューブ（空気置換時）
- 50 mL シリンジ（ガス使用時）
- 2.5 mL シリンジ（ガス使用時）
- 30G 針（ガス使用時）
- フィルター付きルート（ガス使用時）

III 手技

気体の使用は硝子体手術中に，硝子体中の液体を空気に置換することで眼内を空気で満たし，網膜を復位させる目的で使用される（図1）．続いて網膜裂孔周囲に光凝固を行い，裂孔を閉鎖させる．他には手術の最後に網膜の伸展を維持する目的で空気，SF_6 ガス，C_3F_8 ガスを入れる．これらのガスはいずれ消失してしまうの

表1 硝子体タンポナーデに用いられる空気・気体の特徴

	空気	SF_6	C_3F_8
分子量	29	146	188
最大容積時間	注入時	24〜48 時間後	72〜96 時間後
半減期[1]	1 日	2.5 日	5 日
膨張率[2]	1 倍	2〜2.5 倍	4 倍
非膨張濃度[3]	100%	20%	12%

[1] ガスが最大の膨張量に達するまでの時間
[2] ガスを100%濃度で注入したときの膨張率
[3] 注入時の量を保ち，膨らまない濃度

で，一時的な網膜復位の補助をする目的で使用する．

Ⅳ 看護のポイント

A 器械出し
- 必要物品を外回り看護師から受けとる．
- 最初に吸ったガスは不潔とし廃棄する．

B 外回り
- 必要物品を器械台に出す．
- 術野にガスが出せるように準備する．
- 眼内に注入したガスの濃度・量を術者・器械出し看護師と確認する．

Ⅴ 注意点

空気置換を行ったあとは，網膜の再剥離を起こさせないために，空気・ガスが目的の位置に

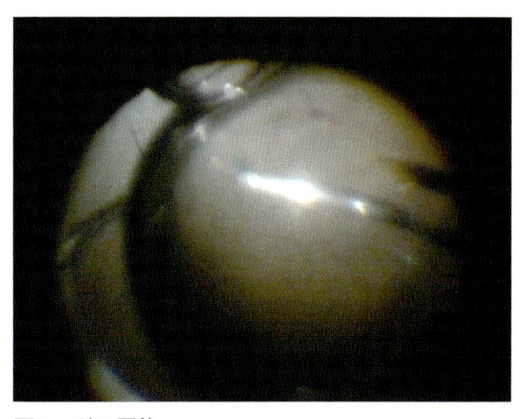

図1　ガス置換

とどまり網膜を押さえ続ける体位で，数日間（〜2週間）程度，安静にする必要がある．剥離のある部分により体位が決まる．くわしくは「網膜硝子体手術後の体位と看護」（163ページ）を参照のこと．

8）角膜移植

Ⅰ 適応・目的

角膜移植は角膜混濁のために視力障害をきたしている患者（レシピエント）を対象とし，混濁角膜を摘出し，提供された角膜（ドナー角膜）を移植することを目的とする．ドナー角膜は各都道府県に存在するアイバンクなどから提供されるか，米国などから輸入し入手する．2014年現在，アイバンクは全国に54施設存在するが常に角膜は不足しており，約2,200人以上が待機している状態である．主な適応疾患は水疱性角膜症，円錐角膜，角膜変性症，角膜感染症後，外傷後などである．

Ⅱ 手術の概要と注意点

100年以上前から施行されている角膜全層を移植する全層角膜移植と，現在も発展を続けている角膜の悪い部分のみを移植するパーツ移植（上皮移植，層状移植，内皮移植など）に分類される．全層角膜移植の適応疾患は角膜全層の混濁はもちろん，再移植やパーツ移植の困難な症例にも選択される角膜移植の基本手術であるので，今回は全層角膜移植を中心に述べる．

手術中，レシピエント角膜を切除しドナー角膜を仮縫合するまでは，眼内組織が露出しているオープンスカイの状態となり，その間に駆逐性出血や眼内組織の脱出などの重篤な合併症が起こりやすいので，もっとも緊張する時間帯であり，硝子体圧を低く保つこととなるべくオープンスカイの時間を短くすることが重要である．

Ⅲ 必要物品

- 強膜リング（フリリンガリング〔図1①〕またはダブルリング）
- ヘスバーグ・バロン氏真空トレパン（図1②）
- バロン氏真空ドナー角膜パンチ（図1③）
- 鑷子（有鉤鑷子，縫合鑷子）
- 持針器（先端が細く，ロック機能がないもの）
- 剪刃（スプリングハンドル剪刃，カッチン剪刃左右1組〔図1④〕，光彩剪刃直・曲）

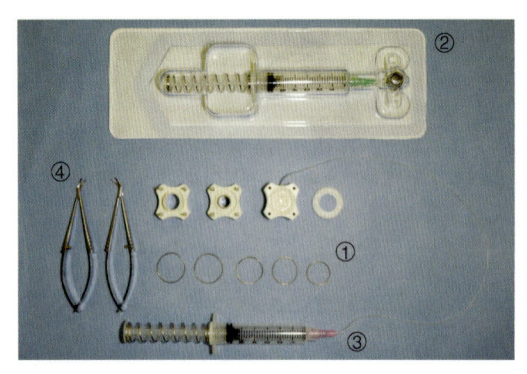

図1　角膜移植の必要物品

- 縫合糸（10-0 ナイロン糸，6-0 シルク糸，10-0 ポリプロピレン糸）
- 粘弾性物質（ヒーロン™，オペガン®）

Ⅳ 手順

1. 麻酔（全身麻酔，局所麻酔）
2. ドナー角膜移植片作製
3. 強膜リング縫着
4. レシピエント角膜切除
5. ドナー角膜移植片の縫合

Ⅴ 手技

A 術前処置および麻酔

手術の安全性を考えると全身麻酔下で行うのが理想であるが，瞬目麻酔，球後麻酔を適切に行えば局所麻酔でも可能である．術前に硝子体圧を下げるために高浸透圧薬の点滴や炭酸脱水素酵素阻害薬（アセタゾラミド〔ダイアモックス®〕）の内服を行う．症例によっては，手術開始時に硝子体切除を行い，硝子体圧を下降させることもある．

B ドナー角膜移植片の作製

ドナー角膜片の作製はバロン氏真空ドナー角膜パンチを用いる．ドナー角膜のサイズは症例によって異なるが，一般的にレシピエントのサイズ（7〜7.5 mm）より0.25〜0.5 mm 大きい径を選択する．ドナー角膜にマーキングするためにCutting Block 上の4つの穴にピオクタニン®を塗布し，強角膜片を Cutting Block 上で角膜の中心を合わせる．内皮面に粘弾性物質を塗布し，Seating Ring をのせシリンジで陰圧をかけて固定し，Punch Blade で一気に打ち抜く．ドナー角膜片を内皮面に触らないよう鑷子でつかみ，10-0 ナイロン糸をマーキングされた4点のうち1点の上皮側から実質深層に通糸し，蓋つきのシャーレで保存する．

C 強膜リングの縫着

オープンスカイになった際の眼球が虚脱するのを防ぐ目的で，フリリンガーリングなどの強膜リングを5-0 シルク糸などで経結膜的に最低4針強膜へ縫着する．

D レシピエント角膜の切開

角膜輪部に1ヵ所サイドポートを作製し，粘弾性物質を前房内に注入しておく．レシピエント角膜の水分を拭きとり，中央にピオクタニン®ペンでマーキングをし，そのマークに合わせヘスバーグ・バロン氏真空トレパンを吸着させる．トレパンの内部に角膜を切開する刃があり，ノブを回すことで刃が回転しながら前に出て，角膜を垂直に切開する．角膜が一部穿孔したあとは，カッチン剪刃で残りの角膜を全周垂直に切除する．

E ドナー角膜移植片の縫合

ドナー角膜片を術野に移動させてマーキングに合わせ，レシピエントの12時，6時，9時，3時の位置に10-0 ポリプロピレン糸でまず4針仮縫合を行う．このとき，ドナー角膜がレシピエントに対し，上下左右均一にかつしっかりと縫合されてなくてはならない．

最初の4針の間に，さらに4針仮縫合を追加する．縫合中は適時前房内に粘弾性物質を追加し前房を確保する．次に1時方向より，一定の間隔で10-0 ナイロン糸を用い16針または24針連続で本縫合を行い，仮縫合を除去する．縫合法には端々縫合のみ，端々縫合と連続縫合で行う術者もいる．

その後，サイドポートより灌流液を注入し，粘弾性物質の除去および前房形成を行い，創口

図2　角膜移植前（左）と後（右）

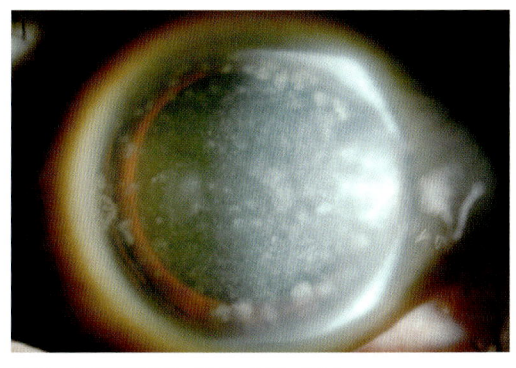

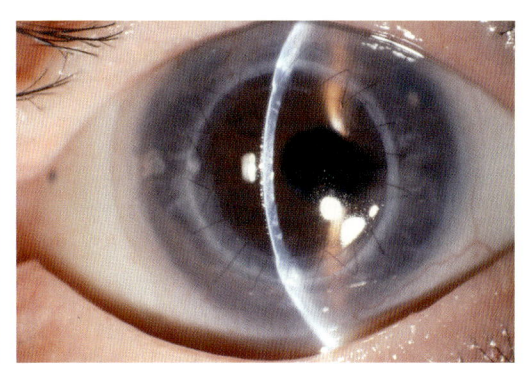

から前房水の漏出がないことを確認する．

　最後に強膜リングを外して抗菌薬とステロイドの結膜下注射を行い，治療用コンタクトレンズをのせ，眼帯をして終了となる（図2）．

Ⅵ　看護のポイント

A 器械出し

a. ドナー角膜片の準備

- 保存液（Optisol-GS®，図3）内で冷蔵保存されている強角膜片を手術開始約1時間前に室温に戻す．
- 強角膜片を洗浄するための灌流液（オペガード®やBSS plus®）単独と抗菌薬を入れた灌流液を入れたビーカーを用意する．

b. ドナー，レシピエントの角膜切除

- 使用するトレパンの種類とブレード（直径）を術者に確認して間違えないように準備する．
- 角膜切除の際，シリンジで陰圧，真空状態をつくる必要があり，医師の指示に従いシリンジのプランジャーをしっかり押したり，素早く放したりする．

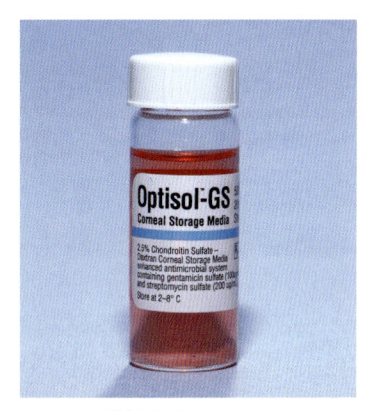

図3　角膜保存液

c. 縫合の準備

- レシピエント側の角膜切除後に移植片の縫合をしていく．縫合の準備をすみやかに行い，開放状態を短縮できるようにする．
- 何度も角膜を縫合する術式であるので，針の切れ味が大切であり，針先をぶつけたり，持針器に装着するときに針先を触ったりしないように注意する．

B 外回り

術前オリエンテーション

- 移植片を仮縫合するまでは，眼球に少しでも圧が加わらないように注意しなければならない．そのため，患者へ，怒責や体動のないよう十分に説明しておく必要がある．

9）眼窩吹き抜け骨折の手術

I 適応・目的

　鈍的な外力（野球ボール，グーパンチなど）が眼部に強くあたると，眼窩の薄い部分が骨折する（図1）．そのほとんどが眼窩の下側と鼻側である．この骨折部に外眼筋や眼窩脂肪がはさまったり，落ち込むことで複視や眼球陥凹などの症状が生じる．受傷機転，症状，および眼窩CT検査（図2）によって「眼窩吹き抜け骨折」を診断できる．

　手術の目的は，複視の軽減と眼球陥凹の防止であるが，眼窩脂肪と上顎洞粘膜が癒着する前，すなわち，受傷後2週間以内に手術を行うのが望ましい．しかしながら，小児では悪心・嘔吐や徐脈を生じることが多く（迷走神経反射症状），生命にかかわる場合があるため，緊急手術が必要となる．

　複視の検査にはヘス赤緑試験，両眼注視野検査を，眼球陥凹の検査にはヘルテル眼球突出度計を用いる．

II 手術の概要と注意点

　骨折部に嵌頓した組織を眼窩内に戻す．必要に応じて，上顎洞側から骨折部を塞ぐために，上顎洞にシリコン性のバルーンを挿入する．手術は眼科用顕微鏡を使用し，経下眼瞼睫毛下アプローチで行う．

　上顎洞バルーン挿入術は，上顎洞内にバルーンを挿入するための骨窓を作製し，バルーンを挿入する．顕微鏡操作ではないため，術野を無影灯で照らしながら行う．

III 必要物品

- ブローアウトバルーン（図3）（以下，バルーン）

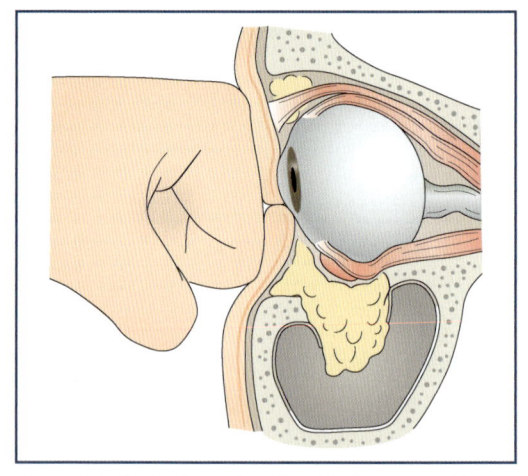

図1　眼打撲時の眼窩吹き抜け骨折のイメージ

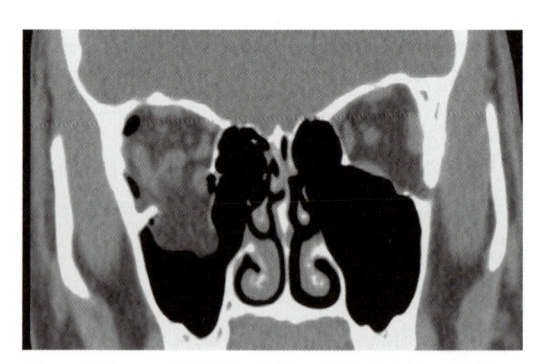

図2　眼窩CT冠状断　右眼の眼窩吹き抜け骨折

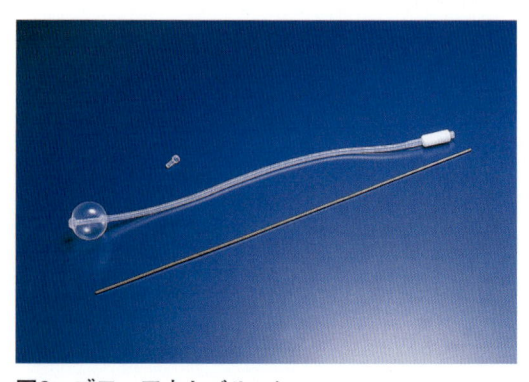

図3　ブローアウトバルーン
本体は風船とチューブからなる．チューブを挿入するための誘導針（プッシャー）とチューブの先端を塞ぐ栓がある．
［画像提供：株式会社高研］

IV 手技・手順

A 手術全体の流れ

❶ 4-0 シルク糸を下直筋に通糸し，forced duction test を行う．

❷ 下眼瞼皮下全体に局所麻酔をしたあとに，睫毛下 1 mm のところで皮膚切開し眼輪筋を露出する（図4）．

❸ 眼輪筋前面を下方に鈍的に剥離し，眼窩下縁付近の眼輪筋間を上下に鈍的に裂き，眼窩隔膜を露出する．続いて眼窩下縁を露出する．

❹ メスで骨膜を切開し，骨を露出する．上方の骨膜に 6-0 吸収糸（a）を縫着する．

❺ 骨膜剥離子で眼窩から骨膜を剥離し，骨折部に到達する．骨折部にはまりこんだ組織をコメガーゼやノイロシートで組織を保護しながら引き上げる．脳ベラで上方に組織を抑えこみ，骨折部全体を確認する．

❻ 骨片で骨折した部分を塞げない場合は，バルーンを使用し，上顎洞側から骨折部を塞ぐ（次の「上顎洞バルーン挿入術の流れ」を参照）．

❼ 組織の骨折部への再嵌入がないことを確認し，バルーンの量を決定とする．

❽ ❹の（a）の吸収糸を下方骨膜にかけ，骨膜創を閉じる．眼輪筋を上下に縫合する．6-0 ナイロン糸で皮膚を連続縫合する．

● 術中合併症：眼窩下動静脈からの拍動性出血，バルーン破裂

B 上顎洞バルーン挿入術の流れ

❶ 5,000 倍ボスミン®を 3 滴混注した 2% キシロカイン®液を 2.5 mL 犬歯窩口腔粘膜に注射する．

❷ エレバラスタ骨膜剥離子で上顎骨前面を剥離する．

❸ 丸ノミで上顎骨に 10 mm の円形骨窓を作製する．

❹ 上顎洞粘膜を切開し，バルーンを挿入する．

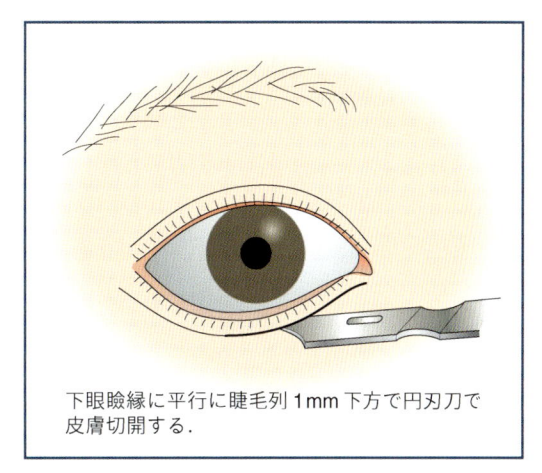

下眼瞼縁に平行に睫毛列 1 mm 下方で円刃刀で皮膚切開する．

図4 皮膚切開の位置

❺ バルーン内の空気を抜き，生理食塩水を注入する．抵抗があれば，いったん注入を中止しモスキートペアンでバルーンの遠位端をクランプする．

❻ 皮膚創から注入量を確認する．再注入の際は，器械出し看護師に依頼する．

V 看護のポイント

手術は痛みを伴うために全身麻酔下で行われることが多く，麻酔導入前に，患者とスタッフによる術眼，術式の確認を必ず行う．

局所麻酔下で行う場合には，以下の注意点を術前に患者へ伝えておく．

● 手術中は疼痛が伴うことがあり，随時麻酔を追加できること．
● バルーン挿入前，頬骨を削る音が響くこと．
● 口腔内に血液がたまるが，術中に吸引除去するので飲み込まないこと．

術中の器械出しおよび外回りの注意点

● 全身麻酔時の気道挿管チューブの皮膚固定は，術眼と反対側の口角にすると，手術操作がしやすくなる．
● 術野は眼窩深部であるため，出血の吸引には，先端が細いローゼン吸引嘴管を使用する．さらに，出血に対して，5,000 倍希釈ボスミン®0.1%液（以下，5,000 倍ボスミン®）を含

ませたコメガーゼを軽く絞って使用する．また，術中に眼窩下神経に触れると疼痛が生じるため，4％キシロカイン®液を使用する．器械台上にこれらの薬液を出す際は，あらかじめ薬液名を記したシャーレに入れる．
- コメガーゼの体内遺残を防ぐため，骨膜縫合前にガーゼのカウントを実施し，枚数が揃っていることを術者へ報告する．あらかじめガーゼカウント用紙を用意し，器械台に出したガーゼの枚数を明確にしておくとよい．
- バルーンを上顎洞に挿入する場合は，眼窩で使用した器械とは別にバルーン挿入のセットを準備する．バルーンの拡張に用いる液体には，ピオクタニンブルー液で染色した生理食塩水1 mLとウログラフィン5 mL，計20 mLを用い，20 mLシリンジに注入して準備しておく．バルーン誘導針（以下，プッシャー）をチューブに挿入する前に，濡れたガーゼなどでプッシャーを濡らしておくとよい．これは，バルーンの留置後にプッシャーをチューブから抜きやすくするためである．
- バルーン内への液体追加注入は術者の指示が出てから行う．バルーンと20 mLシリンジの接続部が外れないようにしっかりと押さえ，ゆっくりと注入する．その際，注入量は術者の指示に従うため，注入量を報告しながら行う．注入時，ロックしてあるペアンを外すと圧力で液体が戻ってきてしまうので，しっかりとシリンジの内筒を押さえてから，ペアンを外す．
- バルーン挿入は口腔内の操作であり，挿入後は準清潔区域から清潔区域に移るため，術者，助手，器械出し看護師は手袋を交換する．

10）眼瞼内反（睫毛内反）症手術

I 適応・目的

表層角膜炎・角膜びらんが遷延する場合，充血・羞明・流涙・眼脂がある場合は手術適応となる．

乳幼児は睫毛が軟らかく，眼球への接触がある場合でも成長とともに軽快するため，経過観察となることが多い．4～5歳時に所見・症状がある場合は十分な程度評価後手術を考慮する．

長期経過で再発もある程度多い疾患であるため術式がさまざま考えられている．睫毛乱生と混同され治療される臨床例も多いので注意が必要である．

II 必要物品

- 角板
- 挟瞼器
- メスホルダー
- T字クランプ
- バーク氏鑷子

III 手技

A 埋没法

短時間で済み，安全で再手術も可能であることから，とくに小児の内反症手術にもっともよい方法である．

① 皮膚側の縫合糸の出口に尖刃刀で，皮膚の皺に沿った切開創をつくる．
② 結膜円蓋部寄りの瞼板縁から両端針で糸（ナイロン糸または吸収糸）を刺入，眼瞼皮膚から針を出す（図1）．結紮をこの中に埋没させる．一種の二重瞼手術である．
③ 内反症による睫毛の角膜への接触の範囲により，通糸の数を増減する．
④ 術後，抗菌薬の軟膏を点入，眼帯をする．
⑤ 抜糸はしない．

B 切開法

経皮的に，瞼板・眼輪筋・下部瞼板靱帯を処

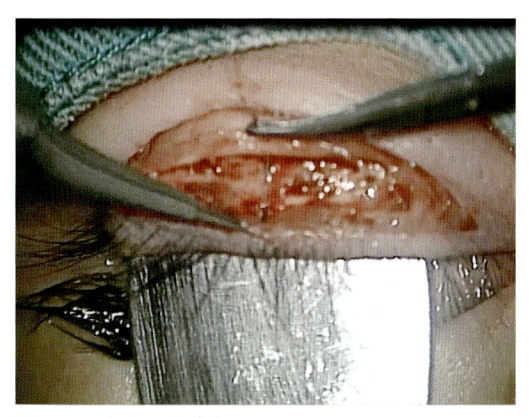

図1 眼瞼内反症手術

理する方法である．Hotz法が有名であるが，皮膚切除で主に水平方向に短縮する久富法，下部瞼板靱帯を垂直方向に短縮するJones変法を組み合わせることが多い．

IV 看護のポイント

A 器械出し

- 外眼手術（眼球手術を除く）は，眼球手術に比較し常在菌が多く存在する部位である．
- 消毒後の取り扱いは，通常器械と同様であるが，眼内手術に比較し不潔になりやすい手術操作となるため，器械の取り扱いに注意する．

B 外回り

- 術後は，眼瞼部分（創部）の圧迫止血を十分に行う．

V 注意点

- 対象患者は，外来日帰り手術患者が多いため，術後の患部保護や注意点などを説明する．
- また，翌日診察に来てもらうため，当日は眼帯を外さないように説明する．
- 眼帯より流れ出る出血があった場合など，術後出血の可能性があることを考慮し，自己圧迫法を説明し，夜間の緊急連絡先を案内する．

VI 安全対策

- 外来日帰り手術の場合には，眼帯をしたまま帰宅することが多いため，視野が通常と異なる．眼帯をした眼の側に死角が生じることを説明し，転倒や患側を壁などに強打しないようになど，注意すべきことを説明する．
- 手術当日，翌日の朝も洗眼は控えてもらい，抜糸後より可能となることを説明する．さらに，眼瞼部分をこすらないように注意してもらう．

11）眼瞼下垂手術

I 適応・目的

眼瞼下垂のため視力障害が起きている場合に手術適応となる．程度はMRD：margin reflex distanceで評価することが多い．小児では，弱視の原因となる．美容上の下垂は，形成領域と重複するため問診が重要である．

II 必要物品

- 角板
- 眼科用キャリパー
- バーク氏鑷子（指示時使用）
- メスホルダー
- デスマル開瞼鈎

その他，挟瞼器，T字クランプを術式によって使用する．また，メスの代わりに炭酸ガスレーザーメス，高周波ジアテルミーメスを用いることもある．

III 手技

A 経結膜法

❶ 2％キシロカイン®を上眼瞼皮下および上眼瞼円蓋部に浸潤麻酔する．麻酔薬にて結膜と眼瞼挙筋を剥離するとあとの処理が容易

となる.
❷ デスマル開瞼鈎で上眼瞼を二重翻転する.
❸ 瞼板縁近辺の結膜に横方向に小切開を入れ,剪刀にて結膜と眼瞼挙筋を剥離する.
❹ 眼瞼挙筋を露出してバーク氏鑷子で固定し,必要なだけ奥まで剥離を進める.必要な長さが得られたら眼瞼挙筋を瞼板から切り離す.
❺ 短縮して瞼板に縫着する眼瞼挙筋部位の3ヵ所を非吸収性縫合糸（7-0ナイロン糸など）で通糸,縫合する.
❻ 剥離した結膜を8-0バイクリル糸にて縫合する.
❼ 抗菌薬を点入,圧迫眼帯をして終了.

B 経皮法

経結膜法と同様に眼瞼挙筋を切り短縮する方法と,挙筋腱膜に7-0ナイロン糸を用いてタッキングし短縮する方法などがある.皮膚面からの切開のため,余剰皮膚の切除も同時にでき,加齢性の皮膚弛緩症合併例にも有効である.

IV 看護のポイント

● 器械出し,外回りともに,「眼瞼内反（睫毛内反）症手術」（前ページ）を参照.

8章

眼科看護とクリニカル・パス

1) クリニカル・パスの概要

I クリニカル・パスとは

　クリニカル・パスとは，一定の疾患や疾病をもつ患者に対しての入院指導，オリエンテーション，ケア処置，検査項目，退院指導などをスケジュール表のようにまとめてあるものである．これは，医師，看護師，コメディカルが多職種と連携して行うチーム医療の中で，効率的に患者の治療・ケアを行うためのケアのシートである．

　患者にも入院時にこのシートを使ってケア計画を説明するため，入院後の経過が理解できる．また，インフォームドコンセントを行ううえで使用できるので，患者や家族も参加できる医療を行ううえでのコミュニケーションツールにもなる．

　治療・ケアのフローシートとして業務が明確になっていることで，落ち度なく必要な検査や患者指導ができるため，在院日数の短縮につながり，医療費削減にもなる．

　新人スタッフ（医師，看護師など）にも何日目に何をするのかが一目瞭然なので，新人オリエンテーションや，スタッフ教育のツールとしても，治療・ケアの質の均一化をもたらすものとしても用いられる．

II クリニカル・パスの基本構成

　パスの作成スタイルは，医療者用パス（①オーバービュー・パス，②日めくり式パス，③ステージ式パス〔ステップ式パス〕，④オールインワン・パス，⑤連携パス）と，患者用パス（入院診療計画書，患者パス，検査説明・同意書の一体型パス）がある．

　クリニカル・パスの基本構成は，①時間軸，②ケア介入，③ケアの標準化，④変化要因（バリアンス）の4つである．

a. 時間軸

　ケア介入の内容によって異なり，15分ごと，1時間ごと，1日ごとという単位であったり，疾患の状態，疾患の急性度，回復状況，ADL などで記入することも可能である．

b. ケア介入

　疾患や疾病，病院，病棟によって異なる．ケア介入単位（アセスメント，活動，リハビリテーション，薬剤，栄養，退院指導，検査，その他）で記入することも可能であるし，介入グループ単位（看護，栄養士，理学療法士，作業療法士，ソーシャルワーカー，その他）で記入することも可能である．

c. ケアの標準化

　時間軸とケア介入を明確にしてから行う．疾患の治療，ケアがどのようになされるべきかを話し合い，一度標準化されても固定されるものではなく，常に話し合って変更されていかなければならない．

d. 変化要因（バリアンス）

　標準化したクリニカル・パスから逸脱したケア介入や時間軸の変化したものをバリアンスという．それは，ケアを行うに際して，質の向上や効率化を妨げる要因である．バリアンスの分

類方法は病院によってさまざまだが，一般的に，①システム，②患者・家族，③医療スタッフ，④その他の4つに分類される．バリアンスの内容を明確にしていくことで，質の高い効果的なケアを提供していくうえで，何が障害になっているのかが明確になっていく．

Ⅲ クリニカル・パスの利点・欠点

クリニカル・パスを使う利点は，作成の目的や段階によって違い，どの程度有効になるかは医療チームのかかわり方によるものが大きい．

一般的には，①チーム医療，②患者中心の患者参加型の医療が可能，③共通言語ツール，④在院日数の短縮，⑤教育オリエンテーションツール，⑥医療ケアの標準化が可能，⑦退院プランになる，⑧組織のコミュニケーションレベルの向上，⑨ケアの質の均一化，がある．

クリニカル・パスの欠点としては，①適応疾患が限られる，②通り一遍の対応に陥りかねないことである．クリニカル・パスはツールとして活用し，患者のニーズや個別性に対応していかなければならない．

2）眼科におけるクリニカル・パス

以下に，筆者の施設における白内障水晶体再建術クリニカル・パスを例に，眼科の医療者用パス（図1）と患者用パス（図2）について解説する．両方のパスに共通する注意点として，眼は左右に1個ずつあるため，術眼の確認行為はどの過程でも重要となる．クリニカル・パスも患者確認用紙と同様，左右をわかりやすく，間違えがないようにカタカナ表記（ヒダリ，ミギ）としている．

Ⅰ 医療者パス

医療者パスは大きく，①入院時～手術前，②手術中，③手術日術後，④手術翌日以降，の4ステージに分かれている．

A 入院時～手術前
a. アセスメント

視力低下のある患者は，リストバンドの文字が読みづらく間違えに気がつかないことがあるため，入院時確認のためにリストバンドの氏名を確認する．

入院時から眼の症状を確認することで，術前・術後の異常の早期発見を行う．

b. 薬剤

現在の内服内容の確認とともに点眼手技を確認する．水晶体再建術は短期間の入院であるため，入院時から退院後の点眼状況を把握することで早期に指導していくことができる．

c. 活動・セルフケア

患者の日常生活状況を確認し，入院生活中の転倒転落予防を行う．

d. 患者指導

オリエンテーションは患者パスを使用し実施していく．ここでは手術前後についてだけではなく，退院以降の生活についてもオリエンテーションを行う．患者に術前から退院後の生活をイメージしてもらうことで，入院中に疑問・不安に対処することを目的にしている．

B 手術中

手術経過に合わせ時系列で記載できるようにしている．標準的な薬品を使用しているため，目的ごとに薬剤を表記する．麻酔類は使用量を記載する．麻酔に使用する薬剤は術後に薬効が残るため，投与時間・投与量を記載しておくことで，病棟スタッフが疼痛状態や歩行状態などをアセスメントすることができる．

C 手術日術後
a. アセスメント

帰室後より術後の眼痛などの症状確認を行う．また，術直後は麻酔を使用したことにより眼痛などの痛みが出現しないことがあるため，

図1　白内障医療者パス

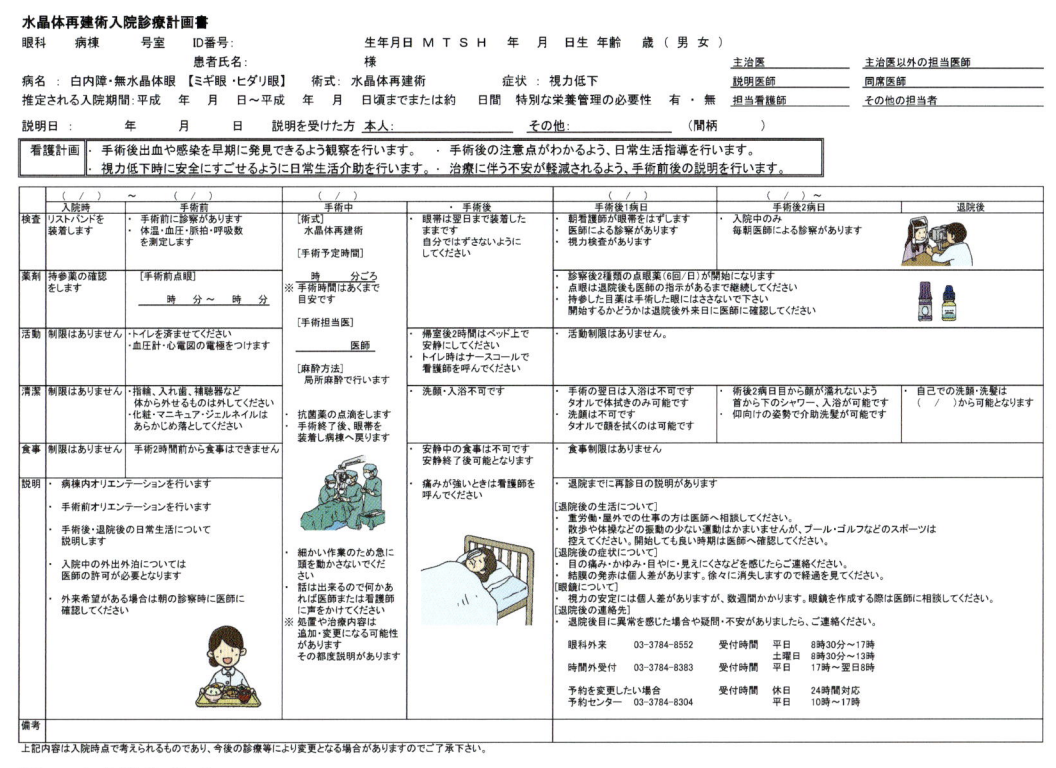

図2　白内障患者パス

眼症状は継続的に観察していく．

b. 活動・セルフケア

清潔行為の制限があるため，どの行為ができないのか表記することで，統一したケア・指導を行う．

D 手術翌日以降

a. アセスメント

眼帯を外したあとより，眼症状の観察をしていく．術眼への点眼が開始となるため，点眼手技を確認し，指導を行っていく．

b. 患者指導

退院までに退院指導を行う．入院時に術後の注意事項などの説明は行っているが，実際手術をしたことで患者は新たな疑問や日常生活について不安に思うことがあるため，再度退院に向けて指導する．

II　患者パス

筆者の施設では，入院時に患者パスを使用し入院から退院後自宅での生活や注意事項について説明している．患者は眼科手術を受けているため，字はなるべく大きくしわかりやすい表現で記載する．

患者パスも医療者パスと同じく，①入院時から手術前，②手術中，③手術日術後，④手術翌日以降，に分かれている．

A 入院時から手術前

入院から手術前までの内容と手術時・術後・退院後について説明する．術前に行う散瞳薬の点眼時間・注意事項や，術後の眼帯装着や眼内レンズ挿入による視野狭窄や遠近感の変化などで転倒や転落の危険性があることを患者や家族に説明する．

B 手術中

手術室で行う処置や水晶体再建術は局所麻酔であり会話ができること，顕微鏡を使い手術するので顔を動かさないようにすることを説明する．

C 手術日術後

病棟に帰室後，2時間のベッド上安静・禁食となる．安静終了後は，眼帯をしている状態での歩行に慣れておらず視野が狭くなり転倒しやすいことや，術眼の安静と保護のために眼帯を外したり洗顔したりできないことを説明する．

D 手術翌日から退院まで

清潔・活動について日時を確認し実施していく．退院までに再診日の確認と退院後の注意事項を患者に確認し指導を行う．退院後，自宅に戻ってから眼の症状に変化が起こることがあるため，退院後の起こりうる症状，変化について記載しておく．

Memo

外来との連携

パスの開始は入院時からとなっているが，外来では入院後スムーズに手術が行えるよう，術前検査などが確実に行われているかを確認し，また，手術における注意事項などを患者が理解して入院し治療を受けることができるように説明を行っている．外来での検査確認や術前後ついての説明が不足していると，手術の予定が変更されたり，術後の治療などに影響したりすることがあるため重要である．

9章 ロービジョンケア

I 看護師は患者をどうみているか

　眼科医療においてロービジョンケアの重要性は言及するまでもなく[1-3]，その担い手である眼科スタッフの役割は大きい．そのためにもわれわれが患者をどのようにみているのかを考えることは重要である．

　「みる」には，「見る」「視る」「眺る」「診る」「看る」「望る」「省る」「察る」「証る」そして「観る」などがある．このうち，「見る」は網膜に像が映ることを意味し，医師は患者を即時的に判断する意味合いで「診」ており，看護師はそばに寄り添って患者を「看」ている．そして，検査や視能訓練を行う視能訓練士は，注意して分析するという立場で「視」ている．

　しかし，すべての医療者は，患者を病める人として全人格的に，総合的にみる必要があり，「観る」がそれにあたる．すなわち，医師主導の医療ではなく患者主導の医療が求められている（表1）．

II 失明とロービジョン

　視覚障害はその程度から失明（盲：blindness）と弱視（partial sight）に分けることができるが，わが国における失明は一般にまったく見えない状態である「眼科的失明」を意味し，厚生労働省の定義，すなわち法的盲でも指数弁（＝0.01）以下とされている．

　一方，世界保健機関（WHO）の失明の基準では両眼視で矯正視力が0.05未満もしくはそれに相当する視野障害（視野が10度以内）の場合で，米国の法的盲は0.1以下であり，これらは「社会的失明」である．

表1　医学と医療の違い

	医学	医療
対象	疾患	疾患を有する人
目的	治癒	QOLの向上
方法論	診療学（診断・治療）	障害学 リハビリテーション
従事者	医師	医師 視能訓練士 看護師 作業療法士 理学療法士 言語聴覚士 心理士 メディカルソーシャルワーカー
問題点	治療不能の場合	チームアプローチとしての多職種を必要

［簗島謙次：ロービジョンケアの実際と将来への展望．眼科 41（2）：1515-1522, 1999を参考に作成］

　また，弱視にも，目の器質的病変による社会的弱視（教育的弱視）と，眼科でいう斜視弱視や不同視弱視などの機能的弱視，すなわち医学的弱視（amblyopia）とがある．これら2つの弱視が存在するため教育・福祉と医療間に混乱が生じているので，最近はロービジョン（low vision）という共通言語が用いられている．ロービジョンをWHOは視力0.05～0.3未満と定め，米国医師会は能力障害の観点から20/1000～20/80（小数視力換算で0.02～0.25）をロービジョンとしている．

　このロービジョンは，以前「低視力」といわれていたが，視力障害や視野障害はいうまでもないが，色覚異常，調節障害や突然片眼になった場合も含むありとあらゆる視覚障害を意味しており，日本語訳も「低視覚」とすべきである．

III 視覚障害者の実態

　2011年の厚生労働省調査では，身体障害者

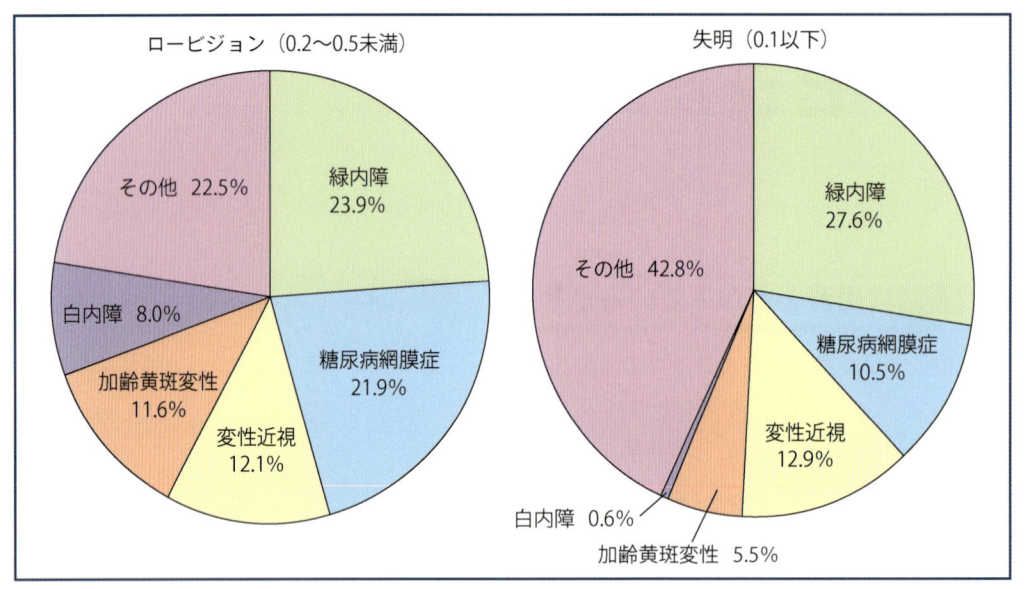

図1 視覚障害の重症度別の原因疾患
糖尿病網膜症は治療の進歩にて失明（0.1以下）する患者は減少したが，今なおロービジョン（0.2〜0.5未満）者は多い
［日本眼科医会研究班報告「日本における視覚障害の社会的コスト」，2007］

手帳（「巻末付録2」参照）をもっている18歳以上の視覚障害者は31万600人，18歳未満は4,900人と推測されている．一方，日本眼科医会研究班報告（2007年）「日本における視覚障害の社会的コスト」では，よく見える眼の矯正視力0.5未満の視覚障害者は約164万人，うち0.2〜0.5未満のロービジョン者は約145万人，0.1以下の失明者は約18.8万人であった．また，「北九州市内19病院眼科における視覚障害者の実態調査」によれば，0.3未満および身体障害者手帳に該当する視覚障害者は眼科通院患者の約5％と推測されている．これらの原因眼疾患は，2007年の日本眼科医会調査では，糖尿病に対する医療の進歩により糖尿病網膜症の失明は減じ，緑内障が第1位となった（図1）．

IV 国際障害分類・国際生活機能分類

WHOは，国際障害分類（International Classification of Impairment, Disability and Handicap：ICIDH 1980）を定め，これを視覚障害に当てはめると表2となる．眼疾患と視機能障害までを眼科医療が分担し，それ以後の訓練は教育や福祉が担当していた．この眼科と教育・福祉の間の垣根は非常に高く，情報はほとんど交換されていなかったが，最近はこの垣根を低くし，ともにがんばるのがロービジョンケアで，保有視覚を最大限に活用してQOL（quality of life）の向上を目指すケアと定義する[4]．

このICIDH 1980は疾患や障害を中心に考えたものであったが，障害者の視点から見直し，国際生活機能分類（国際障害分類改定版 International Classification of Functioning and Disability：ICF 2001）に改定した．ICIDHの機能障害を「心身機能・身体構造（body structure/function）」，能力障害を「活動（activity）」，社会的不利を「参加（participation）」に変えた（図2）．

V ロービジョンケアとロービジョンリハビリテーション

眼科医療が行うロービジョンケアは，"ロービジョンリハビリテーション"とよばれ[5]，視力や視野などの眼科検査を少し工夫すれば「機能障害」を評価でき，そこから開始される．

一方，教育や福祉が行うロービジョンケア

表2 国際障害分類（ICIDH 1980）とロービジョンケア

	眼疾患	視機能障害	視覚的能力障害	視覚的社会的不利
定義	視器の病的逸脱	視覚システムの機能低下	視機能障害による日常生活や社会生活での不自由	視覚能力障害が被る社会生活上の不利
障害部位	角膜，水晶体，硝子体，網膜，視神経，脳	視力，視野両眼視色覚，光覚	読み書き，歩行日常生活職業能力	身体的，社会的経済的自立雇用
対策	←――医療（キュア）――→	←―ロービジョンケア―→	←――教育・福祉（ケア）――→	

狭義のロービジョンケアは主に機能障害や能力障害を対象にしている．Quality of vision（見え方の質）を目ざすキュア（診断・治療）からケアまでで，眼科において行うものを最近はロービジョンリハビリテーションという．他方，眼疾病から視覚的社会的不利までを包括するケアは広義のロービジョンケアとよばれ，患者や視覚障害者はこれを求めている．

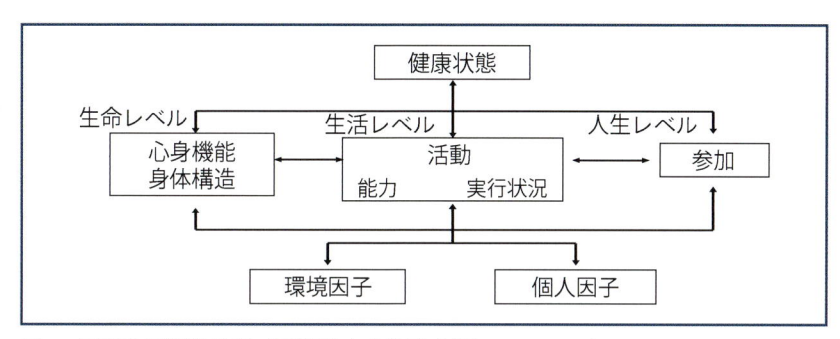

図2 国際生活機能分類（国際障害分類改定版：ICF 2001）
心身機能・身体構造は「生命レベル」に，活動は「生活レベル」に，参加は「人生レベル」にあたり，ライフの3つの意味と合致する．活動は「能力」と「実行状況」に分けられ，前者は「できる活動」，後者は「している活動」ともいえる．

は「能力障害」に基づくもので，視覚に問題が生じて日常生活，学校の授業や仕事ができなくなったと当事者が訴えたときに始まるケアである．このようにロービジョンケアを始める時期が医療と教育・福祉では異なっている．

早期に開始できる眼科医療では患者自身がまださほど感じていない不自由さや些細な日常生活動作の支障に対しても医療者がアドバイスできる（図3）．また，眼科医療からの導入を早期に図ることで問題がさほど複雑化せず，精神的不安定がうつ病などの二次障害に陥ることも少なく，容易に問題を解決することができる．

しかし，視覚障害をもつ患者の多くはロービジョンリハビリテーションの存在すら知らず，経過観察や治療のため，眼科に通い続けている（表3）．

このような状況下は米国でも同様で，米国眼科学会はスマートサイトというシステムを考え，すべての眼科医は対象患者の選択と情報提供を行うべきであるとした（レベル1）．そして，生活面より視機能を評価し拡大鏡（ルーペ）や遮光眼鏡などの基本的なロービジョンケアを行う眼科医をレベル2とし（図4），さらなる訓練を行う包括的リハビリテーションを担うロービジョン専門医（レベル3）に分けた．しかし，最近はレベル2を除いたシステムを考えたようであるが，わが国の病診連携を鑑みれば，むしろレベル2の眼科医療を充実させるべきである．

そして，視覚障害をもつ患者には，工夫をすれば「生活ができる」「読み書きができる」「黒板の字が見える」「仕事ができる」「働くことができる」などのメッセージを眼科医療が早期に

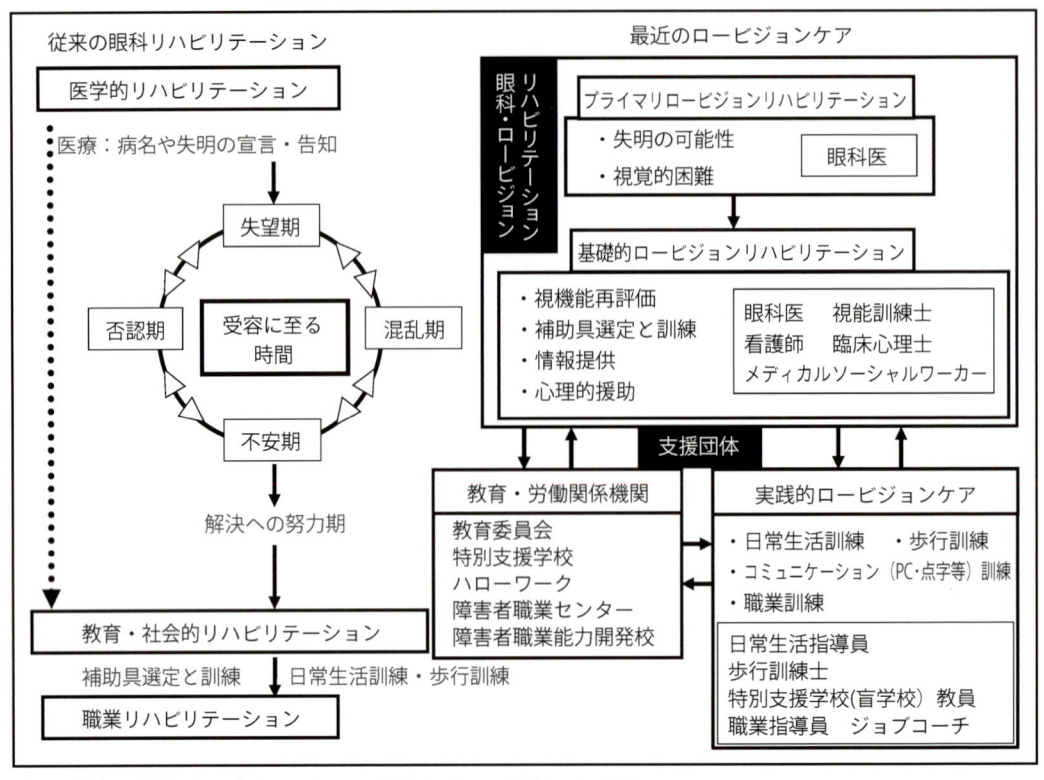

図3 従来の眼科リハビリテーションと現在のロービジョンケア

眼科医療が積極的に支援するロービジョンケアのほうが，従来の眼科リハビリテーションより，早期に，適切なロービジョンリハビリテーション（プライマリ・基礎的ロービジョンリハビリテーション）を開始でき，実践的ロービジョンケア（社会的・教育的リハビリテーション）につなげることができる．また，教育・労働関連機関と早期に連携を取ることで，実践的なケアの効果は倍増し，支援団体はこれらの接着剤的働きを担う．

表3 ロービジョンリハビリテーションを行っている眼科を検索できるホームページ

ホームページ名	アドレス
日本眼科医会	http://www.gankaikai.or.jp
日本ロービジョン学会	http://www.jslrr.org
視覚障害リソース・ネットワーク	http://cis.twcu.ac.jp/~k-oda/VIRN

発信することが肝要であるが，眼科医療だけではすべての問題が解決できないことは無論自明のことであり，学際的な連携が必要である．

VI ロービジョンリハビリテーションにおける看護師の役割

看護師の役割は以下の4つに集約できる．

a. 心理的支援

患者や家族に寄り添い，その悩みを傾聴し，同感しながら，彼らの思いを眼科医療スタッフが共有できるように働きかける．

b. 日常生活動作の評価

図5のごとく，「している活動（実行状況）」を評価するのが看護師などの役割で，もし「していない」なら「できる活動（能力）」ように連携することが重要である[6]．このように「できなくなった」日常生活動作を1つひとつ「できる」ようにすることで自信が回復し，それが学校・職場や社会復帰へつながっていくことを患者自身が実感できることが大切である．

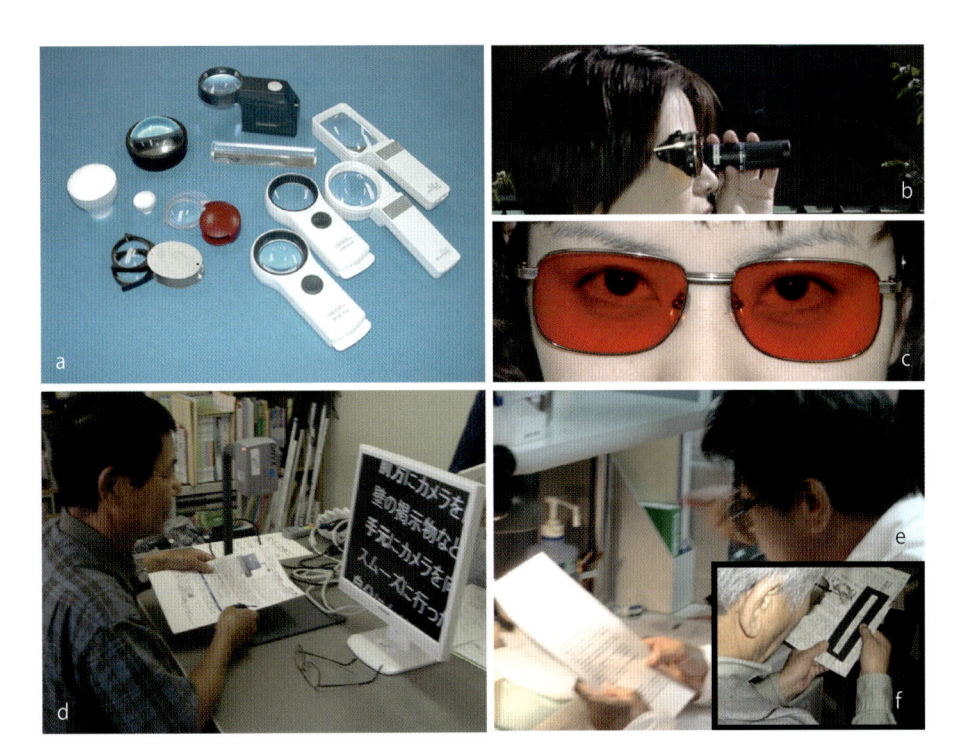

図4 視覚補助具
a：拡大鏡（ルーペ）には置き式，手持ち式，ライト付がある．
b：焦点調節式弱視眼鏡（単眼鏡）
c：遮光眼鏡（身体障害者手帳をもち，眩しさがあれば，補助を得られる）
d：拡大読書器（最近のものは読書・書字以外に爪切りに利用したり，カメラを手前に向けて整容にも使用できる）
e：照明にてコントラストを上げる．
f：タイポスコープにてコントラストを上げる．

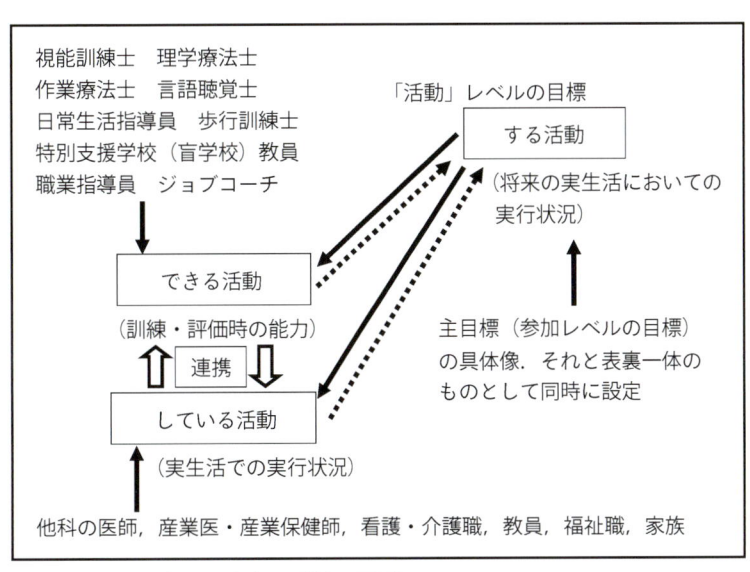

図5 視覚障害者の活動向上訓練の原則
［上田　敏：国際生活機能分類（ICF）とリハビリテーション医学の課題．リハ医学 40（1）：737-743, 2003 を参考に，視覚障害者用に改変］

表4　主な視覚障害者職業訓練施設

施設名	電話	所在地
国立職業リハビリテーションセンター	042-995-1711	埼玉県所沢市
国立吉備高原職業リハビリテーションセンター	0866-56-9000	岡山県加賀郡
宮城障害者職業能力開発校	022-233-3124	宮城県仙台市
神奈川障害者職業能力開発校	042-744-1243	神奈川県相模原市
大阪障害者職業能力開発校	072-296-8311	大阪府堺市
福岡障害者職業能力開発校	093-741-5431	福岡県北九州市
社会福祉法人日本ライトハウス視覚障害者リハビリテーションセンター	06-6961-5521	大阪府鶴見区
社会福祉法人日本盲人職能開発センター	03-3341-0900	東京都新宿区
視覚障害者就労生涯学習支援センター	03-6379-3888	東京都世田谷区
NPO法人トライアングル西千葉	043-206-7101	千葉県千葉市

c. 安全な移動法の指導

　診察室はすべての障害者にとって安全な空間であるべきで，ユニバーサルデザインを考えていく．また待ち時間などを利用して防御姿勢や介助法の教授は可能で，安全な通院を図ることは大切である．詳細は「視覚障害者に対する介助」(116ページ) などを参考にしてほしい．

d. 情報提供

　ロービジョンリハビリテーションを行っている眼科医療への紹介や教育・福祉支援を得るための情報収集と提供を積極的に行っていく (日本盲人社会福祉協議会ホームページ http://www.ncawb.org/shisetsu.html などから入手できる)．とくに就労に関しては，視覚障害者は一度離職すると再就職は非常に難しく，そのため職業訓練が重要で，情報を提供する (表4).

文　献

1) 高橋　広：なぜ，今，ロービジョンケアが必要か．眼科 41(2)：1507-1514, 1999
2) 簗島謙次：ロービジョンケアの実際と将来への展望．眼科 41(2)：1515-1522, 1999
3) 高橋　広：今，再びロービジョンケアの必要性を問う．眼科 50(1)：75-82, 2008
4) 高橋　広(編)：ロービジョンケアの実際－視覚障害者のQOL向上のために，第2版，医学書院，2006
5) 高橋　広：視覚障害者の50年と新しい課題．総合リハビリテーション 40(9)：1165-1171, 2012
6) 上田　敏：国際生活機能分類(ICF)とリハビリテーション医学の課題．リハ医学 40(11)：737-743, 2003

付　録

付録 1　眼科用剤一覧

※本一覧表は、臨床で多く使用される薬剤について、重要な情報を抜粋して掲載したものです（2014年12月31日現在）。
※原則禁忌・併用禁忌、コンタクトレンズ関連の注意、上向き保管の注意、重大ではないと思われる副作用などは掲載しておりませんので、詳細をお知りになりたい場合は添付文書を確認ください。

◆抗菌薬

分類	商品名	一般名	剤形・濃度	用法	適応	重大・主な副作用	禁忌	使用上の注意など
アミノグリコシド系	バラマイシン	ジベカシン硫酸塩（DKB）	点眼液：0.3%	1日4回	眼瞼炎、涙嚢炎、角膜炎、結膜炎、麦粒腫、瞼板腺炎	アレルギー性結膜炎、眼瞼炎		
	ゲンタロール	ゲンタマイシン硫酸塩（GM）	点眼液：0.3%	1日3〜4回	眼瞼炎、涙嚢炎、角膜炎、結膜炎、麦粒腫		本剤成分・アミノグリコシド系・バシトラシン過敏症既往歴	
	トブラシン	トブラマイシン（TOB）	点眼液：0.3%	1日4〜5回	眼瞼炎、涙嚢炎、角膜炎、結膜炎、麦粒腫、瞼板腺炎	眼瞼腫脹・発赤、結膜浮腫、充血、瘙痒感、刺激感		遮光保存
ニューキノロン系	オゼックストスフロ	トスフロキサシントシル酸塩水和物（TFLX）	点眼液：0.3%	1日3回		ショック、アナフィラキシー様症状、刺激感、角膜障害、眼瞼皮膚充血、眼瘙痒感	本剤成分・キノロン系過敏症既往歴	
	ガチフロ	ガチフロキサシン水和物（GFLX）	点眼液：0.3%	1日3回　術前：1日5回　術後：1日3回		ショック、アナフィラキシー様症状、刺激感、瘙痒感、点状角膜炎		口中苦味感
	クラビット	レボフロキサシン水和物（LVFX）	点眼液：0.5%, 1.5%	1日3回	瞼炎、涙嚢炎、麦粒腫、結膜炎、角膜炎、眼瞼瞼板腺炎、眼科周術期の無菌化療法	ショック、アナフィラキシー様症状、刺激感、瘙痒感、角膜障害、味覚異常（クラビット1.5%のみ）	本剤成分・オフロキサシン、キノロン系過敏症既往歴	遮光保存
	タリビッド	オフロキサシン（OFLX）	点眼液：0.3%　眼軟膏：0.3%	1日3回		刺激感		遮光保存
	ノフロ	ノルフロキサシン（NFLX）	点眼液：0.3%	1日3回			本剤成分・キノロン系過敏症既往歴	遮光保存
	ベガモックス	モキシフロキサシン塩酸塩（MFLX）	点眼液：0.5%	1日3回　術前：1日5回　術後：1日3回	眼瞼炎、涙嚢炎、麦粒腫、結膜炎、角膜炎、眼瞼瞼板腺炎	ショック、アナフィラキシー様症状、充血、刺激感、角膜炎、異物感、眼瞼紅斑、味覚異常（苦味）		
その他・配合剤	エコリシン[マクロライド系配合剤]	エリスロマイシンラクトビオン酸塩（EM）、コリスチンメタンスルホン酸Na（CL）	点眼液：0.5%　眼軟膏：0.5%	1日数回　2〜3時間毎　1日数回	眼瞼炎、涙嚢炎、角膜炎、結膜炎、麦粒腫			使用期限：溶解後7日以内　用時振盪
	オフサロン[配合剤]	クロラムフェニコール（CP）、コリスチンメタンスルホン酸Na（CL）	点眼液	1日4〜5回	眼瞼炎、結膜炎、角膜炎、眼科術前期の無菌化療法		本剤・本剤配合成分過敏症既往歴	遮光、10℃以下保存　口中苦味感
	クロラムフェニコール	クロラムフェニコール（CP）	点眼液：0.5%	1日1〜数回	眼瞼炎、涙嚢炎、角膜炎、結膜炎、麦粒腫	骨髄形成不全	本剤成分過敏症既往歴	遮光保存、口中苦味感　眼内移行極めて良好

230

分類	商品名	一般名	剤形・濃度	用法	適応	重大・主な副作用	禁忌	使用上の注意など
その他・配合剤	バンコマイシン[グリコペプチド系]	バンコマイシン塩酸塩(VCM)	眼軟膏：1%	1日4回	既存治療で効果不十分な結膜炎、眼瞼炎、瞼板腺炎、涙囊炎、麦粒腫、瞼板腺炎、適応菌種：MRSA, MRSE	ショック、アナフィラキシー様症状、角膜障害、眼瞼浮腫、結膜充血、刺激感、瘙痒感、分泌物増加	本剤成分ショック既往歴 授乳婦：授乳中止	【警告】耐性菌発現防止のため添付文書熟読 遮光・2～8℃保存、14日間以内目安
	ベストロン[セフェム系 (第三世)]	セフメノキシム塩酸塩(CMX)	点眼液：0.5%		眼瞼炎、涙囊炎、麦粒腫、結膜炎、角膜炎、瞼板腺炎、眼科周術期の無菌化療法	ショック、刺激感、瘙痒感、結膜充血	本剤成分ショック過敏症既往歴	4週間投与目安 使用期限：溶解後冷所7日以内

◆抗ウイルス薬

商品名	一般名	剤形・濃度	用法	適応	重大・主な副作用	禁忌	使用上の注意など
ゾビラックス	アシクロビル (ACV)	眼軟膏：3%	1日5回	単純ヘルペスウイルスに起因する角膜炎	びまん性表在性角膜炎、角膜潰瘍、結膜充血、眼瞼炎、刺激感	本剤成分・バラシクロビル塩酸塩過敏症既往歴	7日間使用後効果無効・悪化は他剤へ変更

◆抗真菌薬

商品名	一般名	剤形・濃度	用法	適応	重大・主な副作用	禁忌	使用上の注意など
ピマリシン	ピマリシン (PMR)	点眼液：5%(懸濁液)	1日6～8回	角膜真菌症	結膜充血、刺激感、眼瞼炎、角膜炎、瘙痒感	本剤成分過敏症既往歴	用時振盪
		眼軟膏：1%	1日4～5回		結膜充血、瘙痒感		

◆アレルギー性疾患治療薬

商品名	一般名	剤形・濃度	用法	適応	重大・主な副作用	禁忌	使用上の注意など
ケタス	イブジラスト	点眼液：0.01%	1日4回	アレルギー性結膜炎(花粉症含む)	刺激感、瘙痒感、眼痛、結膜充血	本剤成分過敏症既往歴 授乳婦：授乳中止	使用期限：開封後1ヵ月
アレギサール、ペミラストン	ペミロラストカリウム	点眼液：0.1%	1日2回	アレルギー性結膜炎、春季カタル	眼瞼炎、結膜充血、刺激感、眼脂、瘙痒感		
アレジオン	エピナスチン塩酸塩	点眼液：0.05%		アレルギー性結膜炎	刺激感、異物感、羞明	本剤成分過敏症既往歴 授乳婦：授乳中止	
インタール、インタールUD (UD:ベンザルコニウム非含有)	クロモグリク酸Na	点眼液：2%	1日4回	春季カタル、アレルギー性結膜炎	アナフィラキシー様症状、眼刺激感		点眼液：使用期限：開封後1ヵ月 UD：使用前1～2滴捨てる、1回使い切って残液廃棄、ベンザルコニウム塩化物過敏症のみ保険適応
ザジテン、ザジテンUD (UD:ベンザルコニウム非含有)	ケトチフェンフマル酸塩	点眼液：0.05%		アレルギー性結膜炎	眼瞼炎、眼瞼皮膚炎、刺激感、結膜充血、眠気	本剤成分過敏症既往歴	開封後1ヵ月以内に使用

◆アレルギー性疾患治療薬（つづき）

商品名	一般名	剤形・濃度	用法	適応	重大・主な副作用	禁忌	使用上の注意など
ゼペリン	アシタザノラスト水和物	点眼液：0.1%	1日4回	アレルギー性結膜炎	眼瞼浮腫, 刺激感, 眼痛		
パタノール	オロパタジン塩酸塩	点眼液：0.1%			眼痛, 角膜炎, 掻痒症, 結膜出血, 頭痛	本剤成分過敏症既往歴, 授乳婦中止	遮光保存
リザベン トラメラス トラメラス PF	トラニラスト	点眼液：0.5%			眼瞼皮膚炎, 刺激感, 掻痒感	本剤成分過敏症既往歴	遮光保存, 冷所保存不可 PF：使用期限：開封後4週間, 防腐剤無添加
リボスチン	レボカバスチン塩酸塩	点眼液：0.025%（懸濁液）			ショック, アナフィラキシー, 眼瞼刺激, 角膜上皮障害, 結膜充血, 掻痒感, 結膜炎	本剤成分過敏症既往歴, 授乳婦中止	用時振盪
タリムス【免疫抑制薬】	タクロリムス水和物	点眼液：0.1%（懸濁液）	1日2回	春季カタル（抗アレルギー剤効果不十分な場合）	眼部熱感, 異物感, 流涙増加, 眼疲労, 眼乾感, 眼刺激, 眼刺激感, 眼充血, 霧視, 点状角膜炎, ヘルペス性角膜炎, 眼瞼ヘルペス	本剤成分過敏症既往歴, 眼感染症患者, 妊婦授乳婦中止	容器本体のフィルム取り除かない（遮光性フィルム）
パピロックミニ【免疫抑制薬】	シクロスポリン	点眼液：0.1%	1日3回		眼瞼炎, 刺激感, 掻痒感, 流涙, 結膜充血, ヘルペス性角膜炎, びらん潰瘍, 麦粒腫, 細菌性結膜炎, 角膜潰瘍	本剤成分過敏症既往歴, 眼感染症患者, 授乳婦中止	遮光保存, 液白濁使用中止, 使用前1〜2滴捨てる, 1回使い捨て残液廃棄, 使用期限：アルミピロ包装開封後6ヵ月以内

◆非ステロイド性抗炎症薬

商品名	一般名	剤形・濃度	用法	適応	重大・主な副作用	禁忌	使用上の注意など
AZ	アズレンスルホン酸Na水和物	点眼液：0.02%	1日3〜5回	急性角膜炎, 慢性結膜炎, アレルギー性結膜炎, 表層角膜炎, 眼瞼縁炎, 強膜炎			遮光保存
ジクロード	ジクロフェナクNa	点眼液：0.1%	術前：4回（3・2・1時間前, 30分前）術後：1日3回	白内障手術時：術後の炎症, 術中・術後の合併症防止	ショック, アナフィラキシー, 角膜潰瘍, 角膜穿孔, びまん性表層角膜炎, 角膜びらん	本剤成分過敏症既往歴	遮光・10℃以下で保存感染症起こした場合は中止
ニフラン	プラノプロフェン	点眼液：0.1%	1日4回	外眼部・前眼部の炎症性疾患の対症療法	刺激感, 眼瞼炎, 結膜充血, 眼瞼発赤, 掻痒感, 眼瞼皮膚炎, 眼の異物感, アレルギー性結膜炎, 眼瞼浮腫, 結膜浮腫, 眼脂		外箱開封後は遮光保存
ネバナック	ネパフェナク	点眼液：0.1%（懸濁液）	術前日より1日3回術日：術前3回, 術後1回	内眼部手術における術後炎症	角膜潰瘍, 角膜穿孔, 眼の異物感, アレルギー性結膜炎, 眼瞼浮腫, 眼瞼炎		感染症起こした場合は中止用時振盪
プロナック	ブロムフェナクNa水和物	点眼液：0.1%	1日2回	外眼部・前眼部の炎症性疾患の対症療法	眼瞼炎, 刺激感, 角膜穿孔, 角膜びらん, 結膜炎, 潰瘍感		
ムコゾーム	リゾチーム塩酸塩	点眼液：0.5%	1日数回	慢性結膜炎	ショック, アナフィラキシー様症状	本剤成分過敏症既往歴, 卵白アレルギー	消炎酵素薬

◆副腎皮質ステロイド薬

商品名	一般名	剤形・濃度	用法	適応	重大・主な副作用	禁忌	使用上の注意など
サンテゾーン	デキサメタゾンメタスルホ安息香酸エステルNa	点眼液：0.02%, 0.1% 眼軟膏：0.05%	1日3～4回 1日1～3回	外眼部・前眼部の炎症性疾患の対症療法		本剤成分過敏症既往歴	点眼液：遮光保存 慎重投与：2歳未満
ネオメドロールEE	メチルプレドニゾロン、フラジオマイシン硫酸塩	軟膏：0.1%	1日1～数回	外眼部・前眼部の細菌感染を伴う炎症性疾患		本剤成分・アミノグリコシド系抗生物質・バシトラシン過敏症既往歴	抗菌薬配合剤 慎重投与：糖尿病、2歳未満
フルメトロン	フルオロメトロン	点眼液：0.02%, 0.1%（懸濁液）	1日2～4回	0.02%：外眼部の炎症性疾患 0.1%：外眼部・前眼部の炎症性疾患	緑内障、眼圧亢進、角膜ヘルペス、角膜真菌症・緑膿菌感染の誘発、穿孔、後嚢下白内障、難聴（リンデロンAのみ）、眼瞼炎、結膜炎（リンデロンAのみ）		用時振盪 慎重投与：2歳未満
プレドニン	プレドニゾロン酢酸エステル	眼軟膏：0.25%	1日数回	外眼部・前眼部の炎症性疾患		本剤成分過敏症既往歴	慎重投与：2歳未満
リンデロン点眼・点耳・点鼻液	ベタメタゾンリン酸エステルNa	点眼液：0.1%	1日3～4回				遮光保存 慎重投与：2歳未満、糖尿病
リンデロンA	ベタメタゾンリン酸エステルNa、フラジオマイシン硫酸塩	点眼液：0.1% 軟膏：0.1%	1日1～数回	外眼部・前眼部の細菌感染を伴う炎症性疾患		本剤成分・アミノグリコシド系抗生物質・バシトラシン過敏症既往歴	抗菌薬配合剤 点眼液：遮光・冷所保存 慎重投与：糖尿病、2歳未満
マキュエイド	トリアムシノロンアセトニド	硝子体内注射：40 mg/V	①1回 0.5～4 mg ②1回 4 mg	①硝子体手術時の硝子体可視化 ②糖尿病黄斑浮腫	眼症状：白内障、眼圧上昇、眼内炎、硝子体内薬物拡散、飛蚊症、視力低下、血中ブドウ糖増加	本剤成分過敏症既往歴、眼・眼周囲の感染、コントロール不良緑内障	①1V に 4 mL ②1V に 1 mL の生理食塩液又は眼灌流液で用時懸濁、すみやかに使用。硝子体内にのみ投与

◆角膜治療薬

商品名	一般名	剤形・濃度	用法	適応	重大・主な副作用	禁忌	使用上の注意など
人工涙液マイティア	NaCl, KCl, Na₂CO₃, NaHPO₄	点眼液	1日5～6回	涙液減少症、乾性角結膜炎、コンタクトレンズ装着時の涙液の補充			ミニ：防腐剤無添加、使用前1～2滴捨てる、1回使い捨て残液廃棄
ヒアレイン、ヒアレインミニ	精製ヒアルロン酸Na	点眼液：0.1% 重症・効果不十分時：0.3%	1日5～6回	内因性疾患（シェーグレン症候群、スティーブンス・ジョンソン症候群、眼球乾燥症候群）、外因性（外傷、薬剤性、術後、コンタクトレンズ装用）による角結膜上皮障害、ミニ：内因性疾患のみ	眼瞼炎、眼瞼皮膚炎、掻痒感、結膜炎、刺激感、異物感		
フラビタン	フラビンアデニンジヌクレオチドNa	点眼液：0.05% 眼軟膏：0.1%	1日3～6回 1日1～4回	ビタミンB₂の欠乏・代謝障害による角膜炎、眼瞼炎			遮光保存 瞼内点入
ムコファジン	コンドロイチン硫酸エステルNa、フラビンアデニンジヌクレオチドNa	点眼液：1%	1日3～6回	ビタミンB₂の欠乏・代謝障害による角膜疾患の角膜保護	掻痒感		遮光保存

◆ドライアイ改善薬

商品名	一般名	剤形・濃度	用法	適応	重大・主な副作用	禁忌	使用上の注意など
ジクアス	ジクアホソルNa	点眼液：3%	1日6回	ドライアイ	刺激感、眼瞼炎、結膜炎、眼痛、掻痒感、異物感、霧視感、羞明、流涙	本剤成分過敏症既往歴	
ムコスタUD	レバミピド	点眼液：2%（懸濁液）	1日4回		苦味、発疹、刺激感、掻痒感、流涙増加、眼瞼炎、結膜炎、霧視、眼道閉鎖、胃部不快感、口渇、舌炎、舌変色、頭痛	本剤成分過敏症既往歴 授乳婦：授乳中止	アルミピロー開封後は遮光保存、1回使い捨てで残液廃棄 車の運転・機械操作注意

◆散瞳薬

分類	商品名	一般名	剤形・濃度	用法	適応	重大な副作用・0.1%以上	禁忌	使用上の注意など
副交感神経遮断薬	日点アトロピン	アトロピン硫酸塩水和物	点眼液：1%	1日1〜3回	診断・治療目的の散瞳・調節麻痺	長期散瞳で虹彩癒着のおそれ	眼圧上昇素因（緑内障・狭隅角・浅前房）	車の運転・機械操作注意 幼児・小児：0.25%液使用 点眼液：遮光保存、散瞳作用7〜10日間持続 眼軟膏：散瞳作用12日間持続
	リュウアト		眼軟膏：1%	1日1〜3回結膜嚢に塗布				
	サイプレジン	シクロペントラート塩酸塩	点眼液：1%	1日1回				車の運転・機械操作注意
	ミドリンM	トロピカミド	点眼液：0.4%	M：散瞳：1回1〜2滴・1日1回 P：散瞳：1回1〜2滴又は1滴を3〜5分毎に2回 調節麻痺：3〜5分毎に2〜3回		ショック・アナフィラキシー様症状	眼圧上昇素因（緑内障・狭隅角・浅前房）	車の運転・機械操作注意 副交感神経遮断・交感神経刺激両作用有
	ミドリンP	トロピカミド フェニレフリン塩酸塩	点眼液：0.5%					
交感神経刺激薬	ネオシネジンコーワ	フェニレフリン塩酸塩	点眼液：5%	1回1〜2滴	診断・治療目的の散瞳	長期散瞳で虹彩癒着のおそれ	本剤過敏症既往歴	車の運転・機械操作注意 遮光保存、全身麻酔前は休薬

◆血管収縮薬

商品名	一般名	剤形・濃度	用法	適応	重大・主な副作用	禁忌	使用上の注意など
ナシビン点鼻・点眼液	オキシメタゾリン塩酸塩	点眼液：0.05%	1日1〜4回	表在性充血（原因療法と併用）	散瞳、調節近点延長、乾燥感	閉塞隅角緑内障、MAO阻害剤投与中	連用・頻回投与で反応性低下・局所粘膜の二次充血
プリビナ	ナファゾリン硝酸塩	点眼液：0.05%	1日2〜3回				

◆緑内障治療薬　　　　　　　　　　　　　　　　　　　　　　　　　　　　　　　　　　　　　[促進]：房水の流出促進　[抑制]：房水の産生抑制

分類	商品名	一般名	剤形・濃度	用法	適応	重大・主な副作用	禁忌	作用機序（促進／抑制）	使用上の注意
PG関連薬	キサラタン	ラタノプロスト	点眼液：0.005%	1日1回	緑内障 高眼圧症	虹彩色素沈着、結膜充血、角膜上皮障害、刺激感、点状表層角膜炎、眼瞼色素沈着		促進 ○	遮光・2～8℃保存 使用期限：開封後4週間 車の運転・機械操作注意
PG関連薬	タプロス タプロスミニ（ベンザルコニウム非含有）	タフルプロスト	点眼液：0.0015%	1日1回	緑内障 高眼圧症	虹彩色素沈着、結膜充血、眼刺激感、睫毛の異常、角膜上皮障害	本剤成分過敏症既往歴 授乳婦：授乳中止	促進 ○	アルミピロー開封後遮光・2～8℃保存、使用期限6ヵ月 使用前1～2滴捨てる、1回使い捨て残液療薬 車の運転・機械操作注意
PG関連薬	トラバタンズ（ベンザルコニウム非含有）	トラボプロスト	点眼液：0.004%	1日1回	緑内障 高眼圧症	虹彩色素沈着、充血、眼周囲多毛化、眼瞼色素沈着		促進 ○	1～25℃保存 車の運転・機械操作注意
PG関連薬	ルミガン	ビマトプロスト	点眼液：0.03%			虹彩色素沈着、睫毛の異常、結膜充血、眼瞼溝深化、眼瞼色素沈着、くぼんだ眼		促進 ○	車の運転・機械操作注意
PG関連薬	レスキュラ	イソプロピルウノプロストン	点眼液：0.12%	1日2回		眼刺激症状、角膜炎、刺激感、眼痛	授乳婦：授乳中止	促進 ○	遮光保存、ベンザルコニウムによる過敏症
交感神経遮断薬	チモプトール [β遮断薬] チモプトールXE リズモンTG [β遮断薬・持続製剤]	チモロールマレイン酸塩	点眼液：0.25% 効果不十分時：0.5%	1日2回 1日1回	緑内障 高眼圧症 他剤で効果不十分時の緑内障・高眼圧症	眼刺激症状、喘息発作、気管支攣縮、呼吸困難、心不全、血圧低下、房室ブロック、脳貧血	本剤成分過敏症既往歴 気管支喘息、気管支痙攣・重篤な慢性閉塞性肺疾患、コントロール不十分な心不全、洞性徐脈・房室ブロック（II、III度）・心原性ショック 授乳婦：授乳中止	抑制 ○	遮光保存 チモプトールXE、リズモンTG：点眼後ゲル化するため最後に点眼 リズモンTG：10℃以下保存
交感神経遮断薬	デタントール [α₁遮断薬]	ブナゾシン塩酸塩	点眼液：0.01%	1日2回		結膜充血、眼の異和感、角膜上皮障害、眼瞼炎、霧視、術中虹彩緊張低下症候群	本剤成分過敏症既往歴 授乳婦：授乳中止	抑制 ○	
交感神経遮断薬	ハイパジールコーワ ニプラノール [α₁、β遮断薬]	ニプラジロール	点眼液：0.25%	1日2回	緑内障 高眼圧症	喘息発作、眼精疲痛、眼瞼炎、心ブロック、うっ血性心不全、洞不全症候群	本剤成分過敏症既往歴 気管支喘息、気管支痙攣・重篤な慢性閉塞性肺疾患、コントロール不十分な心不全、洞性徐脈・房室ブロック（II、III度）・心原性ショック 授乳婦：授乳中止	抑制 ○	遮光保存
交感神経遮断薬	ベトプティック [β₁遮断薬] ベトプティックエス [β₁遮断薬]	ベタキソロール塩酸塩	点眼液：0.5% 点眼液：0.5%（懸濁液）			眼刺激症状	本剤成分過敏症既往歴 コントロール不十分な心不全 妊婦 授乳婦：授乳中止	抑制 ○	全身麻酔前は休薬 エス：用時振盪

付録

付-1

235

◆緑内障治療薬（つづき）

分類	商品名	一般名	剤形・濃度	用法	適応	重大・主な副作用	禁忌	作用機序（促進／抑制）	使用上の注意
交感神経遮断薬	ミケラン [β遮断薬]／ミケランLA [β遮断薬・持続製剤]	カルテオロール塩酸塩	点眼液：1％／効果不十分時：2％	1日2回／1日1回	緑内障	喘息発作、徐脈性不整脈、うっ血性心不全、冠攣縮性狭心症、眼瞼炎	本剤過敏症既往歴、気管支喘息、気管支痙攣・重篤な慢性閉塞性肺疾患、コントロール不十分な心不全、洞性徐脈・房室ブロック（II、III度）・心原性ショック、授乳婦：授乳中止	○	外箱開封後は遮光保存 LA：アルミピロー開封後は遮光保存
	ミロル [α₁, β遮断薬]	レボブノロール塩酸塩	点眼液：0.5％	1日1回／効果不十分時：1日2回	高眼圧症	結膜充血、しみる、眼瞼発赤、眼瞼炎		○	遮光保存
	アイオピジンUD [α₂刺激薬]	アプラクロニジン塩酸塩	点眼液：1％	1回1滴 レーザー照射1時間前と照射直後	アルゴンレーザー線維柱帯形成術・虹彩切開術、Nd-YAGレーザー後囊切開後の眼圧上昇防止	角膜障害、頭痛	本剤成分・クロニジン過敏症既往歴 MAO阻害剤 授乳婦：授乳中止	○	効果不十分時再投与不可、レーザー手術後の一過性眼圧上昇の防止目的 1容器1回1滴使用後残液廃棄
交感神経刺激薬	アイファガン [α₂刺激薬]	ブリモニジン酒石酸塩	点眼液：0.1％	1日2回	他剤で効果不十分時の緑内障、高眼圧症	結膜炎、点状角膜炎、眼瞼炎、結膜充血、痒痒感、接触皮膚炎、傾眠	本剤過敏症既往歴、新生児、乳児、低出生体重児、2歳未満の幼児 授乳婦：授乳中止	○	車の運転・機械操作注意
	ピバレフリン [α, β刺激薬]	ジピベフリン塩酸塩	点眼液：0.04％／効果不十分時：0.1％	1日1〜2回	開放隅角緑内障（狭隅角、浅前房）、高眼圧症	眼瞼障害、眼瞼炎、接触皮膚炎、頭痛、霧視、羞明、痒痒感、散瞳	本剤成分過敏症既往歴、眼圧上昇の素因 授乳婦：授乳中止	○	全身麻酔前は中止 使用期限：溶解後1ヵ月以内 車の運転・機械操作注意
副交感神経刺激薬	ウブレチド [縮瞳薬]	ジスチグミン臭化物	点眼液：0.5, 1％	1日1〜2回	0.5%：緑内障 1%：緑内障、調節性内斜視、重症筋無力症（眼筋型）	流涙、結膜炎、眼瞼充血、視臨、異物感、結膜逆上昇、眼痛、虹彩囊腫	前駆期緑内障 脱分極性筋弛緩剤（スキサメトニウム塩化物水和物）	○	
	サンピロ [縮瞳薬]	ピロカルピン塩酸塩	点眼液：0.5, 1, 2, 3, 4％	1日3〜5回	緑内障、診断・治療用縮瞳	眼瞼充血	虹彩炎 妊婦	○	車の運転・機械操作注意
	エイゾプト	ブリンゾラミド	点眼液：1％（懸濁液）	1日2回／効果不十分時：1日3回	他剤で効果不十分時の緑内障、高眼圧症	味覚異常、霧視、角膜障害	本剤成分過敏症既往歴 重篤な腎障害 授乳婦：授乳中止	○	用時振盪 車の運転・機械操作注意
	トルソプト	ドルゾラミド塩酸塩	点眼液：0.5％／効果不十分時：1％	1日3回		皮膚粘膜眼症候群、中毒性表皮壊死症、眼刺激症状、結膜充血、角膜障害、眼瞼炎		○	車の運転・機械操作注意
炭酸脱水酵素阻害薬	ダイアモックス	アセタゾラミド	錠剤：250 mg 末：500 mg 注射：500 mg	250〜1000 mg／日の分割投与	緑内障	代謝性アシドーシス、電解質異常、ショック、アナフィラキシー様症状、再生不良性貧血、溶血性貧血、無顆粒球症、血小板減少性紫斑病、皮膚粘膜眼症候群、急性腎不全、腎・尿路結石、痙攣、精神錯乱、黄疸、睡眠時無呼吸症候群、知覚異常、多尿	本剤成分・スルホンアミド系薬剤過敏症既往歴、高度肝機能障害、無尿、急性腎不全、高クロール血症性アシドーシス、アジソン病、低Na、低K、副腎機能不全、慢性閉塞隅角緑内障の長期投与 授乳婦：授乳中止	○	車の運転・機械操作注意

付録

分類	商品名	一般名	剤形・濃度	用法	適応	重大・主な副作用	禁忌	作用機序 促進	作用機序 抑制	使用上の注意
配合剤	コソプト[炭酸脱水素阻害薬＋β遮断薬]	ドルゾラミド塩酸塩＋チモロールマレイン酸塩	配合点眼液	1日2回	他剤で効果不十分時の緑内障、高眼圧症	眼瞼天疱瘡、気管支痙攣、呼吸困難、呼吸不全、心ブロック、眼刺激症状、血性心不全、不整脈	本剤成分過敏症既往症気管支喘息・気管支痙肺疾患、重篤な慢性閉塞性肺疾患、コントロール不十分な心不全、洞性徐脈・房室ブロック（Ⅱ、Ⅲ度・心原性ショック、重篤な腎障害（コソプト、アゾルガ）授乳婦：授乳中止		○	遮光保存 原則単剤治療優先
	アゾルガ[炭酸脱水素阻害薬＋β遮断薬]	ブリンゾラミド＋チモロールマレイン酸塩							○	遮光保存 原則単剤治療優先 車の運転・機械操作注意 用時振盪（懸濁液）
	ザラカム[PG＋β遮断薬]	ラタノプロスト＋チモロールマレイン酸塩		1日1回	緑内障 高眼圧症	虹彩色素沈着、眼瞼天疱瘡、気管支痙攣、呼吸困難、呼吸不全、心ブロック、うっ血性心不全、心室の異常、結膜充血、角膜上皮障害、眼瞼色素沈着、眼瞼炎、眼刺激症状		○		2〜8℃保存 遮光保存 原則単剤治療優先
	デュオトラバ[PG＋β遮断薬]（ベンザルコニウム非含有）	トラボプロスト＋チモロールマレイン酸塩						○		遮光保存 原則単剤治療優先 車の運転・機械操作注意
	タプコム[PG＋β遮断薬]	タフルプロスト＋チモロールマレイン酸塩						○		
その他	グラナテック[Rhoキナーゼ阻害薬]	リパスジル塩酸塩水和物	点眼液：0.4%	1日2回	他剤で効果不十分・使用不可時の緑内障、高眼圧症	結膜充血、結膜炎、眼瞼炎、眼刺激症状	本剤成分過敏症既往症授乳婦：授乳中止	○		

◆白内障治療薬

商品名	一般名	剤形・濃度	用法	適応	重大・主な副作用	禁忌	使用上の注意など
カタリン（錠剤）カタリンK（顆粒）	ピレノキシン	点眼液：0.005%	1日3〜5回	初期老人性白内障			使用期限：溶解後3週間以内、溶解後冷所遮光保存
タチオン	グルタチオン	点眼液：2%	1日3〜5回	初期老人性白内障、角膜潰瘍、角膜上皮剥離、角膜炎	刺激感		使用期限：溶解後4週間以内、溶解後冷所保存

◆調節機能改善薬

商品名	一般名	剤形・濃度	用法	適応	重大・主な副作用	禁忌	使用上の注意など
サンコバ	シアノコバラミン	点眼液：0.02%	1日3〜5回	調節性眼精疲労における微動調節の改善			
ミオピン	ネオスチグミンメチル硫酸塩	点眼液：0.005%	1日4回	調節機能改善			

237

◆加齢黄斑変性治療薬

商品名	一般名	剤形・濃度	用法	適応	重大・主な副作用	禁忌	使用上の注意など
ビスダイン [光線力学的療法用製剤]	ベルテポルフィン	静注：15 mg/V	6 mg/m²、10分間かけて静注。投与開始15分後にレーザー光を治療スポットに照射	中心窩下脈絡膜新生血管を伴う加齢黄斑変性	眼障害、アナフィラキシー様症状、血管迷走神経反応、脳梗塞、大動脈瘤、心筋梗塞、出血性胃潰瘍、全身疼痛、視力低下	本剤成分過敏症既往歴ポルフィリン症眼底観察困難授乳婦：授乳中止	【警告】眼科専門医のみ実施。投与48時間は皮膚や眼を直射日光・強い室内光に曝露禁不可。投与後48時間以内の緊急手術では内部組織を強い光から保護、光照射で視力低下等高度の視野障害が誘発される恐れ、リスクを十分に説明。車の運転・機械操作注意
ルセンティス [VEGF阻害剤]	ラニビズマブ	硝子体内注射用キット：10 mg/mL/キット	①導入期：0.5 mg/回、1ヵ月毎、連続3ヵ月 維持期：投与間隔1ヵ月以上 ②、③、④0.5 mg/回、隔は1ヵ月以上	①中心窩下脈絡膜新生血管を伴う加齢黄斑変性 ②網膜静脈閉塞症に伴う黄斑浮腫 ③病的近視における脈絡膜新生血管 ④糖尿病黄斑浮腫	眼内重度炎症 眼障害、脳卒中（ルセンティス、アイリーア）、アナフィラキシー様症状（マクジェン）、眼炎症、眼圧上昇、結膜出血、点状角膜炎、眼の異物感、眼痛、霧視、流涙増加、視力低下、注射部位出血、眼瞼浮腫	本剤成分過敏症既往歴眼・眼周囲感染授乳婦：授乳中止	硝子体内のみ投与 注射前に室温に戻す 遮光し2～8℃保存 広域抗菌点眼剤を投与3日前から投与後3日まで投与 車の運転・機械操作注意
マクジェン	ペガプタニブNa	硝子体内注射用キット：0.3 mg/90 μL/キット	1回1キット6週毎	中心窩下脈絡膜新生血管を伴う加齢黄斑変性	ショック・アナフィラキシー様症状、眼内炎、眼圧上昇、結膜出血、点状角膜炎、眼の異物感、頭痛、霧視、眼瞼浮腫、眼充血、流涙増加、視力低下、注射部位疼痛、角膜擦傷症、眼瞼炎、眼脂、眼部不快感	本剤成分過敏症既往歴眼・眼周囲感染授乳婦：授乳中止妊婦	硝子体内のみ投与 2～8℃保存 注射前に室温に戻す 10時間以内に使用 車の運転・機械操作注意
アイリーア [VEGF阻害剤]	アフリベルセプト	硝子体内注射液：40 mg/mL/V	①導入期：2 mg/回、1ヵ月毎に連続3回 維持期：2ヵ月毎に1回 ②、③2 mg/回、投与間隔1ヵ月以上 ④導入期：2 mg/回、1ヵ月毎に連続5回 維持期：2ヵ月毎に1回	①中心窩下脈絡膜新生血管を伴う加齢黄斑変性 ②網膜静脈閉塞症に伴う黄斑浮腫 ③病的近視における脈絡膜新生血管 ④糖尿病黄斑浮腫		本剤成分過敏症既往歴眼・眼周囲感染授乳婦：授乳中止妊婦	硝子体内のみ投与 遮光し2～8℃保存 注射前に室温に戻す 広域抗菌点眼剤を投与3日前から投与後3日まで投与 車の運転・機械操作注意 24時間以内に使用

◆局所麻酔薬（眼科用表面麻酔薬）

商品名	一般名	剤形・濃度	用法	適応	重大・主な副作用	禁忌	使用上の注意など
キシロカイン	リドカイン塩酸塩	点眼液：4%	1回1～5滴	眼科領域の表面麻酔	ショック、過敏症	本剤成分・アミド型局所麻酔薬過敏症既往歴	遮光・15℃以下保存 鎮痛のみの目的で使用不可、頻回使用不可、患者に渡さない
ベノキシール	オキシブプロカイン塩酸塩	点眼液：0.4%	1回1～4滴	眼科領域の表面麻酔	ショック・アナフィラキシー様状	本剤成分・安息香酸エステル（コカイン除く）過敏症既往歴	鎮痛のみの目的で使用不可、頻回使用不可、患者に渡さない
ラクリミン		点眼液：0.05%	1日2～5回	分泌性流涙症	ショック、眼瞼発赤、混濁、角膜障害		涙液分泌抑制作用・局所知覚麻痺作用有

◆手術用薬

分類	商品名	一般名	剤形・濃度	用法	適応	重大・主な副作用	禁忌	使用上の注意など
眼内灌流液	オペガードMA	ブドウ糖・無機塩類配合	眼灌流液：20, 300, 500 mL	白内障：20～500 mL 硝子体：50～4000 mL 緑内障：20～50 mL				開封後9時間以内に使用 1回使い捨て残液廃棄
	オペガードネオキット	オキシグルタチオン	眼灌流液：0.0184%, 500 mL	白内障：60～240 mL 硝子体：90～400 mL 緑内障：30～260 mL	眼手術（白内障、硝子体、緑内障）時の眼内灌流・洗浄			オペガードネオキット：隔壁開通、混合後6時間以内に使用 ビーエスエスプラス：希釈後6時間以内に使用 1回使い捨て残液廃棄 糖尿病合併症のある硝子体手術患者注意（水晶体混濁）
	ビーエスエスプラス		眼灌流液：0.0184%, 250, 500 mL					
粘弾性物質	オペガン	精製ヒアルロン酸Na	眼粘弾剤：1%, 0.6, 1.1 mL	連続時：0.4～1.0 mL 前房内注入	白内障手術・眼内レンズ挿入術・全層角膜移植術時の手術補助	眼圧上昇, 眼内レンズ表面の混濁		1回使い捨て残液廃棄
	オペガンハイ ヒーロン		眼粘弾剤：1%, 0.4, 0.6, 0.7, 0.85 mL	連続時：0.2～0.75 mL 前房内注入				
	ヒーロンV		眼粘弾剤：2.3%, 0.6 mL	連続時：0.3～0.6 mL 前房内注入	白内障手術・眼内レンズ挿入術時の手術補助			遮光・2～8℃保存 投与前30分以上室温に保つ 1回使い捨て残液廃棄
	ディスコビスク	精製ヒアルロン酸Na・コンドロイチン硫酸エステルNa	眼粘弾剤：1.0 mL/1筒	0.1～0.4 mL 前房内注入	水晶体再建手術時補助	眼圧上昇		

◆蛍光眼底造影剤

商品名	一般名	剤形・濃度	用法	適応	重大・主な副作用	禁忌	使用上の注意など
オフサグリーン	インドシアニングリーン	静注：25 mg/V 蒸留水3 mL添付	25 mgを蒸留水2 mLに溶解し肘静脈に注射	網脈絡膜血管の造影	ショック・アナフィラキシー様症状、悪心、嘔吐、蕁麻疹	本剤成分・ヨード過敏症既往歴 授乳婦：授乳中止	遮光保存 用時調製 溶解液保存不可
フルオレサイト	フルオレセイン	静注：500 mg/5 mL	200～500 mgを肘静脈に注射	ぶどう膜・網膜・視神経等の疾患の診断	ショック・アナフィラキシー様症状、心停止、悪心、痙攣、紅潮、皮膚の黄褐色着色、皮膚の一過性の黄変、脳血流障害、蕁麻疹、発疹	本剤成分過敏症既往歴、全身衰弱、重篤な心疾患・肝疾患、妊婦	[警告] ショック等の重篤な副作用 他剤との混注不可 髄腔内使用不可

◆その他

商品名	一般名	剤形・濃度	用法	適応	重大・主な副作用	禁忌	使用上の注意など
〈暗順応改善剤〉 アダプチノール	ヘレニエン	錠剤：5 mg	1回1錠、1日2～4回	網膜色素変性症における一時的な視野・暗順応の低下	羞明、光視症、下痢、軟便、全身倦怠感、頭部圧迫感		
〈医療機器〉 キープティア	原料：アテロコラーゲン	内容量300 μL （2涙点分）		涙液分泌減少に起因する眼の自覚症状（乾燥感・疼痛・異物感）、角膜上皮障害			冷所保存（2～10℃） 再使用禁止（ディスポーザブル）

付録2　身体障害者福祉施策

1．身体障害者手帳の交付

身体障害者福祉法では，身体障害者手帳の交付を受けたものを身体障害者と規定し，法に基づく福祉施策の対象としている．手帳は，申請に基づいて交付するものであり，福祉施策の利用を希望する場合は申請し，法に定める身体障害者であることの認定を受けることが必要である．

手帳には，障害名・障害の程度等級などが記載されており，これに基づき更生医療や補装具の給付をはじめとする身体障害者福祉法およびこれに基づく各種制度の利用が可能となる．

申請方法は都道府県知事の指定を受けた医師による診断書，意見書，本人の写真を添えて，福祉事務所長（福祉事務所を設置しない町村の場合は町村長）を経由して都道府県知事へ身体障害者交付申請書を提出する．交付には2～3ヵ月かかる．

2．診査・更生相談

身体に障害のあるものの障害等級の判定・更生医療の適否・補装具の要否判定などのための診断や，身体障害者の更生のための相談に応じ，必要な指導を通して身体障害者の自立と社会参加の促進を図ることを目的とする．

3．身体障害者手帳の認定基準

級別	基　　準
1級	両眼の視力（矯正視力）の和が0.01以下の者
2級	① 両眼の視力の和が0.02以上0.04以下の者 ② 両眼の視野がそれぞれ10°以内で，かつ両眼による視野について視能率による損失率が95%以内の者
3級	① 両眼の視力の和が0.05以上0.08以下の者 ② 両眼の視野がそれぞれ10°以内で，かつ両眼による視野について視能率による損失率が90%以上の者
4級	① 両眼の視力の和が0.09以上0.12以下の者 ② 両眼の視野がそれぞれ10°以内の者
5級	① 両眼の視力の和が0.13以上0.2以下の者 ② 両眼の視野の1/2以上が欠けている者
6級	一眼の視力が0.02以下，他眼の視力が0.6以下の者で，両眼の視力の和が0.2を超える者

1995年4月20日改訂

注意：1) 視野10°以内はGoldmann視野計のI/4で，損失率はI/2で判断する．
　　　2) 重複障害の場合はまず，指数表にて各々の障害等級を指数に置き換え，それらの合計指数を重複認定表にて認定等級とする．

①指数表

障害等級	指数
1級	18
2級	11
3級	7
4級	4
5級	2
6級	1
7級	0.5

②重複認定表

合計指数	認定等級
18以上	1級
11～17	2級
7～10	3級
4～6	4級
2～3	5級
1	6級

4. 更生医療

身体障害者の障害を軽くしたり，回復させたりする手術（水晶体摘出術，網膜剝離手術など）を行うなど，身体障害者の更生に必要な医療を指定医療機関に委託している．

5. 補装具の交付（市町村に申請，所得に応じた費用負担）

身体の失われた部分や障害のある部分を補って，日常生活や働くことを容易にする用具（厚生労働大臣告示により指定）を交付（修理）する．

　【用具】盲人安全杖（白杖），義眼，色眼鏡，コンタクトレンズ，矯正眼鏡，弱視眼鏡，遮光眼鏡，点字器

　＊白杖，点字器以外の品目については法による指定医の診断が必要．

索 引

和文

■あ
アイパッチ 114
悪性緑内障 79
圧排鉤 206
アノマロスコープ 26
アムスラーチャート 25
アルゴンレーザー 139
アレルギー性結膜炎 48
アレルギー性結膜疾患 48
暗順応 3
安全対策（外来における） 150
安全対策（手術室における） 176
安全対策（病棟における） 168
暗点 12

■い
石原式色覚検査 25
イソプター 11
一足制 176
異物感 15
異名半盲 12
医療者パス 220
医療面接 157
インドシアニングリーン 105

■う
ウォルフリング腺 6
うっ血乳頭 70

■え
鋭匙 131
エクスプレスインプラント手術 192
遠見視力 8
遠視 9
円錐角膜 55

■お
黄斑円孔 64
黄斑回避 12
黄斑分割 12
大型弱視鏡 28
オートレフラクトメータ 19

■か
外眼筋 5
開散 14
外傷性視神経症 71, 89
外傷性水晶体脱臼 88
外傷性前房出血 87
外傷性白内障 74
外傷性網膜剥離裂孔 89
介助犬 116
外来手術 129
化学薬傷 91
下眼窩裂 7
拡大鏡 227
拡大読書器 227
角膜 1
角膜移植 120, 211
角膜異物 90
角膜異物摘出術 135
角膜曲率半径 20
角膜形状解析 20
角膜後面沈着物 57
角膜上皮 1
角膜内皮 1
角膜内皮撮影 35
角膜ヘルペス 53
角膜輪部 1
仮性同色表 25
ガーゼ眼帯 114
金眼帯 114
加齢黄斑変性 64
眼圧 10
眼圧検査 21
眼位検査 28
眼窩 7
眼外傷 86
眼窩下孔 7
眼科看護 93
眼科看護におけるスタッフ教育 119
眼科救急 153
眼窩骨折（の術前・術後の看護） 161
眼科手術看護 171
眼窩腫瘍 81
眼窩上切痕 7
眼科的失明 223
眼窩吹き抜け骨折 81
眼窩吹き抜け骨折の手術 214

眼窩蜂窩織炎 80
眼科用剤 230
眼球 1
眼球運動 13
眼球運動検査 28
眼球陥凹 15
眼球陥凹度検査 43
眼球定位 15
眼球突出度検査 43
眼球付属器 4
環境整備 148, 150, 169
環境における指導 147
眼瞼 4
眼瞼外反 45
眼瞼下垂 15, 46
眼瞼下垂手術 217
眼瞼内反 45
眼瞼内反症手術 216
眼脂 16
眼軸長角膜厚測定装置 37
患者誤認 150, 168, 176
患者指導（外来での） 144
患者パス 219
感染対策（外来における） 148
感染対策（手術室における） 175
感染対策（病棟における） 167
感染対策チーム 148
感染予防の指導 147
乾燥感 15
眼帯 114
桿体細胞 3
眼痛に対する指導 145
眼底広角観察システム 204
眼底撮影検査 33
眼底撮影検査の介助 103
眼内異物 90
眼内レンズ 10, 186
眼軟膏点入 110
眼薬傷 91
眼輪筋 5

■き
器械出し看護師 172, 173
キース・ウェジナー分類 60
機能的視野障害 12

救急外来　153
球結膜　5
球結膜下出血　15
球後視神経炎　69
球後麻酔　180
急性出血性結膜炎　48, 167
急性涙嚢炎　83
吸入麻酔　182
急変　150, 165, 171
強角膜裂傷　86
狭瞼器　131
頬骨　7
狭窄　11
矯正視力　8
矯正視力検査　18
強膜　1
強膜破裂　86
局所麻酔　178
虚血性視神経症　71
緊急入院　151
近見視力　8
近見視力検査　19
近見反応　14
近視　9

■く
屈折　9
屈折矯正手術　140
クライオハンドピース　200
クラウゼ腺　6
クリニカル・パス　219

■け
計画的嚢外摘出術　190
蛍光眼底造影検査　34
蛍光眼底造影検査の介助　105
血液房水柵　4
血管新生緑内障　79
結膜　5
結膜異物　90
結膜下出血　51
結膜下注射　130
限界フリッカ値　24
瞼結膜　5
げんこつ法　109
検査の介助　101
原発開放緑内障　77
原発閉塞緑内障　78
顕微鏡手術　172

■こ
抗VEGF薬　209
交感性眼炎　59, 87
口腔内アフタ性潰瘍　58
高血圧症　83
高血圧網膜症　60

抗血管内皮増殖因子薬　209
虹彩　1
虹彩脱出　87
光視症　15
虹視症　15
甲状腺機能異常　84
後転術　197
後発白内障　74
個人防護具　148
誤認予防　150, 168
固有層　1
ゴールドマン眼圧計　21
ゴールドマン視野計　23
コンタクトレンズ　10
コンタクトレンズ装用上の注意点　146

■さ
細隙灯顕微鏡検査　32
細隙灯顕微鏡検査の介助　102
サルコイドーシス　59
散瞳薬点眼時の指導　144
霰粒腫　44
霰粒腫切開　131

■し
ジアテルミー針　200
視運動性眼振　20
シェッツ眼圧計　22
視覚障害者　116
自覚的屈折検査　18
視覚補助具　227
色覚　12
色覚異常　13, 15
色覚検査　25
色覚検査表　25
色相配列検査　25
視機能障害　93
視交叉の障害　71
篩骨　7
事故防止　172
視差　14
視索の障害　71
視神経　3
視神経萎縮　70
視神経炎　68
視神経管　7
持続洗眼　112
実質　1
失明　8, 223
自動視野計　23
四半盲　12
視放線の障害　71
視野　11
シャイエ分類　60
社会的失明　223

視野狭窄　11
弱視　8
視野検査　23
遮光眼鏡　227
斜視　15
斜視の手術　197
視野障害　4
視野沈下　12
充血　15
収差　14
重症筋無力症　85
周辺部角膜潰瘍（蚕食性）　55
羞明　15
羞明感に対する指導　145
樹枝状潰瘍　53
手指消毒　148
手術部位消毒　176
術後感染症　166
術後眼内炎　166
術前検査　151
術前・術後オリエンテーション　158
術前・術後の看護　159
術前訪問　174
主涙腺　6
春季カタル　50
瞬目麻酔　179
上顎洞バルーン挿入術　214
上眼窩裂　7
上眼瞼挙筋　5
硝子体　3
硝子体ガス注入　202
硝子体カッター　203
硝子体混濁　76
硝子体出血　76, 89
硝子体切除　205
硝子体タンポナーデ　207, 210
硝子体注射　209
焦点調節式弱視眼鏡　227
消毒　129, 176
小児（全身麻酔時の看護）　183
小児（の看護）　97, 172
情報の聴き取り　99
静脈麻酔　183
睫毛内反症手術　216
睫毛乱生　46, 136
職業訓練　228
視力　8
視力検査　17
視力検査の介助　101
視力表　17
シルマーテスト　36
視路　4
視路の障害　71

244

腎性網膜症　60
身体障害者福祉施策　240

■す
水晶体　3
水晶体位置異常　75
水晶体偽落屑緑内障　79
水晶体形態異常　75
水晶体脱臼　88
水晶体皮質吸引　189
水晶体融解緑内障　79
錐体細胞　3
垂直尖刃　206
水痘帯状ヘルペスウイルス性角膜炎　53
水平尖刃　206
水平半盲　12
水疱性角膜症　56
スタッフ教育　119
スタンダードプリコーション　148
スティーブンス・ジョンソン症候群　51
ステロイド緑内障　79
スペキュラーマイクロスコープ　35
スリーミラーレンズ　136

■せ
静的視野　11
静的視野検査　23
洗眼　111
全眼球炎　80
洗浄　175
全身麻酔　182
浅前房　78
先天性鼻涙管閉塞症　82
先天白内障　74
前囊切開　187
前房隅角　1
前房出血　87
前房蓄膿　59，166

■そ
瘙痒感　16
続発性開放隅角緑内障　79
続発性閉塞隅角緑内障　79
続発緑内障　79
外回り看護師　172，174

■た
タイムアウト　150，172
他覚的屈折検査　19
他覚的斜視角　28
多局所網膜電位図　40
多焦点レンズ　186

多発性硬化症　69，85
短縮術　198
単純ヘルペスウイルス性角膜炎　53
単焦点レンズ　186

■ち
中心窩　3
中心限界フリッカ値　24
中心漿液性脈絡網膜症　65
超音波検査　37
超音波乳化吸引術　187
蝶形骨　7
調節障害　10
沈下　12

■つ
通水テスト　134

■て
手洗い　148，175
デスメ膜　1
テノン囊（内）麻酔　182
点眼　108
点眼補助器具　109
点眼麻酔　178
電気分解　136
電子眼圧計　22
転倒転落予防　169，177

■と
瞳孔括約筋　1
瞳孔散大筋　1
瞳孔不同　15
同時視　14
動的視野　11
動的視野検査　23
糖尿病　84
糖尿病既往（のある患者の看護）　163
糖尿病白内障　74
糖尿病網膜症　62
動脈硬化症　84
同名半盲　12
兎眼　46
トキソプラズマ症　85
ドライアイ　52
トラベクトーム手術　191
トロッカーカニューラ　203

■に
日常生活関連動作　93
日常生活行動　93
日常生活の指導　146
入院時の看護　157
乳頭炎　69

■ね
熱傷　91

■の
脳神経　7
囊内摘出術　190
ノンコンタクト眼圧計　22

■は
杯細胞　6
梅毒　85
白内障　72
白内障（の術前・術後の看護）　160
白内障手術　142，185
麦粒腫　44
麦粒腫切開　131
バゴリーニ線条ガラス試験　30
バセドウ病　84
バックル材　201
発達緑内障　79
パネルD-15　25
パーフルオロカーボン　207
バルベルトインプラント手術　192
パンファウンドレンズ　136
半盲　11

■ひ
日帰り手術の麻酔　143
日帰り白内障手術　142
光干渉断層計　41
光障害　91
鼻性視神経炎　71
飛蚊症　15
びまん性表層角膜炎　54
標準予防策　148
病棟オリエンテーション　157
病棟との連携　151
鼻涙管　6

■ふ
フェイキックIOL　141
匍行性角膜潰瘍　54
複視　15
輻輳　14
副涙腺　6
ブジー法　83
不同視　14
不等像視　14
ぶどう膜　1
ぶどう膜炎　56
プラスチック眼帯　114
プリオン対策　175
プリズムカバーテスト　28

245

ブリュッケ筋 3
フルオレセイン・ナトリウム 34, 105
ブローアウトバルーン 214

■へ
併発白内障 74
ヘス赤緑検査 31
ベーチェット病 58
偏位 15
変視症 15

■ほ
房水 4
歩行誘導 116
ポスナー・シュロスマン症候群 79
ホナンバルーン 182
ボーマン膜 1

■ま
マイクロモーター 135
マーキュリー 182
麻酔 143, 178
マリオット盲点 3, 11
慢性涙嚢炎 82

■み
未熟児網膜症 67
見づらさ 15
脈絡膜 3
ミューラー筋 3

■む
霧視 15

■め
眼鏡 10
眼鏡装用上の注意点 145
滅菌 129, 176
めやに 16

■も
盲 8
盲導犬 116
網膜 3
網膜芽細胞腫 66
網膜色素変性症 65
網膜硝子体手術 203
網膜硝子体術後の体位 163
網膜静脈閉塞症 61
網膜振盪症 88
網膜電図 39
網膜動脈閉塞症 61
網膜剥離 63
網膜剥離（の術前・術後の看護） 161
網膜剥離の手術 200
網膜光凝固 136
毛様体 1

■や
夜盲 15

■ゆ
有水晶体眼内レンズ 141
融像 14
雪玉状硝子体混濁 57

■よ
翼状片 50
翼状片切除術 133

■ら
裸眼視力 8
裸眼視力検査 17
ラビング法 176
乱視 9
ランタンテスト 26
ランドルト環 8

■り
立体視 14
流行性角結膜炎 47, 148, 167

流涙 16
流涙に関する指導 144
僚眼 78
両眼視機能 14
両眼視機能検査 29
量的視野 11
緑内障 77
緑内障（の術前・術後の看護） 160
緑内障手術 191
緑内障のレーザー治療 138

■る
涙液 6
涙液検査 36
涙管ブジー 82, 134
涙器 6
涙腺 6
涙点 6
涙点プラグ 52
涙道 6
涙道内視鏡 134
涙嚢 6
涙嚢洗浄 134

■れ
レーザー眼外傷 92
レーザー隅角形成術 138
レーザー虹彩切開術 78, 138
レフラクトメータ 19

■ろ
老視 15
老人性白内障 72
濾過胞 79
ロービジョンケア 223
ロービジョンリハビリテーション 224

■わ
ワース4灯検査 30

欧文

■ A
activities of daily living：ADL　93
activities parallel to daily living：APDL　93
acute hemorrhagic conjunctivitis：AHC　48, 167
age-related macular degeneration：AMD　64
allergic conjunctivitis：AC　48
allergic conjunctivitis disease：ACD　48

■ B
Behçet 病　58

■ C
critical fusion frequency：CFF　24

■ E
electroretinogram：ERG　39
epidemic keratoconjunctivitis：EKC
　47, 148, 167

■ F
FA　34, 105
fluorescein natrium：F-Na　34, 105

■ I
IA　105
indocyanine green：ICG　105
infection control team：ICT　148

■ L
LASIK（laser *in situ* keratomileusis）　140

■ O
optical coherence tomography：OCT　41

■ P
PRK（photo refractive keratectomy）　140

■ S
standard precaution　148
Stevens-Johnson syndrome：SJS　51

■ V
vernal keratoconjunctivitis：VKC　50

眼科エキスパートナーシング（改訂第2版）

2002年10月15日　第1版第1刷発行	監修者　小出良平
2010年 5月 1日　第1版第7刷発行	発行者　小立鉦彦
2015年 6月30日　改訂第2版発行	発行所　株式会社 南江堂

〒113-8410 東京都文京区本郷三丁目42番6号
☎(出版) 03-3811-7189（営業）03-3811-7239
ホームページ http://www.nankodo.co.jp/
印刷・製本　小宮山印刷工業

Ⓒ Nankodo Co., Ltd., 2015

定価はカバーに表示してあります．
落丁・乱丁の場合はお取り替えいたします．

Printed and Bound in Japan
ISBN 978-4-524-26411-7

本書の無断複写を禁じます．

JCOPY 〈(社)出版者著作権管理機構 委託出版物〉

本書の無断複写は，著作権法上での例外を除き，禁じられています．複写される場合は，そのつど事前に，(社)出版者著作権管理機構（TEL 03-3513-6969，FAX 03-3513-6979，e-mail: info@jcopy.or.jp）の許諾を得てください．

本書をスキャン，デジタルデータ化するなどの複製を無許諾で行う行為は，著作権法上での限られた例外（「私的使用のための複製」など）を除き禁じられています．大学，病院，企業などにおいて，内部的に業務上使用する目的で上記の行為を行うことは私的使用には該当せず違法です．また私的使用のためであっても，代行業者等の第三者に依頼して上記の行為を行うことは違法です．

南江堂　関連好評書籍のご案内

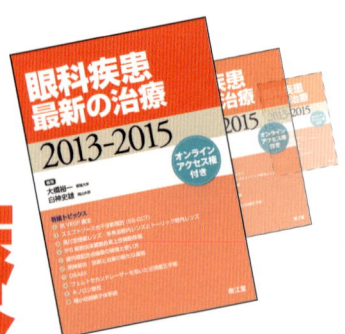

眼科疾患 最新の治療 2013-2015

編集 大橋裕一／白神史雄

オンラインアクセス権付き

主要な眼疾患を網羅し，その最新の治療法の実際に焦点を絞って解説した，日常診療の指針となる一冊．「スエプトソース光干渉断層計（SS-OCT）」「iPS細胞由来網膜色素上皮細胞移植」「フェムトセカンドレーザーを用いた近視矯正手術」など10の注目テーマを巻頭トピックスでレビュー．オンラインアクセス権（bookend版）付き．

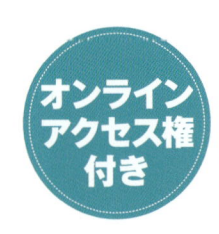

巻頭トピックス

1. 抗VEGF療法
2. スエプトソース光干渉断層計（SS-OCT）
3. 高付加価値レンズ：多焦点眼内レンズとトーリック眼内レンズ
4. iPS細胞由来網膜色素上皮細胞移植
5. 緑内障配合点眼薬の特徴と使い方
6. 視神経炎：診断と治療の新たな展開
7. DSAEK
8. フェムトセカンドレーザーを用いた近視矯正手術
9. キノロン耐性
10. 極小切開硝子体手術

■B5判・324頁　2013.5.　ISBN978-4-524-26875-7　定価（本体9,500円＋税）

眼科疾患 最新の治療 2016-2018
2016年1月　発売予定

南江堂　〒113-8410　東京都文京区本郷三丁目42-6（営業）TEL 03-3811-7239　FAX 03-3811-7230